GLUCOSE REVOLUTION
글루코스 혁명

GLUCOSE REVOLUTION

Copyright © Jessie Inchauspé, 2021
International Rights Management: Susanna Lea Associates
Korean translation copyright © 2022 by Panmun Education Co., Ltd.

All rights reserved.
Korean translation rights arranged with Glass Literary Management through
EYA(Eric Yang Agency).

이 책의 한국어판 저작권은 EYA(Eric Yang Agency)를 통한 Susanna Lea Associates 사와의 독점계약으로
'주식회사 범문에듀케이션'이 소유합니다.
저작권법에 의하여 한국 내에서 보호를 받는 저작물이므로 무단전재 및 복제를 금합니다.

GLUCOSE REVOLUTION

글루코스 혁명

제시 인차우스페 지음 | 조수빈 옮김 | 조영민 감수

좋아하는 음식을 즐기면서
과학적으로 체중을 줄이는 10가지 방법

추천의 글

[O] *From.* 글루코스 여신 커뮤니티

※ 이 글은 개인의 성공 이야기를 바탕으로 하며
결과는 사람마다 다를 수 있다.

"제시의 팁들을 며칠 동안 사용하자 음식을 갈망하는 마음들이 사라졌다. 그것은 모든 것을 바꾸었다."

— 로라, 63세

"파스타를 먹고 있지만 체중이 감소하고 있다. 이보다 더 멋질 수 있는가?"

— 자스민, 20세

"2년 동안 배란이 안 되었는데, 다시 규칙적으로 배란이 되고 있다. 35파운드를 감량했고 여드름이 좋아졌다. 그리고 정신적으로도 훨씬 나아졌다. 제시가 공유한 정보들이 내 삶을 바꾸었다. 다시는 예전으로 돌아가지 않을 것이다!"

— 헤더, 31세

"제시는 폐경이 나에게 미치는 영향을 되돌릴 수 있다는 것을 보여줬다. 친구들은 불어난 체중을 절대로 되돌리지 못할 것이라고 말했다. 그러나 그들은 틀렸다! 제시 덕분이다. 그녀의 혈당 꿀팁들로 9파운드를 감량했다. 예전처럼 잘 자고, 기분도 좋으며, 더 이상 낮잠을 자고 싶은 생각이 들지 않는다. 심지어 폐경 전보다 몸 상태가 훨씬 좋아졌다."

― 베르나데트, 55세

"16년 전 세 번째 임신을 한 이후 2형 당뇨병을 진단받았다. 당뇨병은 몇 년에 걸쳐 점점 더 심해졌고 관리하기 어려웠다. 그러나 제시의 꿀팁들을 적용한 지 4개월 만에 공복 혈당이 200mg/dL에서 110mg/dL로 떨어졌다. 이젠 더 이상 당뇨 증상이 나타나지 않는다. 나는 내 스스로 상황을 되돌릴 수 있었다!"

― 파테메, 51세

"이것은 삶을 바꾸는 정보이다. 나는 2개월 만에 36파운드를 감량했다! 재발하는 편두통 문제가 상당히 개선되었고, 에너지는 지붕을 뚫을 정도이다. 그 어느 때보다 몸 상태가 좋다."

― 아나로라, 49세

"제시의 혈당 수업을 따라한 지 4개월 만에 아주 쉽게 13파운드를 감량했다. 심했던 호르몬성 여드름이 사라졌고 성인이 되고 나서 처음으로 정상적인 갑상선 수치를 갖게 되었다. TSH 수치가 8.7mIU/L에서 4.4mIU/L로 바뀌었다. 이보다 몸 상태가 더 좋을 수 없다."

― 타마라, 31세

"심장, 혈당, 그리고 갑상선에 문제가 있는 64세 유방암 생존자이다. 호르몬 억제제를 복용 중이지만, 제시가 설명해준, 말도 안 되게 쉬운 변화들 덕분에 3개월 동안 18파운드 감량에 성공했다. 출산 이후로 가장 날씬한 몸 상태가 되었다. 주치의 말에 따르면 내 혈액 검사 결과가 '15살 아이의 것'과 같다고 한다. 나조차 믿기 어렵다! 내 인생을 바꿔준 제시에게 고맙다."

― 도브라, 64세

"1형 당뇨병 환자이다. 아침 식사 이후에 300mg/dL까지 스파이크가 일어나곤 했다. 제시가 나눈 정보로 혈당을 안정적으로 유지하는 방법을 배웠고 3개월 만에 HbA1c 수치가 7.4퍼센트에서 5.1퍼센트로 떨어졌다. 더 이상 가족이나 친구들에게 못되게 굴지 않는다. 마침내 내가 되고 싶은 사람이 되었다." — 루시, 24세

"제시의 꿀팁들이 내 삶을 얼마나 바꿨는지 설명할 표현이 없다. 2년 전, 가족계획을 시작할 목적으로 복용 중이던 피임약을 끊기 시작했다. 쉬운 일일 줄 알았지만 생리 주기가 돌아오지 않았다. 1년 후 병원에서 인슐린 저항성과 다낭성 난소 증후군을 진단받았다. 정말 힘들었다. 그러나 감사하게도 제시가 이룬 일을 발견했고 희망을 다시 갖게 되었다. 내 삶에 그녀의 팁들을 적용하기 시작했다. 2개월 후, 다시 생리를 하게 되었다! 다낭성 난소 증후군 증상들도 모두 사라졌다. 불안감이 낮아지고 끊임없이 먹는 일도 없어졌다. 그리고 내가 임신했다는 사실을 방금 알게 되었다! 말로 표현 못 할 정도로 정말 행복하다!" — 필리파, 29세

"임신 29주차 때 임신성 당뇨병을 진단받았다. 지금까지 제시의 팁을 이용한 지 한 달이 되었는데, 커다란 변화들이 생겼다. 임신 중 느꼈던 몸 상태 중에서 최고다. 몸에 붓기가 없고, 혈당 수치가 안정적이며, 관리가 잘 되고 있다. 가장 중요한 것은 내가 더 이상 두려움을 느끼지 않는다는 것이다. 예비 엄마들에게 진심으로 제시를 추천한다." — 폴리나, 39세

"체지방률이 19퍼센트에서 8퍼센트가 되었다. 정말 기쁘다! 이 모든 것이 좋아하는 음식을 먹으면서도 가능했다." — 세미르, 24세

"거의 30년 간 심한 폭식증을 앓았다. 제시를 팔로잉 하고 그녀의 꿀팁들로 혈당 수치를 관리하기 전에는 아무것도 도움이 되지 않았다. 현재 두 달 동안 폭식을 하지 않고 있는데 이것은 정말 믿기 어려운 일이다. 솔직히 폭식증을 내 삶의 일부라고 생각했기에 절대로 극복하지 못할 것이라고 여겼기 때문이다." — 수, 48세

"저혈당을 수년 간 앓았다. 음식을 먹는 순서처럼, 먹는 방법을 몇 가지만 바꿔도 증상이 상당히 개선될 수 있다는 사실을 몰랐다. 제시와 그녀의 근거에 기반을 둔 관찰 덕분에, 부정적인 영향을 덜 받으면서 쿠키나 초콜릿을 먹는 방법도 배웠다. 안정적인 혈당 수치로 불안 증세를 다스릴 수 있게 되었고, 근본적인 원인을 다루는 일에 집중하게 되었다."
— 일라나, 37세

"한 달 만에 다시 태어난 것 같다. 삶의 대부분을 근육통을 동반한 뇌척수염과 만성 피로로 인해 고생해왔다. 또한 코로나 증상으로 장기간 힘들었다. '글루코스 여신'을 발견한 이후 몸 상태가 훨씬 좋아졌다. 더 건강해졌고, 더 행복해졌고, 에너지를 되찾았다! 정말 감사하다."
— 크리스티, 37세

"지난 2년 간 머리카락이 미친 듯이 빠졌다. 혼란스러웠고 괴로웠다. 그러다가 기적이 일어났다. 40일 동안 '글루코스 여신' 꿀팁들을 따라했더니 머리카락이 다시 자라나고 굵어지기 시작했다! 정말 기쁘다! 뿐만 아니라 당뇨병 전 단계를 정상으로 되돌리기도 했다. 공복 혈당 수치가 110mg/dL였지만 이제는 96mg/dL이다. 하루 내내 에너지가 훨씬 안정되었고 배고픔과 갈증 정도도 안정되었다. 이제 더 이상 오후에 두 번째 커피를 마시지 않는다. '비상' 간식도 필요 없다. 집중력이 개선되었고 성인성 여드름도 사라졌다. 놀라울 정도로 변화가 빠르게 일어났다. 내가 아는 사람들 모두에게 제시를 추천한다."
— 아바, 27세

"1형 당뇨병 환자이다. 수십 년 간 그 어느 것도 도움이 되지 않았다. '글루코스 여신'을 발견한 이후 음식을 갈망하는 마음이 사라졌다. 드디어 건강한 식단을 따를 수 있었고, 처음 며칠 만에 혈당이 530mg/dL에서 156mg/dL로 감소했으며 인슐린 용량이 10분의 1로 줄었다. 그리고 6파운드를 감량했다! 주치의와 영양사가 정말 놀라워했는데 이제는 그들이 환자에게 '글루코스 여신'을 추천한다."
— 마리엘, 43세

감수의 글

처음 이 책을 읽고 '변화의 바람이 여기까지 불었구나'라는 생각이 들었다. 단순한 변화는 아니었다. 오히려 조용히 진행되어 온 의학 패러다임의 변화라고 보는 것이 옳을 것이다. 그동안 의학은 소위 '가부장적'인 영역이었다. 배가 아파서 응급실을 찾아 맹장염(충수돌기염)으로 진단 받으면 외과 의사에게 몸을 맡긴다. 그 과정에서 나의 선택은 없다. 수술 아니면 죽음이기 때문이다. 폐렴도 마찬가지다. 고열, 기침, 가래, 호흡곤란이 생겨 병원을 찾아 폐렴으로 진단 받으면 의사가 시키는 대로 입원해서 항생제 치료를 받는다. 당뇨병은 어떤가? 1980년대까지만 하더라도 병원에서 검사 받고 당뇨병으로 진단 받으면 의사가 시키는 대로 식이요법, 운동요법, 인슐린 주사, 필요에 따라 먹는 약을 같이 복용했다. 진료실에서 인슐린 용량을 올리라면 올리고 내리라면 내렸다.

그런데 1990년대 이후 자가 혈당 측정기가 널리 보급되면서 조금씩 달라지기 시작했다. 집에서도 혈당 조절이 잘 되는지 아닌지를 환자들이 알기 시작한 것이다. 그러나 의학지식의 비대칭(의학지식을 의료 공급자인 의사만이 독점하는 현상)으로 환자는 어찌 해야 할지 몰랐고 의사의 처방과 지시에 따를 수밖에 없었다. 환자가 얼마나 처방을 잘 이행하는지 의사는 순응도compliance라는 가부장적 분위기가 넘치는 단어를 쓰면서 평가했다. 인터넷이 보급되고 환자들도 의학지식을 많이 알게 되면서 지식의 비대칭이 깨지고 기존의 분위기에 변화가 찾아왔다. 담당 의사를 만나려면 한 달이나 남았는데 현재 내 혈당 수치가 평소보다 아주 높거나 아주 낮다면 조심스레 용량 조절을 자신이 직접 해 본다. 하지만 아직 자신 있는 상태는 아니다.

이 즈음 다수의 연구자들이 '환자 주도 용량 조절' 연구를 시작했다. 한 그룹의 환자는 의사가 지시한 대로 인슐린 용량을 조절했고, 다른 그룹의 환자는 연구자들이 제시한 용량조절 기준표를 보고 집에서 자신이 직접 용량을 조절했다. 자가 혈당 측정기가 큰 역할을 했다. 당시 자가 혈당 측정기가 엄청난 기술 발전을 이뤄 극소량의 혈액만으로 10초 전후로 결과를 보여주었기 때문이다. 채혈의 고통이 줄어들고 신속하게 혈당을 알 수 있게 된 것이다. 과거 상당량의 혈액이 필요하던 시절에는 굵은 바늘로 깊이 찔러서 혈액을 얻었고, 결과가 나오기까지 시간도 오래 걸렸다. 결과는 근소한 차이로 환자 주도 용량 조절이 판정승! 여러 연구팀에서 유사한 연구를 수행했는데 일관되게 환자 주도 용량 조절 그룹이 전승을 거두었다.

2019년 나는 스마트폰 기반의 혈당 관리 보조 시스템이 2형 당뇨병 환자 혈당 관리에 도움이 된다는 논문을 당뇨병 분야 권위지에 발표한 바 있다.[*] 이 연구를 시작한 계기는 소위 '3분 진료'라는 한국

---

[*] Diabetes Care. 2019 Jan;42(1):3-9.

의 불편한 의료 현실을 극복하기 위한 것이었다. 통상적으로 3개월마다 환자를 진료하므로 환자는 고작 1년에 12분을 의사와 함께하는 셈이다. 그러나 당뇨병 같은 만성 질병은 환자의 노력이 필수이므로 사실상 1년 365일 밥 먹을 때마다 운동할 때마다 몸이 안 좋을 때마다 혈당에 대해 걱정하고 고민하며 사는 것이 실제 모습이다. 그래서 혈당을 재면 데이터가 블루투스를 통해 스마트폰으로 자동 전송되도록 만들고, 혈당에 대한 평가, 행동 요령, 인슐린 용량 조절을 앱이 자동적으로 해 주는 시스템을 개발했다. 그리고 대규모로 다기관 무작위 대조 연구(가장 높은 수준의 임상 시험 방식이다)를 수행했다. 혈당 조절 앱에 대한 대조군은 기존의 자가 혈당 측정기와 혈당 수첩을 이용하도록 했다. 결과는 앱의 승리였다. 당화혈색소가 0.4퍼센트 더 감소했던 것이다. 특히 인슐린을 사용하거나, 연구를 시작할 무렵 혈당이 높았던 환자들에게 효과가 있었다. 시스템의 도움으로 환자 주도의 혈당 관리가 훨씬 쉬워진 것이다.

　　2000년대 중반 이후 연속 혈당 측정기CGM가 서울대병원에 들어왔다. 진료용이라기보다 의학연구 목적으로 한 대를 구입하여 병실 환자를 대상으로 사용해 보았다. 센서의 수명은 72시간이었고 실시간 모니터링은 안 되었지만 모니터 기계를 병실에 있는 도킹 시스템에 꽂으면 PC 화면으로 환자의 혈당을 연속적으로 볼 수 있었다. 당시 하루 4회 혈당 측정을 해서 알게 되는 혈당 조절 양상을 데이터 손실 없이 24시간 연속으로 본다는 사실은 가히 혁명적이었다. 하루 4회 측정했을 때 비교적 양호하다고 생각했던 것이, 사실은 새벽 3시 경에 저혈당이 발생하여 위험한 순간이 생기고, 점심식사 후 1시간 째 높은 혈당 스파이크가 나타나는 것이었다. 이러한 전체적인 혈당 프로필을 보고 환자와 상담하여 식이요법, 운동요법, 인슐린 및 투약 조절을 했다. 하지만 비용이 너무 높고 불편한 점이 많았다.

2010년대 들어 연속 혈당 측정기는 눈부시게 발전했다. 우선 센서의 수명이 길어져서 6~14일 동안 연속으로 측정이 가능해졌다. 비용 측면에서도 부담이 많이 줄었고, 1형 당뇨병 환자에게는 건강보험이 적용되었다. 가장 중요한 것은 '실시간real time' 모니터링이 가능해졌다는 점이다. 처음에는 전용기기를 통해 모니터링 했지만, 지금은 모든 제품이 스마트폰 화면으로 할 수 있다. 심지어 가족이 원격에서 데이터를 볼 수도 있다. 옆방에서 자고 있는 아이가 밤새 저혈당이 되진 않았는지, 학교에 가서 점심식사 후 갑자기 혈당 스파이크가 생기진 않았는지, 1형 당뇨병을 앓고 있는 자녀의 부모는 항상 노심초사할 수밖에 없는데 연속 혈당 측정기의 발전으로 걱정을 한시름 내려놓게 된 것이다. 혈당 수치가 너무 높거나 낮을 때 알람을 설정해 두면 모니터를 줄곧 들여다보고 있지 않아도 된다. 심지어 인슐린 펌프와 연동하여 펌프가 자동으로 인슐린 주입이 되도록 하여 '인공 내분비 췌장'이 상용화되었다.

혈당은 혈압, 맥박, 호흡수, 체온과 함께 제5의 바이탈 사인(활력 징후)이다. 자동차에 속도, 엔진 회전수rpm, 엔진 온도 등과 함께 반드시 확인해야 하는 중요 지표가 연료량이다. 연료 게이지가 연료량을 표시해주지 않으면 안심하고 운전할 사람은 아무도 없을 것이다. 심지어 운행 중 연료 부족으로 멈추거나 이로 인한 교통사고도 무수히 발생할 것이다. 자동차의 연료에 해당하는 것이 사람에게는 혈중 포도당이다. 포도당 농도를 연속적으로 보여주는 연속 혈당 측정기는 연료 게이지인 것이다. 당뇨병이 없더라도 이 진보된 기술을 이용하면 도움이 될 것이라는 것은 당연하다.

2015년 〈네이처Nature〉 〈사이언스Science〉와 함께 3대 과학 잡지 중 하나인 〈셀Cell〉에 혁명과도 같은 논문이 나왔다. 이스라엘 바이츠만 과학연구소에서 두 학자가 중심이 되어 수행한 연구 결과였다. 이들의 연구는 단행본으로도 출간되었고, 나를 포함해 대한당뇨병학회의 여러 교수가 번역하여 우리말로도 나왔다(《내 몸에 딱 맞는 맞춤 식단 혁명》, 아침사과, 2019). 이들의 연구는 기존 영양학에 정면으로 도전하는 것이었다.

그동안 우리는 이 음식에 칼로리가 얼마, 탄수화물, 지방, 단백질이 얼마, 식이 섬유가 얼마 들어 있고, 살이 얼마나 찔 것이며, 혈당이 얼마 오를 것이라고 마치 '수학 공식'처럼 이야기하곤 했다. 그러나 800명이 넘는 연구대상자의 혈당 반응을 연속 혈당 측정기를 이용한 모니터링 결과, '수학 공식'이 아니라 '제각각'이라는 결론이 나온 것이다. 다만 장내 마이크로바이옴을 포함한 여러 데이터를 이용해 인공지능의 눈으로 들여다보면 예측 가능한 일정 패턴이 있음이 발견되었다.

가장 눈에 띄는 것은 바나나와 쿠키 실험 결과였다. 이 두 음식의 탄수화물 함량은 20그램으로 같다. 어느 음식이 혈당을 더 올릴 것 같은가? 대부분 쿠키라고 답한다. 그러나 실험 결과는 '제각각'이었다. 둘 다 혈당이 안 오르는 사람, 둘 다 혈당이 오르는 사람, 바나나만 혈당이 오르는 사람, 쿠키만 혈당이 오르는 사람이 있다는 결과를 기존 영양학은 어떻게 설명할 것인가? 기존 이론을 기반으로 해서는 설명할 방법이 없다. 하지만 데이터가 있다. 데이터를 기반으로 생각하면 되는 것이다.

이런 대화를 한 번 생각해보자.

"우유는 각종 영양소, 미네랄, 비타민이 종합적으로 들어 있는 완전식품입니다. 많이 드세요."
"그런데 선생님, 저는 우유를 마시면 배가 부글부글하다가 설사가 나곤 해요. 어쩌죠?"
"몸에 좋은 음식이니 그 정도는 참고 드세요."

환자에게 이렇게 말하는 의사는 없을 것이다. 아무리 좋은 약이라도 부작용이 생길 수 있다. 음식도 마찬가지다. 환자의 개별성이 중요하다. 이렇게 사람마다 반응이 다 다른데 왜 그동안 칼로리나 혈당 반응에 대해서 영양학은 그렇게 엄격한 교조주의적 태도를 취해 왔을까? 산업은 공급자 중심에서 수요자 중심으로 재편된 지 오래다. 의료도 의료진 중심에서 환자 중심으로 이미 상당 부분 옮겨졌다. 내가 먹고 혈당이 안 오르면 좋은 것이고, 혈당이 오르면 나쁜 것이다. 논란 끝!

"밤에 케이크를 먹고 자면 아침에 뾰루지가 나요."

누군가 한 사람이 이렇게 말했다면 '관련이 없는 일'이라고 생각할 수도 있다. 그러나 이렇게 말하는 사람이 하나 둘 늘어난다면? '그럴 수도 있는 일'이라고 생각되지 않을까? 30명의 자원자를 모아서 밤에 케이크를 먹게 하고 아침에 뾰루지가 나는지 관찰했더니 별 차이가 없다고 나왔다고 가정하자. 그러면 밤에 케이크를 먹고 아침에 뾰루지가 났다는 말은 근거 없는 이야기라고 치부당할 수 있을 것이다. 그러나 비슷한 현상을 보이는 사람이 100명 중 1명이라면 30명을 대상으로 한 실험에서는 나타나지 않을 가능성이 크다. n=1 임상시험이라는 것이 있다. 한 사람만 대상으로 임상시험을 한다는 뜻이다. 케이크를 밤에 먹고 아침에 뾰루지가 나는 사람에게 처음에는 케이크, 다음에는 샐러드, 다음에는 샐러드, 다음에는 케이크, 다음에는 샐러드, 다음에는 케이크. 이런 식으로 무작위로 먹도록 한 후 다음 날 아침에 뾰루지가 나는지 보는 것이다. 케이크를 먹은 날에는 뾰루지가 나고, 샐러드를 먹은 날은 괜찮다면 여러분은 어떻게 결론 내릴 것인가? 맞다. 이 사람의 뾰루지는 전날 먹은 케이크와 관련이 있다. 데이터가 말해 주는 것이다. 이 책의 저자 제시 인차우스페 Jessie Inchauspé는 바로 이 점에 주목하고 있다.

"점심에 면 요리를 먹고 나면 오후에 졸음이 몰려와요. 그런데 비빔밥을 먹은 날은 괜찮아요."

혹시 이런 경험을 해본 적이 있는가? 저자는 연속 혈당 측정기로 혈당을 모니터하면서 이와 같은 현상이 혈당 스파이크와 관련 있다는 사실을 발견했다. 사실 혈당 스파이크와 그 후에 급락하는 혈당이 저혈당 증상, 무기력, 졸림 등과 관련 있다는 것은 논란의 여지가 있다. 나 자신도 당뇨병을 전공한 의사지만 아주 극히 예민한 젊은 여성에서 '반응성 저혈당 reactive hypoglycemia'이 나타나는 것을 일부 관찰했을 뿐, 생명에 위협을 주는 정도까지 혈당이 감소하는 경우는 보지 못했다. 하지만 본인이 점심식사를 한 후 혈당 스파이크와 연이은 혈당 급락, 저혈당 증상, 피로감, 무기력, 브레인 포그(머리가 멍하고 집중이 안 되는 현상), 졸림을 반복적으로 경험했지만 어느 날부터 음식을 달리 먹었더니 혈당 스파이크가 생기지 않았다면 관련성이 명확하다고 볼 수 있지 않을까?

건강한 사람들도 자신의 혈당을 모니터링 함으로써, 새로운 팩트로 주장을 펼치며 의사와 상담하는 시대가 되었다. 그동안 의료는 질병이라고 규정된 상태를 중심으로 연구하고 서비스를 제공해왔기 때문에 어찌 보면 사소한 일에 대해서는 손을 놓고 있었다고 볼 수 있다. 하지만 이제 수많은 사람들이 자신의 신체에 관심을 가지고 첨단 기기로 모니터링을 한다. 혈당, 혈압, 맥박, 체온, 수면, 운동량, 음식 섭취 등등. 분당서울대병원 비뇨의학과 이상철 교수는 오줌 누는 소리를 스마트폰으로 분석하여 배뇨 장애 여부를 진단하는 앱을 만들었다. 이 외에도 다양한 모니터링 도구들이 환자뿐만 아니라 건강한 사람들의 신체 신호를 감지하고 데이터로 만든다. 꼭 질병 때문만이 아니라 삶의 질과 관련되어 있기에 자신의 신체 신호를 중요하게 여기게 된 것이다.

당뇨병이 없는 사람이 연속 혈당 모니터를 통해 식후 혈당 스파이크가 생긴다고 상담하러 오면 의사들은 어떻게 할 것인가? 의사를 찾을 것도 없이 본인이 혈당 모니터를 했더니 혈당 스파이크가 생긴다면 어떻게 할 것인가? 이에 대한 답을 주고 있는 것이 바로 이 책이다. 완전히 건강한 일반인의 입장에서 답을 주는 내용이다. 저자는 생화학을 전공한 과학자이므로 의사는 아니지만, 자신의 몸에 나타나는 현상을 논문 등의 근거를 가지고 과학적으로 접근한다.

저자가 운영하는 @glucosegoddess 인스타그램 계정에 포스팅

되는 내용을 보면 자신의 주장과 더불어 논문 자료도 함께 보여주고 있다. 먹는 순서 바꾸기, 탄수화물에 다른 영양소를 첨가하기, 식초 이용하기, 식이섬유 추가하기, 운동하기 등의 방법으로 식후 혈당 스파이크에 대처하는 방법을 자세히 설명한다. 게다가 내용을 쉽게 전달하기 위해 재미있는 그림도 보여 준다.

'바이오해커biohacker'라는 말이 있다. 'DIY생물학do-it-yourself biology'이라고도 부른다. 비의료인이 자기 몸의 기능을 개선하기 위해 과학적으로 효과와 안전성이 증명되지 않은 행위를 하는 것을 일컫는 용어다. 가장 심한 경우는 유전자를 편집하는 CRISPR 기술을 이용해 스스로 유전자 편집을 시도하는 경우도 있고, 에너지를 부스팅 하고 체중 조절을 위해 방탄 커피를 마시는 등 간단한 경우도 있다. 저자가 제안하는 식초를 이용한 식후 혈당 스파이크 조절도 바이오해킹의 일종으로 이해해야 할 것이다. 이 책에 나오는 내용은 아직 일반화하기에는 이른 것도 있다. 그러나 신체 모니터링 기술이 발달하고, 심각한 병은 아니더라도 삶의 질과 관련된 신체 이상의 경우는 근거가 부족하다는 이유 등으로 앞으로도 수많은 바이오해킹이 시도될 것으로 보인다. 새로운 지식이 창출될 것이 분명하지만 분별능을 가지고 자신에게 맞는 방법인지, 효과가 있는지, 안전한지 등을 명확히 따져야 할 것이다. 특히 질병이 있는 사람은 반드시 의사와 상의하라고 당부하고 싶다.

2022년 초에 개최된 세계에서 가장 큰 전시회의 하나인 CES Consumer Electronics Show(소비자가전전시회)에서 사상 최초로 헬스 케어 분야에서 기조 강연 연설자가 나왔다. 연속 혈당 측정기를 생산하는 애보트Abbott 사의 로버트 포드Robert B. Ford CEO였다. 강연의 핵심 주제는 '의료의 미래는 병원을 넘어 확장할 것이다' '기술이 의료를 디지털화, 평등화, 민주화하고 있다'는 것이었다. 나는 의료 민주화에 방점이 찍혀 있다고 생각한다. 더 이상 의학 지식이 의사나 과학자의 손에서만 만들어지는 것이 아니라는 것이다. 우리 모두가 참여하여 새로운 지식을 만들어 낼 수 있게 되었다. 신체의 여러 신호를 모니터링 할 수 있게 되었기 때문이다. 기조 강연에서 포드는 '링고Lingo'라는 바이오 웨어러블 제품을 개발하고 있다고 공개했는데, 포도당, 케톤, 젖산 수치 등 여러 바이오 마커를 측정해 건강관리를 할 수 있도록 돕는 기기다. 그는 링고가 의료용은 아니라고 했다. 즉, 대상이 일반인이라는 것이다. 생각만 해도 가슴이 뛰고 흥분되지만 한편으로는 걱정도 된다. 의사들은 지금껏 한 번도 본 적도 배운 적도 없는 실생활에서의 포도당, 케톤, 젖산 데이터를 진료실에서 어떻게 대처할 수 있을까?

의료 서비스의 수요자가 공급자를 능가하는 데이터, 생각, 지식을 만들어 내는 시대가 오고 있다. 그동안 다이어트와 혈당 관리 측면에서 새로운 지식을 국민들에게 소개해 온 '아침사과'에서 본 책의 번역본 출간을 결정하고 편집에 심혈을 기울여 주신 것에 감사드린다. 번역자 조수빈은 저의 큰 딸이며, 현재 고신대학교 의과대학에 재학 중이다. 의과대학에서 배운 생화학 지식을 바탕으로 행간의 뉘앙스나 과학적 사실을 충실히 전달하는 데 최선을 다하였다. 부디 이 책이 건강에 관심이 많은 여러 사람들에게 큰 도움이 되길 바란다.

2022년 5월
서울대학교병원 내분비대사내과 교수 조영민

목차

추천의 글 iv　감수의 글 viii　당부의 말 xxi
독자들에게 xxv　내가 여기까지 오게 된 과정 xxxii

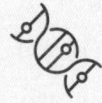

Part 1
혈당이란 무엇인가?

1장 조종석으로 들어가기
혈당이 '너무나도' 중요한 이유 3　이 책은 당신을 위한 책이다 5
이 책이 하는 말과 하지 않는 말 7

2장 제리를 소개합니다
식물이 포도당을 만드는 방법 11　강력한 녹말 15　맹렬한 섬유질 18
요염한 과일 19

3장 가족 문제
포도당이 혈류로 들어가는 과정 21　한 부모, 네 형제자매 25
우리의 식단에 포도당이 존재하지 않았다면? 27

4장 쾌락을 추구하다
우리가 예전보다 포도당을 더 많이 섭취하는 이유 30

5장 우리 몸 안에서 일어나는 일
혈당 스파이크에 대해 알아보자 37
어떤 혈당 스파이크는 특히 몸에 더 해롭다 42

Part 2
혈당 스파이크가 몸에 해로운 이유는 무엇인가?

6장 기차, 토스트, 그리고 테트리스
혈당 스파이크가 있을 때 우리 몸에서 일어나는 세 가지 일들 47
기차가 멈추는 이유: 자유 라디칼과 산화 스트레스 47
당신이 구워지는 이유: 당화와 염증 51
살아남기 위해서 테트리스를 하다: 인슐린과 지방 증가 54

7장 머리부터 발끝까지
혈당 스파이크가 우리를 아프게 하는 과정 61 단기적 영향 63
장기적 영향 69

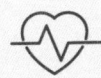

Part 3
나의 혈당 곡선을 완만하게 하는 방법은?

꿀팁 1   음식을 올바른 순서대로 먹어라 85
꿀팁 2   모든 식사를 녹색으로 시작하라 104
꿀팁 3   칼로리 계산을 멈춰라 123
꿀팁 4   아침 식후 혈당 곡선을 완만하게 만들어라 140
꿀팁 5   원하는 종류의 설탕을 먹어라. 다 같은 설탕이다 166
꿀팁 6   달달한 간식보다 디저트를 먹어라 181
꿀팁 7   식사를 하기 전에 식초를 먹어라 190
꿀팁 8   식사가 끝나면 움직여라 207
꿀팁 9   간식을 먹어야 하겠다면, 덜 달게 먹어라 219
꿀팁 10 당신의 탄수화물에 옷을 입혀라 226
치트 시트 어려운 상황에서도 '글루코스 여신'이 되는 법 246

'글루코스 여신'의 하루 261   당신은 특별합니다 264   마무리 269
감사의 말 271   역자 후기 273   참고문헌 279

제시의 당부의 말

이 책을 통해 여러분 모두가 세상에 존재하는 과학적 발견들을 알게 되기를 바란다. 나는 의사가 아니라 과학자이다. 이 책에 담긴 내용이 의학적 조언이 아니라는 사실을 기억하자. 나는 내가 발견한 내용들을 현실적인 조언으로 바꾸었을 뿐이다. 당신이 어떤 질환을 앓고 있거나 약을 복용 중이라면 책에 적힌 꿀팁들을 실천하기 전에 의사와 반드시 상의해야 한다.

발행자의 당부의 말

이 책에 있는 내용은 오직 정보 제공의 목적으로 쓰인 것이다. 사람마다 각자의 상황이 다르므로 책에 나와 있는 식단과 운동, 꿀팁을 실천하기 전에 올바른 분별을 가져야 하며 의료 종사자와 상의해야 한다. 이 책의 저자와 발행자는 책에 적힌 정보를 사용하거나 적용하면서 생기는 부작용에 대한 책임을 명시적으로 부인한다.

이 책을 나의 가족에게 바칩니다.

독자들에게

"당신이 마지막으로 먹었던 음식은 무엇인가?"

잠시 생각해보자. 그 음식은 좋았는가? 어떻게 생겼는가? 향은 어땠는가? 맛은 어땠는가? 어디서 먹었는가? 누구랑 먹었는가? 그리고 그 음식을 고른 이유는 무엇인가?

음식은 맛있기만 한 것이 아니라, 우리에게 아주 중요한 것이다. 하지만 음식은 가끔씩 우리가 인지하기도 전에 의도하지 않은 결과들을 불러올 때가 있다.

이제 더 어려운 질문들을 해볼 차례이다. 그 음식을 먹고 나서 당신 배에 지방이 얼마나 더해졌는지 알고 있는가? 그 음식이 내일 아침 여드름을 만들 것인지 알고 있는가? 그 음식이 당신의 동맥에 쌓이게 할 플라크*의 양을 얼마나 늘렸는지, 얼굴 주름을 얼마나 깊게 만들 것인지 알고 있는가? 앞으로 2시간 안에 다시 배고파지고, 오늘

---

* 혈관 벽에 콜레스테롤 등이 쌓여 형성된 것

밤 숙면을 취하기 어려우며, 내일 컨디션이 좋지 않을 이유가 그 음식 때문인지 알고 있는가? 다시 요약해보자.

"마지막으로 먹은 음식이 당신의 몸과 마음에 어떤 영향을 주었는지 알고 있는가?"

많은 사람들이 알지 못한다. 나도 혈당에 대해 배우기 전에는 당연히 알지 못했다. 대부분의 사람들에게 몸은 블랙박스와 같다. 기능은 알지만 정확히 어떻게 작동하는지는 알지 못한다. 우리가 점심을 고를 때를 떠올려보자. 몸에 무엇이 필요한지 생각하기보다 보고 듣는 것에 따라 고르는 경우가 더 많지 않던가. 이와 관련해 철학자 앨런 왓츠 Alan Watts 는 다음과 같이 말했다.

"동물은 위장으로 음식을 먹지만, 인간은 뇌로 음식을 먹는다."

몸이 우리와 대화할 수만 있다면 전혀 다른 이야기가 펼쳐질 것이다. 우리가 2시간 후에 배고픔을 느끼는 이유와 어제 잠을 잘 못 잔 이유, 그리고 다음 날 컨디션이 좋지 않은 이유가 무엇인지 정확하게 알 수 있을 것이다. 음식에 대해서도 더 나은 결정들을 내리게 될 것이다. 건강이 더 좋아질 것이다. 인생이 더 좋아질 것이다.

여기 놀라운 사실이 있다. 우리의 몸이 매 순간 우리에게 말하고 있다는 것이다. 단지 우리가 듣는 방법을 모를 뿐이다. 우리가 입 안에 넣은 모든 것은 반응을 일으킨다. 우리가 먹은 음식은 30조 개의 세포와 30조 개의 박테리아[1]에 영향을 준다. 음식에 대한 갈망, 여드름, 편두통, 브레인 포그*, 감정 기복, 체중 증가, 졸음, 불임, 다낭성 난소 증후군, 2형 당뇨병, 지방간, 심장질환 등, 이 모든 것이 우리 몸이 우리에게 문제가 있다고 알려주는 신호이다.

나는 우리를 둘러싼 환경을 비난한다. 우리가 영양을 선택하는 일은 음식 산업이 돈을 벌기 위해 이용하는 엄청난 자본의 마케팅 캠페인에 영향을 받고 있다. 탄산음료, 패스트푸드, 사탕을 위한 캠페인 등[2] 그것은 일반적으로 "당신이 얼마나 많이 먹는지가 중요하다, 가공식품과 설탕 자체는 본질적으로 해롭지 않다"로 가장되어 마케팅이 정당화된다.[3] 하지만 과학은 그 반대를 보여준다. 가공 식품과 설탕은 우리가 칼로리를 초과하여 먹지 않더라도 원래 몸에 해롭다.[4]

그럼에도 불구하고, 잘못된 마케팅은 다음과 같은 주장들을 믿게 만든다.

"체중 감량은 오직 칼로리 섭취량과 칼로리 소모량에 관한 것이다."
"아침을 절대로 거르지 말아야 한다."
"쌀 케이크와 과일 주스는 몸에 이롭다."
"지방이 많은 음식은 몸에 해롭다."
"에너지를 내기 위해서는 단 음식을 먹어야 한다."
"2형 당뇨병은 당신이 할 수 있는 것이 아무것도 없는 유전 질병이다."
"체중을 감량하지 못하는 이유는 의지가 부족하기 때문이다."
"오후 3시에 졸리는 것은 당연하다. 그럴 때는 커피를 마셔라."

---

* 머리에 안개가 낀 것처럼 멍한 느낌이 지속돼 생각과 표현을 분명하게 하지 못하는 상태

잘못된 음식을 선택하면 신체적으로 정신적으로 영향을 받는다. 우선 매일 아침 좋은 기분을 느끼며 잠에서 깨기가 어렵다. 매일 아침 개운하게 일어나는 것이 별로 중요하지 않게 느껴질 수도 있다. 하지만 가능하다면 기분 좋게 일어나고 싶지 않은가? 나는 당신이 할 수 있는 방법이 있다는 것을 알려주기 위해 이 책을 썼다.

오랫동안 과학자들은 음식이 우리 몸에 어떤 영향을 주는지 연구해왔고, 우리는 이 주제에 대해 그 어느 때보다 많이 알고 있다. 전 세계에 있는 연구실에서 지난 5년 동안 흥미로운 발견들이 있었다. 과학자들은 우리 몸에서 일어나는 음식에 대한 실시간 반응을 알아냈다. 그리고 우리가 어떤 음식을 먹는지도 중요하지만, 어떻게 먹는지—먹는 순서, 음식 조합, 그리고 음식 그룹—가 중요하다는 것을 증명했다.

블랙박스인 우리 몸에는 모든 시스템에 영향을 미치는 하나의 지표가 존재한다. 이 지표를 이해하고 최적화하기 위한 선택을 한다면 신체적으로 정신적으로 건강해질 것이다. 그것은 혈액에 있는 혈당*, 즉 포도당의 양이다.

포도당은 우리 몸의 주된 에너지원이다. 대부분 음식을 통해서 얻는다. 포도당은 혈관을 통해 세포로 이동하는데 그 농도는 하루 종일 변동된다. 내가 혈당 스파이크라고 부르는 급격한 농도 증가는 감정, 수면의 질, 체중, 피부, 면역 상태, 심장병 위험도, 그리고 임신 가능성 등 모든 것에 영향을 준다.

당뇨병 환자가 아니라면 혈당에 대해 아는 정보가 거의 없겠지만, 혈당은 우리 모두에게 영향을 미친다. 지난 몇 년 동안 포도당을 모

---

* 혈중 포도당 농도. 이하 혈당으로 기재함

니터링 하는 도구를 더 쉽게 사용할 수 있게 되었다. 과학의 발전으로 그 어느 때보다 많은 데이터에 접근할 수 있게 된 덕분이다. 그리고 우리는 그 데이터를 사용하여 우리 몸에 대한 통찰력을 얻을 수 있다.

이 책은 크게 세 부분으로 구성되어 있다. 첫째, 혈당이란 무엇이고 혈당 스파이크가 무엇을 의미하는지에 대한 것이다. 둘째, 포도당이 해로운 이유에 대한 것이다. 셋째, 좋아하는 음식을 먹으면서도 혈당 스파이크를 피할 수 있는 방법에 대한 것이다.

1부에서는 포도당이 무엇인지, 어디에서 오는지, 그리고 왜 중요한지에 대해 설명할 것이다. 과학적 사실은 존재하지만, 그 정보가 충분히 빠르게 퍼지지 않고 있다. 혈당을 적절하게 조절하는 것은 당뇨병이 있든 없든 모든 사람에게 중요한 일이다. 진료 지침에서 정의하는 과체중이 아니더라도 88퍼센트의 미국인은 조절되지 않은 혈당 수준을 갖고 있을 수 있으나 대부분은 이 사실을 알지 못한다.[5]

몸에서 혈당이 조절되지 않을 때, 우리는 혈당 스파이크를 경험하게 된다. 혈당 스파이크가 발생하면 포도당이 우리 몸으로 빠르게 흘러 들어가고, 포도당의 혈액 내 농도를 약 1시간 동안 1데시리터당 30밀리그램(mg/dL) 이상 증가시키며, 그 뒤로 급격하게 감소한다. 혈당 스파이크는 몸에 해로운 결과들을 초래한다.

2부에서는 혈당 스파이크가 우리에게 어떠한 영향을 미치는지 설명할 것이다. 배고픔, 음식 갈망, 피로, 갱년기 증상 악화, 편두통, 수면 부족, 1형 당뇨병 및 임신성 당뇨병 관리의 어려움, 면역 체계 악화, 인지 기능 악화 등 단기적인 영향뿐만 아니라 장기적인 영향도 설명할 것이다. 조절되지 않은 혈당 수치는 노화와 여드름, 습진, 건선,

관절염, 백내장, 알츠하이머병, 암, 우울증, 장 문제, 심장병, 불임, 다낭성 난소 증후군, 인슐린 저항성, 2형 당뇨병, 지방간 등 만성 질환의 발병에 기여한다.

혈당 수치를 24시간 동안 1분마다 그래프에 표시하여 점들을 선으로 이으면 최고점과 최저점이 나온다. 그 그래프가 바로 혈당 곡선이다. 혈당 스파이크를 피하기 위해 생활 방식을 바꾸면 혈당 곡선이 완만해진다. 혈당 곡선이 완만해질수록 우리 몸은 더 좋아진다. 완만한 혈당 곡선은 혈당에 반응하여 분비되는 호르몬인 인슐린의 양을 줄여주는데, 과도한 인슐린은 인슐린 저항성, 2형 당뇨병, 다낭성 난소 증후군의 주된 원인이기에 인슐린이 감소하는 것은 몸에 매우 이로운 일이다.[6] 완만해진 혈중 곡선은 자연스럽게 혈중 과당 곡선도 완만하게 만든다. 과당은 주로 단 음식에 들어 있는데 과도한 과당은 비만, 심장병, 비알코올성 지방간의 발병 위험을 높이므로 혈중 과당 곡선이 완만해지는 것 또한 몸에 이롭다.[7]

3부에서는 생활에 쉽게 적용할 수 있는 10가지 간단한 식습관 꿀팁을 이용하여 혈당 곡선을 완만하게 만드는 방법을 알려줄 것이다. 나는 대학교에서 수학을 공부한 다음 대학원에서 생화학을 공부했다. 방대한 양의 영양 과학 자료를 분석하면서 무엇이 중요한지 깨달았다. 또한 혈당 수치를 실시간으로 알려주는 연속 혈당 모니터[*]를 착용하여 다양한 실험을 내 몸에 했다. 내가 공유할 이 10가지 꿀팁들은 간단하고 놀라운 것들이다. 아무도 당신에게 디저트를 먹지 말라고 하거나, 끼니마다 칼로리를 계산하게 하거나, 하루에 몇 시간씩 운동을 하라고 요구하지 않을 것이다.

---

[*] Continuous Glucose Monitor. 줄여서 흔히 CGM이라고도 부른다.

대신 나는 1부와 2부에서 배운 생리학(몸의 말을 진심으로 듣는 것)을 이용하여, 당신에게 먹는 방법에 관해 더 나은 결정을 내리라고 요구할 것이다. 이것은 일반적으로 평소보다 더 많은 음식을 먹는 것을 의미한다! 그리고 마지막으로 모니터를 착용하지 않고도 혈당 스파이크를 막는 데 필요한 모든 정보를 제공할 것이다.

이 책 전반에 걸쳐 이러한 꿀팁들이 작용하는 원리를 최첨단 과학을 이용하여 설명하고, 어떻게 작용하는지 보여주기 위해 실생활에서 얻은 이야기를 들려주고자 한다. 나 자신에게 스스로 해왔던 실험의 결과와 더불어 내가 만들고 성장시킨 20만 명 이상의 회원(이 책을 인쇄할 무렵)이 있는 온라인 커뮤니티 '글루코스 여신Glucose Goddess'에서 가져온 실험 데이터를 공개할 것이다.** 또한 체중 감량, 식욕억제, 에너지 개선, 피부 개선, 다낭성 난소 증후군 증상 극복, 2형 당뇨병 증상 완화, 죄책감 감소, 그리고 엄청난 자신감을 얻은 회원들의 통찰력 넘치는 후기도 소개할 것이다.

이 책의 마지막 장을 읽을 무렵, 당신은 당신의 몸이 보내는 메시지를 듣게 될 것이다. 앞으로 무엇을 해야 하는지 알게 될 것이다. 더 이상 마케팅 메시지의 희생양이 되지 않아도 된다. 주체적으로 음식 결정을 내리게 될 테니 말이다. 당신은 건강해지고 삶이 좋아질 것이다. 이것을 확신하는 이유는 이 모든 것이 나에게 일어난 일이기 때문이다.

** 글루코스는 포도당이다. 해당 커뮤니티의 느낌을 살리기 위해 포도당 대신 글루코스로 이하 칭한다.

내가 여기까지 오게 된 과정

"건강을 당연하게 여기지 마세요."

이 말을 알고 있는가? 나는 19세 때 일어난 사고로 삶이 바뀌면서 이 말의 진정한 의미를 알게 되었다. 친구들과 하와이에서 휴가를 보내던 중이었다. 어느 날 오후, 정글로 하이킹을 갔는데 폭포에서 뛰어내리는 것이 좋을 것 같다고 생각했다(스포일러 주의: 그것은 전혀 좋은 생각이 아니었다!). 폭포에서 뛰어내려본 적이 전혀 없는 나를 위해 친구들이 방법을 알려주었다.

"발부터 물에 들어가야 해. 다리를 곧게 펴."
"알았어!"

이 말을 하고 나는 뛰어내리러 갔다. 그러나 겁에 질린 나머지 벼랑 끝에서 뛰어내리자마자 친구들의 충고를 잊어버렸다. 발이 아니라

엉덩이가 먼저 들어간 것이다. 물의 압력은 척추에 충격파를 일으켰고 도미노가 쓰러지는 것처럼 척추에 강력한 압력을 받았다. 뚝-뚜둑-뚜둑-뚜두둑-뚜둑 소리가 아래부터 두 번째 흉추까지 났고, 압력 때문에 14조각으로 부서졌다. 나의 삶 또한 산산조각 났다. 사건 이후 내 삶은 두 개로 나뉘었다. 사고 전과 사고 후.

병원에서 척추 수술을 기다리며 2주 동안 꼼짝도 못한 채 침대에 있었다. 앞으로 무슨 일이 일어날지 계속 상상했지만 '그 사실'을 완전히 받아들이기 힘들었다. 외과의사가 옆구리, 허리, 그리고 등으로부터 내 몸통을 열어 부러진 척추까지 접근할 것이라는 사실 말이다. 의사는 뼈 조각과 주변 디스크 2개를 제거한 다음, 척추 3개를 융합하고 3인치 길이의 금속 막대 6개를 내 척추에 박아 넣을 예정이었다. 그것도 전기 드릴을 이용해서.

수술에 따른 위험이 나를 두렵게 만들었다. 폐 천공, 마비 및 사망. 하지만 나에게 선택권은 없었다. 척추 조각들이 척수의 막을 압박하고 있었다. 계단에서 넘어지는 것처럼 일상에서 흔히 일어날 수 있는 충격조차 척수의 막을 파열시켜 허리 아래 하반신을 완전히 마비시킬 수 있었다. 두려웠다. 수술대 위에서 피를 흘리는 나를 의사들이 포기하는 모습을 상상했다. 공중에서 겁을 먹는 바람에 재미있어야 할 일이 사고로 끝났고, 내 인생 또한 그렇게 끝나버릴 것 같았다.

수술 날짜는 천천히, 그러나 확실하게 다가왔다. 당일에는 수술이 취소되기를 바라기도 했다. 장장 8시간에 걸친 수술을 시작하기 위해 의사가 마취를 시작했을 때, 이 사람이 내 인생에서 만나는 마지막 사람일지도 모른다는 생각을 했다. 나는 기도했다. 살고 싶었다. 마취에서 깨어난다면 평생 감사하면서 살 것이라고 결심했다.

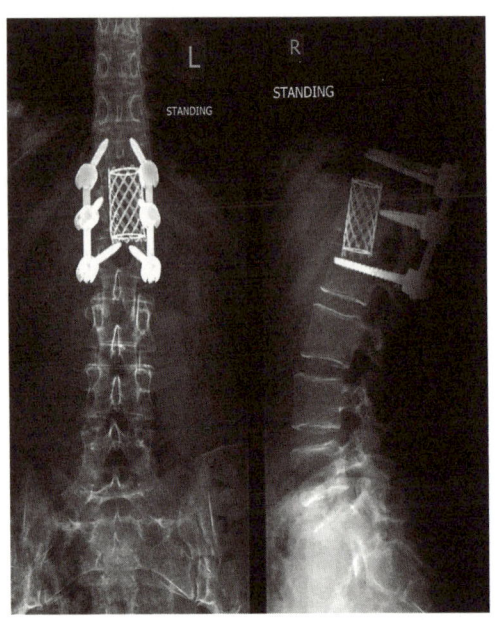

수술 결과이다. 공항 보안 검색대에서 경보가 울리진 않지만, 이것은 영원히 내 몸 안에 남아있을 것이다.

나는 깨어났다. 한밤중이었고 회복실에 혼자 있었다. 처음에는 엄청난 안도감을 느꼈다. 나는 살아있었다. 그러나 잠시 후 고통을 느꼈다. 아니, 정정한다. 엄청난 고통을 느꼈다. 내 몸 안에 들어온 새로운 하드웨어는 척추를 쥐어짜는 쇠주먹 같았다. 간호사를 부르기 위해 일어서려고 했다. 몇 번의 시도 끝에 간호사가 침울하고 귀찮아하는 모습으로 나타났다. 세상은 아주 우울하게 나를 다시 맞이했다. 하염없이 눈물이 났다. 엄마가 보고 싶었다.

물론 나는 감사했다. 살아있음에 대한 깊고도 깊은 감사였다. 하지만 동시에 고통스러웠다. 등 전체가 욱신거렸고 수술 부위가 찢어질 것 같은 느낌 없이는 1인치도 움직일 수 없었다. 다리의 신경은 며칠 내내 불에 타는 것 같았다. 3시간마다 진통제를 맞았다. 간호사는 정확한 시계처럼 병실에 들어와 허벅지의 살을 꼬집고 다리에 번갈아가며 바늘을 꽂았다. 온몸이 아파서 잠을 잘 수가 없었다. 오피오이드*로 인한 구역질 때문에 음식을 먹지도 못했다. 2주 동안 25파운드가 빠졌다. 운이 좋았다는 생각도 했지만 동시에 멍청하다고 느꼈다. 그동안 일어난 일에 대해 후회했으며 사랑하는 사람들을 힘들게 한 것에 대해 죄책감을 느꼈다. 무엇보다 앞으로 무엇을 해야 할지 몰라 막막했다.

몸은 몇 달 만에 나았지만, 정신과 영혼은 재활이 필요했다. 현실과 단절된 느낌이 들었다. 손을 보고 있으면 내 것이 아닌 것 같았다. 거울을 보고 있으면 무서웠다. 무언가 잘못되었다고 느꼈다. 하지만 무엇이 잘못된 것인지 알지 못했다. 불행하게도 무엇이 잘못되었는지 아는 사람은 아무도 없었다. 겉으로 봤을 때 나는 괜찮아 보였다. 그래서 내가 느끼는 고통을 다른 사람들에게 숨겼다. 누군가 나에게 어떠냐고 물어보면 이렇게 대답했다.

"잘 지내, 고마워."

내가 좀 더 솔직했다면 이렇게 말했을 것이다.

"내 몸이 낯설게 느껴져. 거울 속의 모습을 보면 미칠 것 같아. 다시는 정상으로 돌아가지 못할 것 같아 너무 두려워."

---

*   마약성 진통제

이런 생각은 얼마 후 이인성-비현실감 장애 depersonalization-derealization disorder(자신과 주변 현실을 연결시킬 수 없는 정신 장애의 하나)로 진단되었다.

당시 나는 런던에 살고 있었다. 지하철에서 맞은편에 앉아 있는 사람들을 보면 나처럼 힘든 일을 겪으면서도 숨기고 있는 사람들이 얼마나 많을지 궁금했다. 지하철에 있는 누군가가 내 고통을 알아보고 이해한다고 말해주는 장면을 꿈꾸기도 했다. 그들도 지금의 나와 같은 고통을 느낀 적이 있고, 자기 자신으로 돌아올 수 있었다는 그런 장면 말이다. 하지만 이것은 헛된 상상이었다. 그들은 내 안에서 무슨 일이 일어나고 있는지 전혀 몰랐다. 나조차도 내 안에서 무슨 일이 일어나고 있는지 거의 알지 못했다. 그리고 나 또한 그들 안에서 무슨 일이 일어나고 있는지, 그들도 고통을 겪고 있는지 알지 못했다.

우리 몸 안에서 어떤 일이 일어나고 있는지 알기 어렵다. 이것은 명백한 사실이었다. 감사, 고통, 슬픔 등 감정을 말로 표현할 수는 있어도 이유를 알지 못하는 것이다. 기분이 좋지 않을 때 어디서부터 시작해야 할까?

나는 단지 다시 괜찮아지고 싶었다. 가장 친한 친구에게 이렇게 말했던 게 기억난다.

"학교도, 직장도, 돈도, 건강보다 중요한 것은 없어."

그것이 내가 느낀 가장 깊은 확신이었다.

건강보다 중요한 것은 없다는 확신을 갖게 된 지 4년 후, 샌프란시스코에서 남쪽으로 39마일 떨어진 곳으로 향하는 기차를 타고 마운틴 뷰에 있는 사무실로 가게 되었다. 몸과 소통하는 방법을 알아내기로 마음먹었다. 건강 기술의 최전선에서 일하고 싶었다.

2015년, 그 최전선은 유전학이었다. 나는 스타트업 23andMe(우리 모두는 유전 코드를 가진 23쌍의 염색체를 가지고 있기 때문에 이 이름이 붙여졌다)에서 인턴십을 했다. 다른 어떤 곳보다 그곳에 있고 싶었다. 당시 나는 이렇게 생각했다. 내 DNA가 내 몸을 만들었으니, 내 DNA를 알면 내 몸을 이해할 수 있을 것이라고.

나는 제품 매니저로 일했다. 2개의 학위를 받았고, 복잡한 문제를 단순하게 만드는 것에 대한 열정을 가지고 있었다. 나는 이 장점들을 잘 활용했다. 고객에게 유전자 연구를 설명하고 설문조사에 응답하여 참여하도록 권유하는 일을 담당했다. 우리는 이전에 한 번도 해본 적 없는 방식으로 데이터를 수집했다. 디지털 방식을 통해 온라인으로 수백만 명의 사람들의 데이터를 한 번에 수집한 것이다. 고객들은 마치 시민 과학자인 것처럼 DNA에 대한 우리의 집단적인 이해를 높이는 데 기여했다. 우리의 목표는 맞춤 의학 분야에서 혁신을 이루고, 각 개인에게 적합한 건강 권고를 제공하는 것이었다.

그곳은 최고의 인재, 최고의 데이터, 최고의 목표가 있는 최고의 장소였다. 사무실 분위기는 환상적이었다. 나는 연구팀의 다른 과학자들과 가까워졌고 그들이 발표한 논문을 모두 읽고 질문을 했다. 그러나 실망스럽게도 DNA가 내가 기대했던 것만큼의 예측력이 없다는 것을 알게 되었다. 예를 들어, 유전자는 2형 당뇨병 발병 가능성을 높일 수 있지만,[1] 발병 여부를 확실하게 말해주지는 않는다.

DNA를 보면 무슨 일이 일어날지 짐작만 할 수 있을 뿐이다. 편두통에서 심장병에 이르는 대부분의 만성 질환의 경우, 원인은 유전적 요인보다 생활 방식에 영향을 훨씬 더 많이 받는다. 요컨대, 당신의 유전자는 아침에 일어났을 때의 기분을 결정하지 않는다.

23andMe는 2018년에 새로운 프로젝트를 시작했다. 이 프로젝트는 최첨단 아이디어를 내놓는 임무를 맡은 건강 연구 개발팀이 주도했다. 그들이 연구한 것은 바로 연속 혈당 모니터였다. 연속 혈당 모니터는 팔 뒤쪽에 부착하여 혈당 수치를 추적하는 작은 장치이다. 이 장치는 당뇨병 환자가 손가락을 찌르는 방식으로 혈당 수치를 하루에 고작 몇 번만 알 수 있었던 기존의 방법을 대체하기 위해 만들어졌다. 연속 혈당 모니터를 통해서 몇 분마다 혈당을 측정할 수 있었다. 착용자의 완전한 혈당 곡선이 표시되고, 스마트폰으로 편리하게 전송되었다. 연속 혈당 모니터는 혈당 측정에 의존하여 약물을 투여 받는 당뇨병 환자에게 진정한 게임 체인저였다.

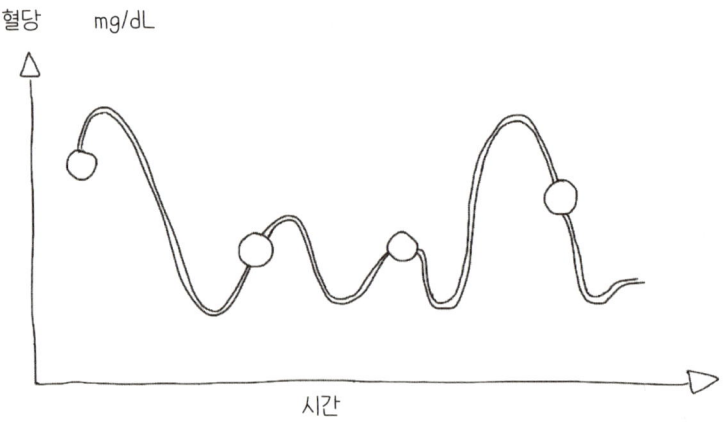

CGM(그래프의 곡선)이라 불리는 연속 혈당 모니터는 기존의 손가락을 찌르는 방식(하얀 원)이 놓치는 혈당 곡선을 포착한다.

23andMe가 프로젝트에 착수한 직후, 톱클래스 운동선수들이 혈당 측정을 통해서 운동 능력과 지구력을 최적화하기 위해 연속 혈당 모니터를 착용하기 시작했다.[2] 이 장치를 통해서 당뇨병이 없는 사람들도 혈당 수치가 심하게 조절되지 않을 수 있다는 것을 보여주는 여러 과학 논문도 발표되었다.[3]

건강 연구 개발팀이 당뇨병이 없는 사람들의 음식 반응을 조사하는 새로운 연구를 발표했을 때, 나는 즉시 참여를 요청했다. 나는 내 몸을 이해하는 데 도움이 될 수 있는 것을 항상 찾고 있었지만, 앞으로 무엇이 다가올지는 전혀 예상하지 못하고 있었다.

간호사가 나를 포함한 자원자 4명에게 장치를 부착하기 위해 사무실로 왔다. 우리는 유리벽으로 된 회의실에서 그녀를 기다렸다가 소매를 걷어 올렸다. 간호사는 왼팔 뒤쪽을 알코올 솜으로 닦은 후 피부에 장치를 부착했다. 바늘이 들어가서 피부 아래 3밀리미터 길이의 작은 섬유(전극)를 삽입할 것이라고 했다. 섬유가 제자리에 있는 상태에서 바늘이 빠져나오고 그 위에 접착된 트랜스미터가 남을 것이었다. 그것을 2주 동안 착용하고 있을 예정이었다.

하나, 둘…… 딸깍! 모니터가 삽입되었다. 통증은 거의 없었다. 착용 후 센서 작동까지 60분이 걸렸다. 이후로는 휴대폰만 있으면 언제든지 혈당 수치를 확인할 수 있었다.* 혈당 수치는 내가 무언가를 먹을 때와 먹지 않을 때, 움직일 때와 움직이지 않을 때 내 몸이 어떻게 반응하는지 보여주었다. 나는 내 몸으로부터 메시지를 받고 있었다. 내 몸아, 만나서 반가워!

---

* 전문적으로 말하자면 혈액이 아니라 세포 사이사이를 채우는 액체인 간질액의 포도당 농도이다. 혈당 농도와 간질액 속의 포도당 농도 수치는 상관관계가 매우 높다.

나는 기분이 좋을 때 혈당을 확인했다. 기분이 좋지 않을 때에도 혈당을 확인했다. 운동을 할 때, 아침에 일어날 때, 잠자리로 갈 때도 혈당을 확인했다. 내 몸은 아이폰 화면에 나타나는 혈당 급증과 혈당 급락을 통해 나에게 말을 하고 있었다. 혼자서도 계속해서 실험을 했고, 모든 것을 기록했다. 주방은 내 연구실이었고, 실험 대상은 나 자신이었으며, 가설은 음식과 운동이 우리가 정의할 수 있는 일련의 규칙을 통해 혈당에 영향을 미친다는 것이었다.

꽤 빠르게도 나는 특이한 패턴을 눈치 챘다. 월요일에 먹는 나초 칩은 혈당 스파이크를 크게 일으켰지만, 일요일에 먹는 나초 칩은 그렇지 않았다. 맥주는 혈당 스파이크를 만들었지만, 와인은 아니었다. 점심을 먹은 뒤에 먹는 M&M 초콜릿은 혈당 스파이크를 만들지 않았지만, 저녁을 먹기 전에 먹는 M&M 초콜릿은 혈당 스파이크를 만들었다.

오후에 피곤하다는 것은 점심에 혈당이 높았다는 것을 뜻했다. 하루 종일 에너지가 많은 것은 혈당이 매우 안정적임을 뜻했다. 밤에 친구들과 놀면 혈당이 밤새 롤러코스터에 탄 것처럼 불안정했다. 직장에서 스트레스가 높은 발표를 하는 날이면 혈당 스파이크가 나타났지만, 명상을 할 때는 안정적이었다. 쉴 때 마시는 카푸치노는 혈당 스파이크를 만들지 않았지만, 피곤할 때 마시는 카푸치노는 반대였다. 빵은 혈당 스파이크를 만들었다. 그러나 빵과 버터를 같이 먹으면 혈당 스파이크가 없었다.

내 정신 상태를 혈당 수치와 연결하고 나니 상황이 더욱 흥미로워졌다. 내가 종종 느끼던 브레인 포그는 혈당 스파이크의 상승과 연관이 있었고, 졸음은 하락과 연관이 있었다. 음식 갈망은 급등과 급

xl

락의 연속인 혈당 롤러코스터와 관련이 있었다. 피곤한 상태로 일어난 날은 밤새 혈당 수치가 높았던 날이었다.

데이터를 샅샅이 뒤졌다. 수많은 실험을 다시 했다. 출판된 연구에 대한 내 가설을 새롭게 확인했다. 최고의 컨디션을 위해서는 혈당 수치가 급격하게 올라가거나 떨어지는 것을 피해야 한다는 것이 분명해졌다. 그리고 드디어 혈당 곡선을 완만하게 만드는 방법을 배움으로써 혈당 롤러코스터를 피할 수 있게 되었다. 내 건강에 대한 획기적인 발견이었다. 브레인 포그를 물리쳤고 음식에 대한 갈망을 줄였다. 아침마다 상쾌한 기분으로 일어났다. 사고 이후 처음으로 '정말로 다시 괜찮아지기' 시작했다.

친구들에게 내가 발견한 사실을 이야기했다. 그렇게 해서 시작된 것이 '글루코스 여신 Glucose Goddess' 프로젝트였다. 처음에는 많은 사람들이 알아듣지 못했다. 친구들에게 연구 결과를 보여주면서 혈당 곡선을 완만하게 만드는 데 신경 써야 한다고 말했지만 반응은 미미했다. 연구 결과를 매력적인 방식으로 전달할 수 있는 방법을 찾아야 했다. 내 혈당 데이터를 사용하는 것에 대해 생각해봤다. 그러나 문제는 사람들이 데이터를 이해하기 어려워한다는 것이었다.

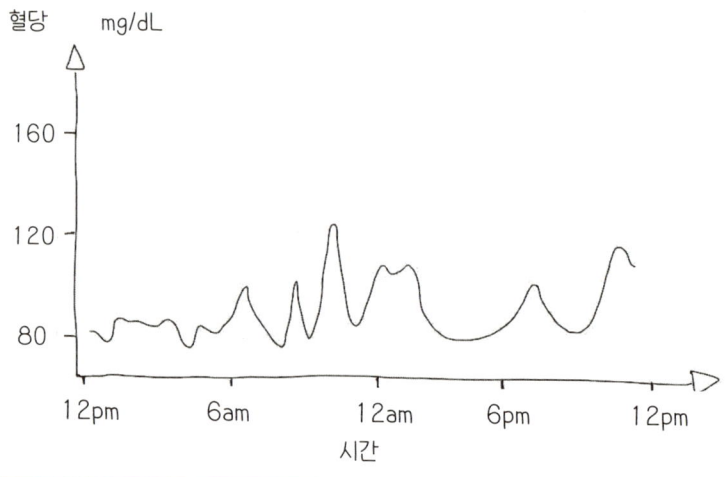

연속 혈당 모니터에서 바로 나온 하루의 혈당 데이터. 이 데이터로는 무슨 일이 일어나고 있는지 분명하지 않다.

사람들을 이해시키려면 하루 중 특정한 시간대에 '초점'을 맞춰야 했다. 그러나 연속 혈당 모니터와 함께 제공되는 앱으로는 어려운 일이었다. 결국 소프트웨어를 직접 만들었다. 내가 먹은 모든 것을 일기에 기록했다. 일기의 각 항목은 4시간으로 이루어졌다. 예를 들어, 일기에 '오후 5시 56분. 오렌지 주스 한 잔 마셨음'이라고 기록했다면 주스를 마시기 1시간 전부터 주스를 마시고 3시간 후까지 측정한 혈당을 보았다. 이 기록들은 마시기 전, 마시는 동안, 그리고 마신 후 내 혈당 수치가 어떻게 변했는지 알려주었다.

눈에 더 쉽게 들어오도록 점들을 선으로 바꾸어서 스파이크의 빈 곳을 채웠다. 과학도 세련되어 보이는 것이 좋다고 생각했기에 축을 단순화하고 오른쪽에 음식 사진을 추가했다. 이렇게 만들어진 데이터는 전보다 더 매력적이었다.

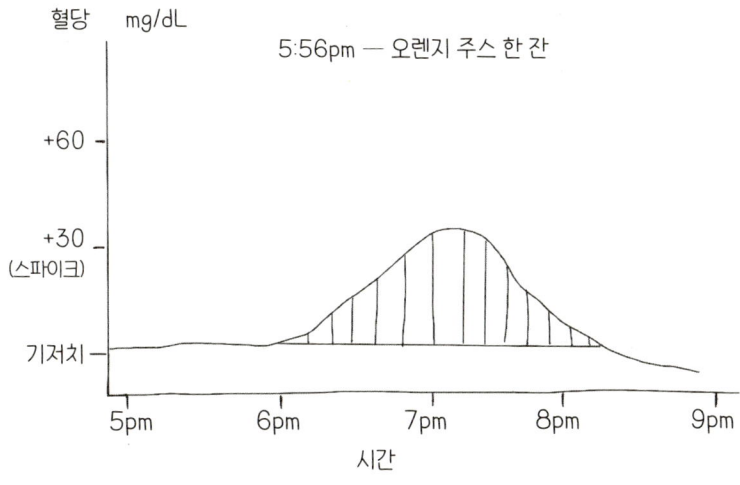

오렌지 주스를 마신 오후 5시 56분 전후 4시간에 초점을 맞췄다.

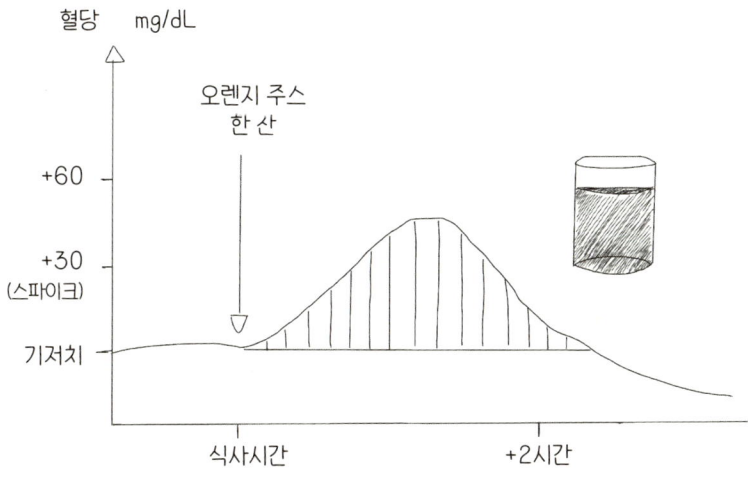

직접 개발한 소프트웨어로 만든 최종 그래프. 오렌지 주스 및 모든 과일 주스에는 섬유질이 없고 다량의 당분이 포함되어 있다. 이런 주스는 혈당 스파이크를 만든다.

친구들과 가족들은 혈당 그래프에 매료되었다. 더 많은 음식을 테스트하고 결과를 공유해달라는 부탁이 쏟아졌다. 그리고 그들도 연속 혈당 모니터를 몸에 직접 착용하기 시작했다. 그들이 보낸 데이터를 집계했다. 그래프를 만들 시간이 부족했다. 이번에는 그래프를 자동으로 만들 수 있는 앱을 개발했다. 친구들과 친구들의 친구들에게 들불 번지듯 앱이 퍼져나갔다. 연속 혈당 모니터가 없는 친구들도 그래프라는 증거에 힘입어 식습관을 바꾸어나갔다.

2018년 4월. @glucosegoddess 인스타그램 계정을 시작했다. 커뮤니티가 성장하면서 많은 사람들이 실험에 반응하며 그들의 데이터를 보내왔다. 점점 더 놀라운 일이 벌어졌다. 혈당이 거의 모든 것과 관련이 있다는 것을 깨달았던 것이다.

PART 1

혈당이란 무엇인가?

1장

조종석으로 들어가기

혈당이 '너무나도' 중요한 이유

건강에 대해 알아보는 일은 때때로 비행기에 탑승해서 좌석을 찾아가는 길에 조종석을 들여다보는 일처럼 느껴진다. 조종석 주변은 복잡한 것들로 둘러싸여 있다. 스크린, 다이얼, 레버, 깜박이는 조명, 손잡이, 스위치, 왼쪽 버튼, 오른쪽 버튼, 천장에 붙어있는 버튼(그나저나 '천장'에 왜 버튼을 달아 놓는지 모르겠다). 조종사들이 자신들이 하는 일에 대해 잘 안다는 사실에 감사하며 시선을 돌린다. 걱정은 오직 비행기가 공중에 잘 떠 있는지에 대한 것이다.

우리는 비행기에 대해 모르는 것처럼 몸에 대해서도 잘 모른다. 그러나 비행기와 달리 몸에 대해서는 반전이 있다. 우리 자신이 승객인 동시에 조종사라는 점이다. 몸이 어떻게 작동하는지 모른다면, 눈을 감고 비행기를 조종하는 것과 같다. 우리는 어떤 감정을 느끼고 싶어 하는지 알고 있다. 기분 좋게 일어나서 활기차고 즐거운 하루를 보내고 싶어 한다. 스트레스 없이 몸이 가볍기를 원한다. 사랑하는 사람들과 행복하고 감사한 시간을 보내길 바란다. 그러나 어떻게 하면 그런 감정을 느낄 수 있을까? 조종석의 수많은 버튼들에 압도된 것처럼 머릿속엔 이런 질문들이 맴돈다.

"무엇을 해야 할까? 어디서부터 시작해야 할까?"

이 질문에 대한 답은 명쾌하다.

"혈당에서부터 시작해야한다."

왜일까? 혈당은 조종석에서 가장 중요한 레버와 같기 때문이다. 혈당은 가장 배우기 쉽고(연속 혈당 모니터 덕분이다), 배고픔과 기분을 좌우하기 때문에 감정에 '즉각적인' 영향을 주며, 일단 통제가 되면 많은 것들이 안정된다. 혈당 수치가 균형에서 벗어나면 다이얼이 깜박이고 경보가 울린다. 살이 찌고, 호르몬이 조절되지 않고, 피곤해지고, 당분을 갈망하고, 피부가 뒤집어지고, 심장에 무리가 간다. 2형 당뇨병에 점점 더 가까워지는 것이다. 이때 몸의 상태는 기계의 모든 부분이 통제 불능 상태에 빠진 비행기와 비슷하다. 이것은 추락을 막기 위해 무언가 바꿔야 한다는 것을 강력하게 의미한다. 이상적인 순항 상태로 돌아가려면 혈당 곡선을 완만하게 만들어야만 하는 것이다.

그렇다면 레버를 어떻게 움직일 것인가? 아주 쉽다. 접시 위에 놓인 것들을 이용하기만 하면 된다.

이 책은 당신을 위한 책이다

최근 연구에 따르면, 미국인의 12퍼센트만이 대사적으로 건강하며,[1] 이는 미국인의 12퍼센트만이 완벽하게 기능하는 신체를 가지고 있다는 뜻이다. 여기에는 건강한 혈당 수치도 포함된다. 모든 국가에 대한 정확한 수치는 없지만, 전 세계적으로 신진대사 건강과 혈당 수치가 악화되고 있는 듯하다. '당신'을 포함해 당신의 가까운 지인 10명 중 9명은 자신도 모르는 사이에 혈당 롤러코스터를 타고 있을 가능성이 큰 것이다.

혈당 수치 조절에 대한 체크리스트를 실시해보자.

No.	List	✓
1	의사에게 체중 감량이 필요하다는 말을 들은 적이 있는가?	
2	체중 감량을 시도하지만 어렵다고 느끼는가?	
3	허리 사이즈(또는 바지 사이즈)는 남성일 경우 40인치 이상, 여성일 경우 35인치 이상인가?(허리 사이즈는 체질량지수BMI보다 기저 질환을 예측하는 데 더 효과적이나.[2])	
4	하루 동안 극심한 배고픔을 느끼는가?	
5	배고플 때 초조거나 화가 나는가?	
6	음식을 자주 먹어야 하는가?	
7	식사가 늦어지면 몸이 떨리거나 머리가 핑핑 돌거나 어지러운가?	
8	단 것을 갈망하는가?	
9	오전이나 오후에 졸리거나 항상 피곤한가?	
10	하루를 잘 보내기 위해서 카페인이 필요한가?	
11	잠을 잘 못 자거나 잠에서 깰 때 심장이 두근거리는가?	

(표 계속)

No.	List	✓
12	식은땀을 흘리거나 메스꺼움을 느낄 만큼 급격하게 에너지가 떨어질 때가 있는가?	
13	여드름, 염증, 또는 기타 피부 질환으로 고생하고 있는가?	
14	불안, 우울, 또는 감정 장애를 경험할 때가 있는가?	
15	머리에 안개가 낀 것처럼 멍한 상태를 경험할 때가 있는가?	
16	감정 기복이 심한가?	
17	감기에 자주 걸리는가?	
18	위산 역류 또는 위염을 경험한 적이 있는가?	
19	호르몬 불균형, 생리 불순, 불임, 또는 다낭성 난소 증후군이 있는가?	
20	혈당 수치가 상승했다는 말을 들어본 적이 있는가?	
21	인슐린 저항성이 있는가?	
22	당뇨병 전단계 혹은 2형 당뇨병을 앓고 있는가?	
23	비알코올성 지방간을 앓고 있는가?	
24	심장병을 앓고 있는가?	
25	임신성 당뇨병을 조절하는 데 어려움을 겪고 있는가?	
26	1형 당뇨병을 조절하는데 어려움을 겪고 있는가?	

그러나 무엇보다 가장 중요한 질문은 바로 이것이다.

지금보다 상태가 좋아질 수 있다고 생각하는가?

만약 대답이 '그렇다'라면, 이 책을 계속해서 읽어보자.

이 책이 하는 말과 하지 않는 말

본격적인 내용으로 들어가기 전에 이 책을 읽고 도출하면 안 되는 결론을 아는 것이 중요하다. 청소년 시절 나는 '잘못된' 채식 다이어트를 했다. 영양이 풍부한 병아리콩 스튜와 바삭하게 구운 두부와 완두콩 찜 대신 채식 오레오와 채식 파스타를 선택했는데 내가 먹은 모든 음식은 혈당 스파이크를 유발하는 품질이 낮은 음식이었다. 피부에는 여드름이 돋았고 끊임없이 피곤했다. 젊은 시절에는 '잘못된' 케토 다이어트*를 했다. 체중 감량을 하기 위해 식단에서 탄수화물을 모두 제외시켰는데, 치즈만 먹었기 때문에 오히려 살이 찐 데다 호르몬 시스템이 교란되어 생리가 멈추는 일마저 생겼다.

더 많은 것을 알게 될수록 극단적인 다이어트는 해롭다는 사실을 깨달았다. 독단적인 정보는 남용될 수 있기 때문에 더욱 그렇다. 세상에는 '몸에 아주 나쁜' 채식 음식이 있고, '몸에 아주 나쁜' 케토 음식이 있다. 효과적인 식단은 포도당, 과당 및 인슐린 곡선을 완만하게 만드는 식단이다. 적절하고 건강한 채식 다이어트와 케토 다이이드는 둘 다 곡선을 완만하게 만든다. 어떤 종류의 다이어트든 질병이 좋아지거나 체중이 감량된다면 이 또한 같은 이유 때문이다. 진심으로 말하지만 우리는 다이어트가 아니라 지속 가능한 생활 방식을 찾아야 한다. 우리의 접시에는 설탕을 포함해서 모든 것을 조금씩 담을 수 있는 공간이 있다. 혈당이 어떻게 작용하는지 알게 된 일은 이 사실을 이해하는 데 가장 큰 도움이 되었다.

---

* 탄수화물을 극도로 제한하는 다이어트

내용이 극단적인 방향으로 가는 것을 방지하기 위해서 이 책을 읽을 때 명심해야 할 세 가지 중요한 사항을 알려주고자 한다.

첫째, 혈당이 전부는 아니다. 일부 음식은 혈당 수치를 완벽하게 안정적으로 유지하지만 건강에 좋지 않을 수 있다. 예를 들면, 공업적으로 가공된 오일과 트랜스 지방은 노화를 유발하고, 염증을 일으키며, 장기를 손상시키지만 혈당 스파이크를 일으키지는 않는다. 또 다른 예로는 알코올이 있다. 알코올은 혈당 스파이크를 일으키지는 않지만, 몸에 좋은 것도 아니다. 혈당이 전부가 아니라는 의미는 우리의 건강을 결정하는 다른 요소들도 존재하다는 뜻이다. 수면, 스트레스, 운동, 감정 상태, 의료 말고도 더 많은 것들이 있다. 이것에 대해서는 책의 뒷부분에서 다룰 것이다.

과당과 인슐린 수치는 지속적으로 측정하기 어렵지만 포도당은 우리가 소파에 앉아서 편안하게 측정할 수 있다. 혈당 곡선을 완만하게 만들면 과당과 인슐린 곡선도 완만해진다. 과당은 포도당과 함께 존재하고, 췌장이 혈당에 반응하여 인슐린을 분비하기 때문이다. 과학 연구에서 인슐린 수치를 알 수 있는 경우(인슐린은 종종 임상 연구 환경에서 지속적으로 측정된다), 이 책에 담겨 있는 꿀팁을 통해 인슐린에 미치는 영향에 대해서도 알게 될 것이다.

둘째, 맥락이 핵심이다. 나의 어머니는 종종 마트에서 사야할지 고민이 되는 음식 사진을 "몸에 좋을까 나쁠까?"라는 문자와 함께 보내온다. 내 대답은 대부분 이렇다.

"상대적이지. 그 대신 먹는 음식이 뭔지에 따라 달라."

아무것도 모르는 상태에서는 어떤 음식이 좋고 나쁜지 따질 수는 없다. 모든 것은 상대적이다. 섬유질이 많이 들어 있는 파스타는 일반 파스타에 비해 '좋지만', 채소에 비해서는 '좋지 않다.' 오트밀 쿠키는 아몬드에 비해 '좋지 않지만', 콜라에 비해서는 '좋다.' 어쩌면 이런 말이 수수께끼처럼 느껴질지도 모르겠다. 분명한 것은 한 가지 식품의 혈당 곡선을 보고 그것이 좋은지 나쁜지 결정할 수는 없다는 사실이다. 다른 것과 비교해봐야 알 수 있다.

셋째, 이 책에 있는 권장 사항들은 증거를 기반으로 하고 있다. 모든 혈당 그래프는 내가 참조하고 인용한 과학적 발견들을 설명하기 위해 그려진 것이며 한 개인의 혈당 실험을 일반화해서 내린 결론이 아니다. 나는 많은 자료를 연구했고, 특정 습관이 혈당 곡선을 완만하게 만드는 방법에 대한 연구 논문을 찾았다(식사 후 10분의 적당한 신체 활동이 식사로 인해 일어난 혈당 스파이크를 줄인다는 논문도 있었다). 이러한 연구는 많은 사람들을 대상으로 하기 때문에 과학자들은 통계적으로 유의미하고 일반화된 결론을 도출할 수 있다. 내가 하고자 하는 것은 그들이 발견한 것을 시각적으로 보여주는 것뿐이다.

예를 들면 이런 식이다. 나는 과자 한 봉지처럼 그것만 먹었을 때 혈당 스파이크를 일으키는 음식을 선택한다. 어느 날 아침, 과자 한 봉지만 먹은 후 혈당 곡선을 구한다. 다음 날 아침에 이 일을 반복한다. 대신 두 번째 날은 과자를 먹고 난 후 10분간 걷는다. 논문 내용처럼 두 번째 스파이크는 첫 번째 스파이크보다 더 작게 일어난다. 식사 후 산책이 혈당 스파이크를 줄여준다는 것을 사람들에게 알려주기 위해 이러한 결과를 보여주는 것이다. 가끔은 '글루코스 여신' 커뮤니티의 다른 사람이 이런 결과를 보여줄 때도 있다.

당신의 몸이 비행기이고 당신이 조종사이자 승객이라면, 이 세 가지 주의 사항을 안전을 위한 교훈으로 삼자. 혈당 곡선을 완만하게 하는 것이 비행기를 순항 고도로 되돌리는 방법임을 알았는가? 그렇다면 안전벨트를 매라! 포도당이 어디에서 오는지 배우는 것에서부터 이 여정을 시작할 것이다.

2장

제리를 소개합니다

식물이 포도당을 만드는 방법

식물은 충분한 인정을 받지 못하고 있다. 자신들이 하는 일을 거의 드러내지 않기 때문이다(못하는 것이다). 하지만 당신의 책상 위에 놓인 선인장이 말하는 능력을 갖고 있다면, 선인장 선조들의 이야기에 감동받을 것이다. 그들이 바로 지구상에서 가장 중요한 생물학적 과정인 '광합성'을 발명했기 때문이다.

아주 오래 전, 우리 행성은 물과 진흙으로 이루어진 암석 덩어리 불모지였다. 생명이라곤 바다에 사는 박테리아와 원시 생물뿐이었다. 나무도 없었고, 지저귀는 새도 없었고, 포유동물이나 인간은 당연히 없었다.

이 푸른 행성의 한 구석 어딘가에서, 아마도 현재 남아프리카가 있는 곳에서, 마법이 일어났다. 아주 긴 시간 동안 수많은 시행착오 끝에 작은 새싹 하나가 지구의 지각을 뚫고 잎 하나를 열었다. 생명의 역사에 새로운 장이 열린 순간이었다. 엄청난 업적이다. 그 새싹은 도대체 어떻게 한 것일까?

한때 사람들은 식물이 '토양을 먹는다'고 생각했다. 식물이 토양으로 만들어졌다고도 생각했다. 1640년대 플랑드르의 과학자 얀 밥티스트 반 헬몬트Jan Baptist van Helmont는 그것이 진짜 사실인지 확인하고자 했다. 그는 '버드나무 실험Willow Experiment'으로 알려진 5년간의 긴 실험을 했는데, 이로부터 인류는 두 가지 사실을 얻었다. 첫째, 반 헬몬트는 인내심이 굉장한 사람이다. 둘째, 식물은 토양으로 만들어진 것이 아니다.

반 헬몬트는 200파운드의 흙으로 채워진 커다란 화분에 5파운드의 아기 버드나무를 심었다. 그리고 5년 동안 버드나무에 물을 주면서 자라는 과정을 지켜보았다. 5년이 지난 후 버드나무가 자라자 화분에서 꺼낸 후 무게를 다시 쟀다. 처음 쟀을 때보다 164파운드가 늘어난 169파운드였다. 그러나 이보다 더 중요한 것은 화분에 있는 흙의 무게가 거의 변하지 않았다는 사실이었다. 그것은 버드나무의 164파운드가 다른 곳에서 왔음을 의미했다.

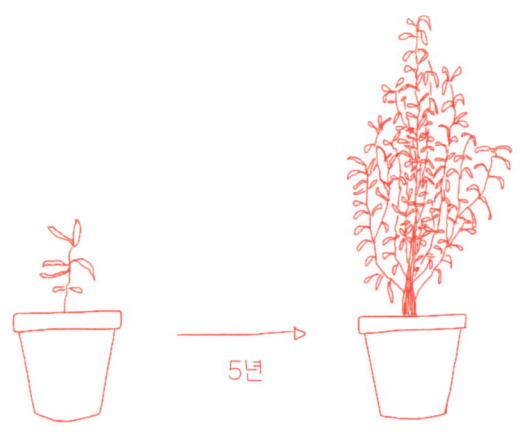

버드나무 실험은 식물이 토양으로 만들어지지 않았음을 입증했다.

식물이 토양으로 만들어진 것이 아니라면 어떻게 만들어지는 것일까? 지구의 빛을 이제 막 본 작은 새싹으로 다시 돌아가보자. 그 새싹을 '제리'라고 부르겠다. 제리는 아주 멋진 능력을 가진 첫 번째 생명체였다. 흙이 아닌 공기를 물질로 바꾸는 능력을 갖고 있었고, 태양 에너지를 이용하여, 공기 중의 이산화탄소와 토양에서 왔지만 토양은 아닌 물을 결합해 이 세상에 없던 물질로 자신을 만들었다. 이 물질을 오늘날 우리는 포도당이라고 부른다. 포도당 없이는 식물도 생명도 존재할 수 없다.

버드나무 실험 이후 수백 년 동안 수많은 연구자들이 양초, 진공 항아리 및 다양한 종의 조류*를 이용하는 실험으로 식물이 하는 일을 이해하려고 노력했다.

마침내 해독에 성공한 이들은 미국인 과학자 멜빈 캘빈Melvin Calvin, 앤드류 벤슨Andrew Benson, 제임스 바샴James Bassham 세 사람이었다. 이 발견으로 캘빈은 1961년 노벨 화학상을 수상했다. 식물이 하는 일의 과정은 '캘빈-벤슨-바샴 회로'로 불리게 되었다. 솔직히 귀에 쏙 들어오는 명칭은 아니다. 그래서 일반적으로는 광합성이라고 부른다. 태양 에너지를 이용하여 이산화탄소와 물을 포도당으로 바꾸는 과정이다.

---

* 藻類. 하등 식물로 분류되며 물속에 살면서 광합성을 한다.

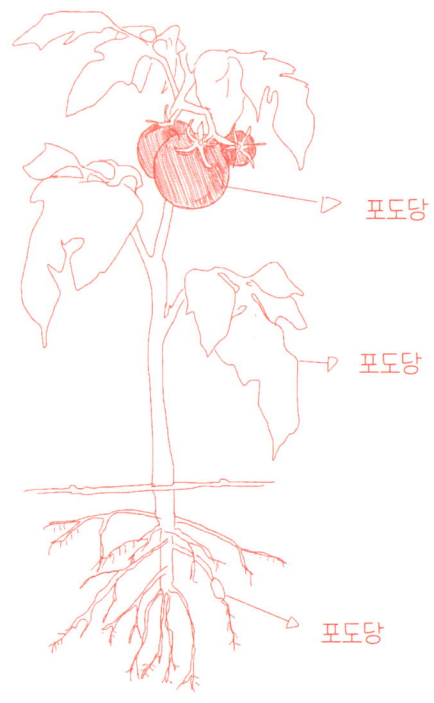

식물은 광합성을 통해서 따스한 오후의 햇살을 포도당으로 바꾸고, 포도당을 다양한 형태로 만들어 성장에 사용한다. 이 그림에서 우리는 뿌리, 잎, 그리고 열매를 볼 수 있다.

나는 식물이 가진 능력이 조금 부럽다. 식료품점에 가지 않고도 스스로 식량을 만드니까 말이다. 인간의 관점으로 말하자면, 햇볕 좋은 곳에서 공기를 들이마시며 재료를 찾거나, 요리를 하거나, 삼킬 필요 없이 뱃속에 크리미한 렌틸 수프를 만들 수 있는 것과 같은 것이다.

일단 포도당이 생성되면 식물은 포도당을 분해하여 에너지로 사용하거나 자신을 구성하는 성분으로 사용하기 위해 그대로 유지한다.

이보다 나은 성분은 존재하지 않는다. 이 문장의 끝에 있는 마침표에 포도당 분자 500,000개를 넣을 수 있을 정도로 포도당은 매우 작으며, 빠르게 이동한다. 또한 식물의 단단한 줄기, 유연한 잎, 과즙이 풍부한 열매를 만드는 데에도 사용된다. 탄소로 다이아몬드와 연필심을 만들 수 있는 것처럼, 식물은 포도당으로 다양한 물질을 만들 수 있다.

강력한 녹말

식물이 포도당으로 만들 수 있는 물질 중에 녹말이 있다. 살아있는 식물은 매순간 에너지를 공급받아야 한다. 그러나 날이 흐리거나 어두워서 햇볕이 잘 들지 않으면 광합성이 일어나지 않아 생존하는 데 필요한 포도당을 만들지 못한다. 식물은 이 문제를 해결하기 위해 낮 동안 여분의 포도당을 만들고 나중에 사용하기 위해서 저장한다.[1]

문제는 포도당을 저장하는 것이 어렵다는 것이다. 포도당은 아이들이 쉬는 시간에 운동장으로 달려가는 것처럼 주변의 모든 것에 녹아들려는 경향이 있다. 아이들은 대개 통제 불가능하고 예측할 수 없는 무작위적인 방향으로 질주하고 돌진하지만, 교사에 의해서 다시 모이고 수업이 시작되면 (거의 대부분) 조용히 책상에 앉는다.

이와 비슷하게 식물도 포도당을 다시 모을 수 있는 방법을 알고 있다. 효소라는 작은 도우미(보조 선생님이라고 생각하자)를 부르는 방법인데 효소는 포도당 분자를 양 손으로 잡아서 연결시킨다. 왼손을 오른손과, 왼손을 오른손과 연결시키는 것이다. 이 과정을 수백 번

수천 번 반복하면 포도당은 더 이상 무작위한 방향으로 질주하거나 돌진하지 않으며 긴 사슬 형태를 이룬다. 이러한 형태의 포도당을 녹말이라고 부른다. 녹말은 식물 전체에 소량 저장되기도 하지만 대부분은 뿌리에 저장된다.

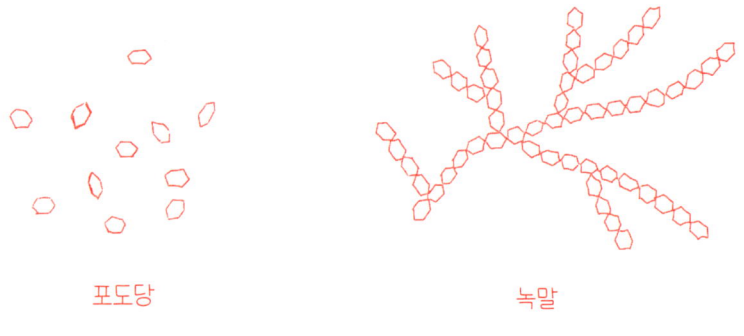

포도당　　　　　　　　녹말

식물은 포도당을 저장하기 위해 포도당을 녹말이라고 부르는 긴 사슬 형태로 만든다.

비트, 감자, 당근, 셀러리악, 파스닙, 순무, 이카마, 얌은 모두 뿌리이며 녹말을 함유한다. 씨앗류도 식물로 자라는 데 필요한 에너지를 제공하는 녹말을 갖고 있다. 쌀, 오트밀, 옥수수, 밀, 보리, 콩, 완두콩, 렌틸콩, 대두, 병아리콩은 모두 씨앗이며, 녹말을 함유한다.

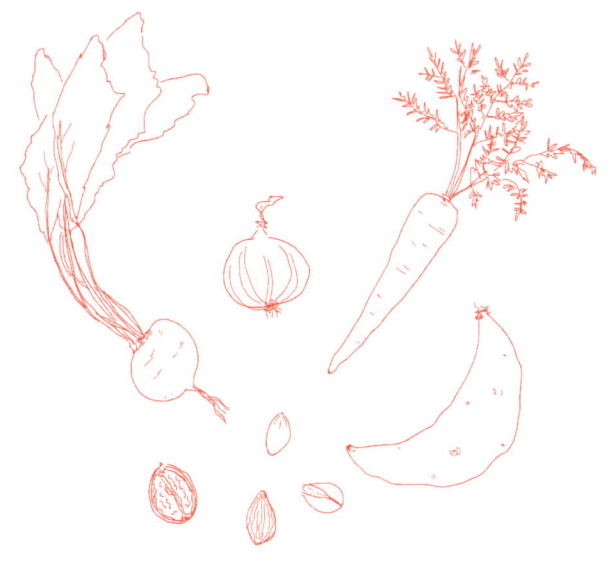

뿌리채소와 씨앗류는 녹말로 가득 차있다.

교실에는 녹말을 통제하는 규율이 있다. '녹말starch'이 '강하다'라는 뜻을 지닌 게르만어에서 왔을 정도로 규율이 엄격하다. 녹말은 정말로 강하지만 그렇다고 뻣뻣한 것은 아니다. 도구만 제대로 갖추면 녹말을 분리할 수 있다.

식물은 포도당이 필요할 때마다, 뿌리로 향하는 효소인 알파-아밀레이스alpha-amylase를 사용하여 녹말 사슬에서 포도당 분자를 일부 분리시킨다. 딸칵. 포도당은 방출되어 에너지로 쓰이거나 식물을 구성하는 성분으로 쓰일 준비를 마친다.

맹렬한 섬유질

식물이 '다른 작업'을 수행할 때는 수많은 종류의 효소를 이용한다. 바로 섬유질을 만드는 작업이다. 녹말을 만들기 위해서 사용되는 효소는 양손으로 포도당 분자를 연결했지만, 섬유질을 만들 때 사용하는 효소는 포도당 분자의 손과 발을 연결한다. 이것을 '글리코시드 결합'이라고 부르기도 한다. 섬유질은 집을 지을 때 벽돌 사이에 넣는 회반죽만큼 중요하다. 식물이 쓰러지지 않고 키가 클 수 있도록 돕기 때문이다. 주로 줄기, 가지, 꽃, 잎에서 발견되지만, 뿌리와 열매에도 존재한다.

인류는 섬유질을 실용적으로 이용할 방법을 찾았다. 이집트 파피루스를 시작으로 종이를 만들기 위해 섬유질을 수확하고 가공해온 것이다. 오늘날 섬유질은 나무줄기에서 추출되고 중합되어 엄청난 양의 종이로 만들어진다. 당신이 지금 종이책으로 이 글을 읽고 있다면, 포도당으로 만들어진, 포도당에 관한 책을 읽고 있는 것이다.

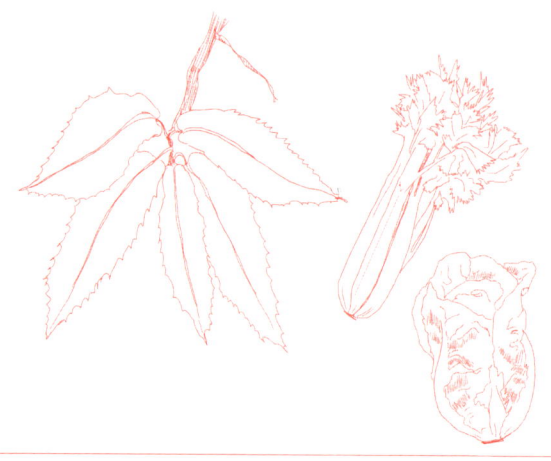

섬유질은 대부분 줄기, 가지, 잎에 있다.

요염한 과일

당신이 포도당을 핥을 수 있다면, 아주 달콤한 맛을 느낄 것이다. 식물은 일부 포도당을 포도당보다 2~3배 더 달콤한 과당이라고 하는 분자로 바꾸기도 한다.[2] 과당은 사과, 체리, 키위 등 가지에 달린 과일에 농축된다. 과당의 역할은 동물이 과일을 거부할 수 없도록 만드는 것이다. 식물은 왜 자신의 과일을 거부할 수 없도록 만들려고 했을까? 과일에 씨앗을 숨겼기 때문이다. 이것이 씨앗 전파의 핵심이다. 동물이 입으로 과일을 먹고, 씨앗이 반대편으로 눈치 채지 못하게 배출되기를 바라기 때문이다. 이 방법으로 씨앗이 널리 퍼져 생존이 보장된다.

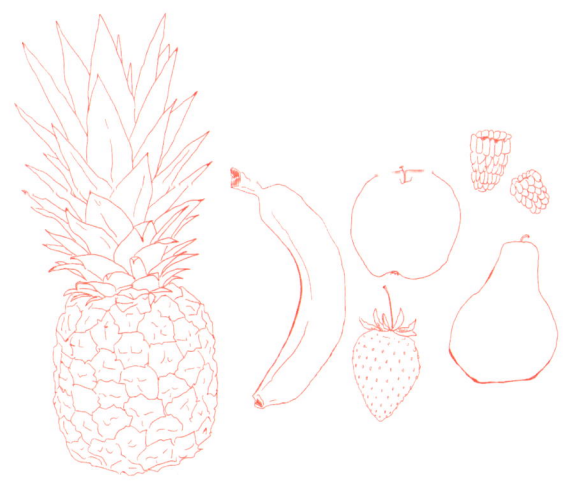

과일은 과당으로 가득 차있다.

식물에 있는 대부분의 과당은 이러한 방법으로 이용되지만 어떤 경우에는 다른 효소의 도움으로 한동안 포도당과 결합되어 있다. 이 현상의 결과물은 자당이라는 분자이다. 자당은 식물이 에너지를 더 압축할 수 있도록 돕는다. 자당은 나란히 있는 포도당이나 과당보다 분자 크기가 약간 더 작아서 좁은 공간에 더 많은 에너지를 저장할 수 있다. 식물에게 자당은 영리한 임시 저장 방법이지만, 우리에게 자당은 엄청난 의미가 있다. 우리는 이것을 다른 이름으로 매일 사용한다. 바로 설탕이다.

포도당이 취할 수 있는 다양한 형태인 녹말, 섬유질, 과당, 그리고 자당은 식물의 광합성 덕분에 존재한다. 제리의 엄청난 업적이 우리의 행성에 생명의 길을 닦은 것이다.

3장
가족 문제

포도당이 혈류로 들어가는 과정

식물이 발명한 포도당 연소 시스템은 공룡에서 돌고래, 쥐에 이르기까지 모든 생명체에게 필수적인 것이 되었다. 첫 번째 식물이 나타나고도 4억 4900만 년이 흐른 뒤에야 인류가 나타났는데, 역시 포도당을 연소했다.

모든 동물 및 식물 세포와 마찬가지로, 당신의 세포도 살아남기 위해서 에너지가 필요하다. 포도당이 최우선 에너지원이다. 우리 몸에 있는 각각의 세포는 특정 기능을 위해 포도당을 에너지로 사용한다. 심장 세포는 수축하기 위해서, 뇌 세포는 뉴런을 활성화하기 위해서, 청각 세포는 듣기 위해서, 시각 세포는 보기 위해서, 위 세포는 소화하기 위해서, 피부 세포는 상처를 치료하기 위해서, 적혈구는 밤새도록 춤출 수 있도록 발에 산소를 공급하기 위해서 포도당을 사용한다.

우리의 몸은 1초에 80억 × 10억 분자의 포도당을 태운다.[1] 상상이 되는가? 포도당이 모래알이라면, 10분마다 지구의 모든 해변에 있는 모래알 전부를 태울 수 있다.[2] 일단은 인간이 엄청난 양의 에너지를 필요로 한다는 사실만 기억해두자.

그런데 여기에 작은 문제가 하나 있다. 인간은 식물이 아니라는 점이다. 아무리 최선을 다해서 노력해도 공기와 태양 에너지를 이용하여 포도당을 만들지 못한다(해변에서 광합성을 시도한 적이 한 번 있었지만, 소용없었다). 포도당을 얻을 수 있는 유일한 방법은 아니지만, 가장 일반적인 방법은 포도당을 섭취하는 것이다.

◇ 녹말

내가 열한 살 때의 일이었다. 2교시 생물수업 시간에 지금까지도 기억나는 실험을 한 적이 있었다. 각자 작은 빵조각을 하나씩 받았는데 이걸로 무엇을 해야 할지 몰라 어리둥절한 표정으로 주위를 둘러보았다. 선생님이 우리가 할 일을 알려주었다. 빵조각을 전부 입에 넣고, 삼키고 싶은 충동을 참으며, 1분 동안 씹는 것이었다. 이상한 요청이었지만 평소 수업보다 재미있는 일이었기에 따라서 했다. 30번쯤 씹었을 때, 놀라운 일이 일어났다. 빵의 맛이 변하기 시작했다. 빵이 달게 느껴진 것이다!

입 안에서 녹말이 포도당으로 변하고 있었다. 빵은 대부분 밀가루로 만들어진다. 밀가루는 밀알을 갈아서 만들어지고, 밀알은 녹말로 가득 차있다. 밀가루로 만들어진 모든 음식은 녹말을 함유한다. 파이 껍질, 쿠키, 패스트리, 파스타는 모두 밀가루로 만들어졌기에 모두 녹말이 들어 있다. 우리는 먹을 때 녹말을 포도당으로 분해하

고, 이 과정에서 식물이 사용하는 효소와 동일한 효소를 사용한다. 알파-아밀레이스이다.[3]

녹말은 우리 몸에서 매우 빠른 속도로 포도당으로 변한다. 일반적으로 이 과정의 대부분은 장에서 이루어지고 눈에 띄지 않는다. 알파-아밀레이스 효소가 녹말 사슬의 결합을 끊으면 포도당 분자가 자유로워진다. 다시 운동장에서 뛰어놀 수 있게 된 것이다!

이렇게 중요한 일을 하는 효소가 우리의 침에도 존재한다. 녹말을 충분히 오래 씹으면 효소가 일하기 시작하는 데 충분한 시간이 생긴다. 그 과정은 우리의 입 안에서 시작되며, 심지어 그것을 맛으로 느낄 수도 있다. '빵조각 실험'의 핵심이 바로 이것이었다.

◇ 과일

녹말과 반대로 과일은 처음부터 달콤하다. 달콤한 맛을 내는 자유로운 포도당을 처음부터 갖고 있는 데다 포도당보다 더 달콤한 과당도 갖고 있고, 포도당보나 날지만 과당만큼은 아닌 포도당과 과당이 결합된 형태인 자당도 갖고 있기 때문이다.

과일에 있는 포도당은 사용될 준비가 되어있으며 분해될 필요가 없다. 자당은 분해되어야 하지만 자당을 포도당과 과당 분자로 분해하는 효소가 존재하며, 이 과정은 오래 걸리지 않는다. 불과 나노 초* 안에 일어난다.

과당은 약간 더 복잡하다. 과당을 섭취하면 소장에서 과당의 일부가 다시 포도당으로 전환된다. 나머지는 과당 형태로 남아있다.[4]

---

* 10억분의 1초

과당과 포도당 모두 혈류로 들어가기 위해 장 상피세포를 통과한다. 이 책의 뒷부분에서 이후에 무슨 일이 일어날지 설명하겠지만, 당신이 기억하길 바라는 사실은 포도당은 신체에 필요한 에너지원이지만, 과당은 그렇지 않다는 것이다. 우리는 예전보다 자당을 더 많이 섭취하기 때문에 불필요한 과당도 덩달아 많이 섭취한다(참고로 다시 말하는데, 자당은 포도당과 과당으로 이루어진다).

그렇다면 섬유질은 어떨까? 특별한 운명을 갖고 태어난 섬유질을 살펴보자.

◇ **섬유질**

녹말과 자당을 분해하는 효소는 존재하지만 섬유질 사슬을 끊어내는 효소는 존재하지 않는다. 포도당으로 전환되지 않는 것, 이것이 섬유질이 장에서 그대로 유지되는 이유이다. 몸 안으로 들어온 섬유질은 위, 소장, 대장으로 이동한다. 그리고 우리 몸에 좋은 역할을 한다. 포도당으로 전환되지 못하기에 에너지를 공급하지는 못하지만, 식단에 필수로 넣어야 한다. 소화를 도와주고, 장운동을 시키고, 마이크로바이옴*을 건강하게 유지해주는 등 중요한 역할을 하기 때문이다.

---

* 인간의 몸에 사는 박테리아 등의 모든 미생물

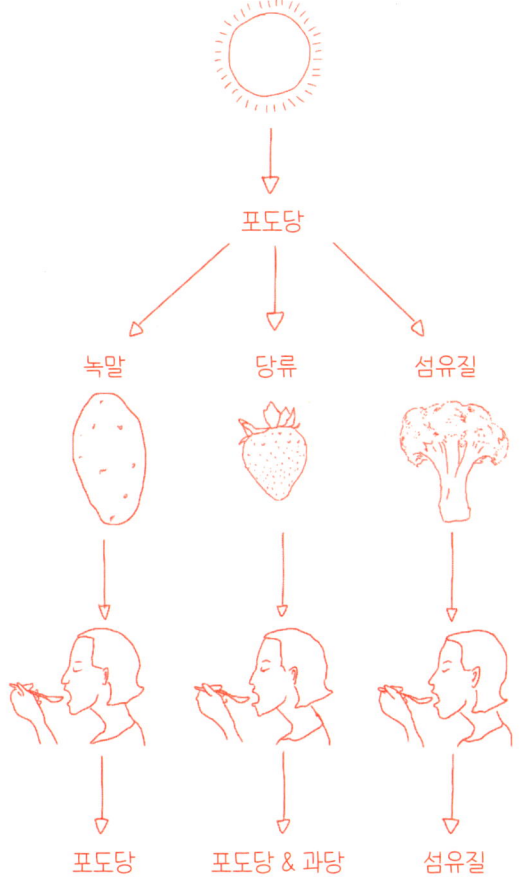

우리가 섭취하는 식물의 모든 부분은 우리를 바로 통과하는 섬유질을 제외하고는 포도당(그리고 과당)으로 다시 바뀐다.

한 부모, 네 형제자매

녹말, 섬유질, 과당, 자당은 다른 성격을 가진 네 형제자매와도 같다. 그들의 부모는 포도당이다. 비록 형제자매가 서로의 옷을 갖고 싸우는 것처럼 다투기는 해도 말이다. 이들에게 가족이라는 이름을 부여하는 것도 전혀 이상한 일은 아니다.

1969년, 한 무리의 과학자들이 '탄수화물 명명법에 대한 잠정 규칙 파트 1, 1969년'이라는 제목으로 20페이지 분량의 논문을 작성하여 과학계에 발표했다.[5] 논문이 발표된 후 이 가족의 이름은 '탄수화물'이 되었다. 왜 탄수화물인가? 광합성이 일어나는 동안 탄소와 물의 결합을 통해 생성된 물질을 의미하기 때문이다.

탄수화물 = 녹말 + 섬유질 + 당류(포도당, 과당, 자당)

과학자들이 녹말, 섬유질, 포도당, 과당, 자당을 포함하는 탄수화물 계열 내에서 가장 작은 분자들에 대한 하위 그룹을 만들기로 결정했다는 것을 어쩌면 눈치 챘을 지도 모르겠다. 포도당, 과당, 그리고 자당이다. 이 하위 그룹을 당류라고 부른다. 과학 용어인 '당류'는 흔히 설탕이라고 부르는 자당을 포함하지만 평소에 음식에 쓰는 설탕과는 같지 않다. 이것이 당신이 생각해야 하는 과학적인 명명법이다.

탄수화물 계열 물질은 다양한 비율로 식물에 존재한다. 예를 들어, 브로콜리는 섬유질이 많지만 녹말은 적고, 감자는 녹말은 많지만 섬유질이 적으며, 복숭아는 대부분 설탕으로 이루어져있고 섬유질이 적다(모든 식물에는 적은 양이더라도 약간의 섬유질이 있다).

하지만 좀 헷갈리지 않는가? 사람들이 영양을 말할 때 탄수화물에 대해서는 녹말과 설탕을 언급하지만 왜 섬유질을 언급하지는 않는 걸까? 그 이유는 섬유질이 다른 탄수화물과 달리 혈류로 흡수되지 않기 때문이다.

"브로콜리는 탄수화물은 적은데 섬유질은 많다."

이런 말을 들은 적이 있을 것이다. 이 말을 과학적인 명명법으로 표현하면 다음과 같다.

"브로콜리에는 아주 많은 탄수화물이 있고, 탄수화물의 대부분은 섬유질이다."

나는 이 책에서 대부분의 사람들이 말하는 방식을 사용할 것이다. 우리에게 익숙한 말이기 때문이다. 하지만 당신이 과학을 이해하길 바라는 마음도 있다. 내가 '탄수화물'이라고 말하는 대상은 채소가 아니라 녹말(감자, 파스타, 쌀, 빵 등)과 당류(과일, 파이, 케이크 등)이다. 채소는 대부분 섬유질로 이루어져있고 녹말은 아주 저기 때문이다. 또 한 가지, 내가 말하는 '설탕'은 평소 음식에 쓰는 설탕을 지칭한다.

우리의 식단에 포도당이 존재하지 않았다면?

포도당은 생명에 매우 중요한 물질이다. 그렇다면 일부 육식 동물은 어떻게 생존할 수 있었을까? 많은 동물들이 식물을 먹지 않으며 인류의 일부는 러시아의 얼어붙은 평원처럼 과일이나 채소가 자라지 않는 지역에서 진화했다. 그들도 육식 동물처럼 식물을 먹지 않

왔다.[6]

포도당은 우리 세포에 너무나도 중요하기 때문에, 포도당을 섭취할 수 없는 상황이면 체내에서 직접 포도당을 만들 수 있다. 우리가 광합성을 하지 않고 공기, 물, 햇빛으로 포도당을 만들지도 못하지만 우리가 먹는 음식으로부터 포도당을 만들 수 있는 것이다. 음식의 지방과 단백질을 이용하면 된다. 간에서 포도당 신생 합성을 통해 포도당이 만들어진다.

이 뿐만이 아니다. 우리 몸은 적응력을 더 키웠다. 포도당이 부족할 때 지방을 에너지원으로 대신 사용할 수 있는 것이다. 이것을 대사적 유연성metabolic flexibility이라고 한다. 에너지원을 포도당에만 의존하는 유일한 세포는 적혈구이다.

실제로 앳킨스 다이어트Atkins Diet나 케토 다이어트 같은 일부 다이어트는 혈당을 아주 낮게 유지하여 지방을 에너지원으로 사용하도록 만들기 위해 의도적으로 탄수화물 섭취를 제한하는 방식이다. 이것을 영양적 케톤증nutritional ketosis이라고 하는데 여기에는 대사적 유연성이 관여한다.*

따라서 탄수화물은 생물학적으로 필수적인 요소는 아니다. 생존하기 위해 설탕을 먹을 필요는 없는 것이다. 하지만 탄수화물은 에너지를 빠르게 만들어내고, 식사를 더 맛있게 하는 요소이며, 수백만

---

* 케톤증이 생기는 원인은 다양하지만 영양소 섭취 비율에 따라 케톤증이 생기는 것을 영양적 케톤증이라고 한다. 이 경우는 탄수화물을 극도로 제한하여 지방을 주로 쓰게 되는 상황에서 케톤증이 발생한 것을 말한다. 지방에서 유래한 지방산을 직접 이용할 수도 있지만 대부분의 세포는 지방산을 좀 더 잘게 쪼갠 형태인 케톤을 이용하는데 익숙하다.

년 동안 섭취되었다. 과학자들은 선사시대 인간도 동물과 식물을 모두 먹었다는 사실을 알고 있다.[7] 식물을 구할 수 있을 때는 식물을 먹었다. 음식의 종류는 사는 곳에 달려 있었다. 인류는 주변의 독특한 식량 환경에 적응했다.[8] 그러나 오늘날 우리의 식량 환경은 자연이 계획했던 것과는 상당히 다르게 변하고 말았다.

4장

쾌락을 추구하다

우리가 예전보다 포도당을 더 많이 섭취하는 이유

자연은 우리가 특정한 방법으로 포도당을 섭취하기를 원했다. 식물을 먹는 방법이다. 녹말이나 설탕이 있는 곳에는 언제나 섬유질도 있다. 이것은 아주 중요한 사실인데 섬유질이 체내의 포도당 흡수를 늦추는 데 도움이 되기 때문이다. 이 정보를 장점으로 이용하는 방법을 3부에서 배우게 될 것이다.

하지만 오늘날 마트에 진열된 대부분의 음식은 주로 녹말과 설탕으로 이루어져 있다. 흰 빵에서부터 아이스크림, 사탕, 과일 주스, 그리고 당도가 더해진 요거트까지, 섬유질을 찾아보기가 힘들다. 이것은 의도된 것이다. 식품 가공 과정에서 섬유질이 종종 제거되는데 섬유질이 식품을 오랫동안 보존하는 것을 방해하기 때문이다.

지금부터 이것에 대해 설명하려고 한다(이 과정에서 딸기가 상했다는 사실을 미리 인정한다). 냉동실에 신선한 딸기를 밤새 넣어둔다. 다음 날 아침에 꺼내서 접시에 담는다. 딸기를 먹어보면 물컹하게 느껴질 것이다. 냉동되고 해동되는 과정에서 섬유질이 조각났기 때문이다. 섬유질은 아직 딸기에 남아있고, 여전히 몸에 좋지만, 식감은 변했다.

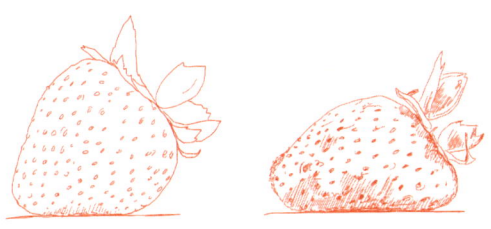

신선한 딸기와 밤새 냉동했다가 해동한 딸기

가공 식품을 냉동하고, 해동하고, 몇 년 동안 보관하면서도 식감을 유지할 수 있는 방법이 바로 섬유질을 제거하는 것이다. 하얀 밀가루를 예로 들어보자. 섬유질은 밀알의 씨눈과 바깥 껍질인 겨에 있지만, 도정하는 동안 겨를 벗겨낸다.

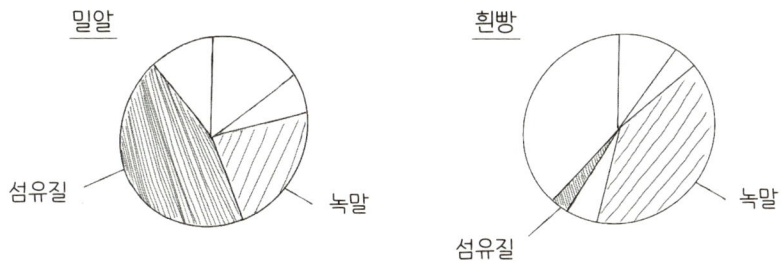

마트에 진열하기 위해 식물의 녹말 부분이 가공되는 과정에서 섬유질이 제거된다. 섬유질이 가득한 씨앗과 뿌리는 녹말이 가득한 빵과 과자로 변한다. 그리고 보통 설탕이 더해진다.[1,2]

4장 쾌락을 추구하다

성공적인 마트 상품이 되기 위해서 그것 말고도 거쳐야 할 또 다른 과정이 있다. 당도를 높이는 과정이다. 식품 가공의 기본은 첫째, 섬유질을 제거하는 것이고, 둘째, 녹말과 설탕을 농축시키는 것이다.

인간은 무언가 좋은 것을 발견하면 그것을 극단으로 가져가는 성향이 있다. 신선한 장미의 향기가 우리를 즐겁게 한다는 이유로 수천 톤의 장미 잎이 증류되고 농축되어 병에 담겨져 언제 어디서나 사용될 수 있게 만들어졌다. 식품 산업도 사람들이 가장 좋아하는 자연의 맛을 뽑아내고 농축하고자 했다. 바로 단맛이다.

우리는 왜 단맛을 그토록 좋아하는 것일까? 세상에 달콤하면서 독이 든 음식이 있는지 생각해보자. 선사시대에 단맛을 함유한 음식은 안전하고 에너지가 풍부하다는 의미였다. 음식을 찾기 어려웠던 시절에는 다른 사람보다 먼저 과일을 먹는 것이 유리했을 것이다. 그래서 우리는 단맛을 느낄 때 쾌감도 느끼도록 진화되었다.

단맛을 느끼면 뇌에서 도파민이라는 화학 물질이 분비된다. 성관계를 할 때, 비디오 게임을 할 때, 소셜 미디어를 할 때, 술을 마실 때, 담배를 피울 때, 불법 약물을 할 때 분비되는 화학 물질과 같다.[3] 더군다나 인간은 적당히 만족하는 법이 없다.

2016년 한 연구에서, 쥐들을 넣은 상자에 도파민 뉴런을 활성화할 수 있는 레버를 주었다. 특수 광학 센서 덕분에 가능한 일이었다.[4] 연구진은 금세 이상한 점을 발견했다. 쥐들이 도파민 뉴런을 활성화하기 위해 하루 종일 레버를 눌렀던 것이다. 먹고 마시는 본능조차 멈추고 말이다. 연구진은 실험을 중단해야 할 지경에 이르렀는데 그러지 않았다면 모든 쥐들이 죽었을 것이다. 도파민에 대한 집착이 기본 욕구마저 잊게 만든다는 사실이 의미하는 것은 무엇일까? 인간을 포함한 동물이 도파민을 정말로 좋아한다는 사실이다. 그리고 단 음식을 먹는 것은 도파민을 느낄 수 있는 쉬운 방법이다.

식물은 서서히 진화하면서 포도당, 과당, 자당을 과일에 농축해 왔지만 수천 년 전부터 인간이 개입하기 시작했다. 식물을 개량한 것이다. 과일 맛을 더 달게 하기 위해서였다.

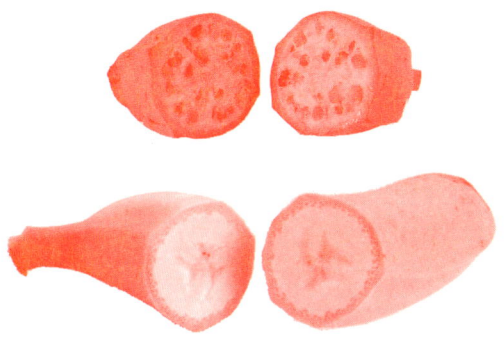

원시 바나나(위에 있는 그림)는 자연이 의도한 그대로이다: 섬유질로 가득 차있고, 설탕은 적다. 21세기의 바나나(아래에 있는 그림)는 섬유질을 줄이고 당도를 높이기 위해 많은 세대를 거쳐 개량한 결과물이다.[5]

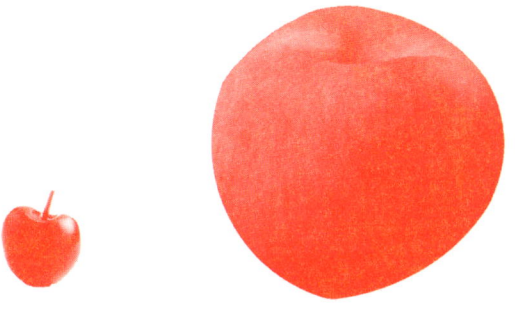

6천 년 전 복숭아(왼쪽 그림)와 21세기의 복숭아(오른쪽 그림). 우리가 오늘날 먹는 과일들은 수천 년 전보다 더 크고 달다.[6]

사탕수수를 끓인 후 결정으로 만드는 방법을 통해 사람들은 설탕을 만들었다. 자당 100퍼센트인 물질이 만들어진 것이다. 이 새로운 물질은 18세기에 극도로 인기가 높아졌다. 수요가 증가하자 노예들의 두려움도 커졌다. 수백만 명의 노예들이 사탕수수를 재배하고 설탕을 만들기 위해 세계의 습한 지역으로 강제로 보내졌다.

시간이 지남에 따라 설탕을 얻기 위해 사용되는 식물이 바뀌었다. 이제는 사탕무와 옥수수에서도 설탕을 추출한다. 그러나 어떤 식물이 사용되든 이렇게 만들어져 가공식품에 첨가되는 설탕은 과일에서 발견되는 설탕과 동일하다. 차이점은 단지 농도뿐이다.

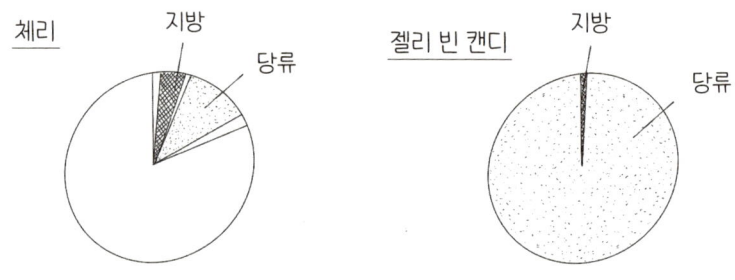

젤리빈 등의 사탕, 체리 등의 과일 모두 설탕을 함유한다. 하지만, 젤리빈에는 엄청나게 농축된 양의 설탕이 있다.[7,8]

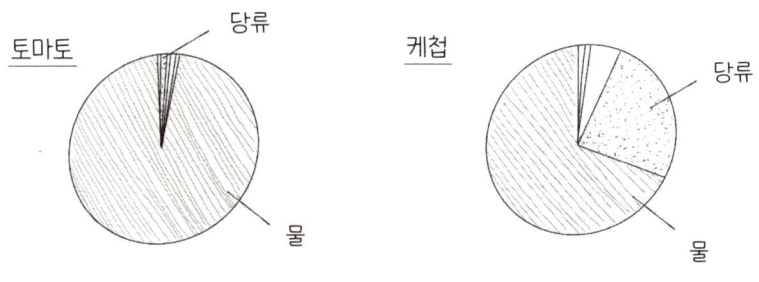

심지어 토마토도 더 달게 만들어졌다. 케첩이다.[9,10]

설탕은 그 어느 때보다 더 농축되고 자유롭게 이용할 수 있게 되었다. 선사시대 섬유질이 풍부한 제철 과일을 먹던 것에서, 1800년대 소량의 설탕을 먹던 것에서(이때는 평생 단 하나의 사탕을 먹는 것도 운이 좋은 편이었다), 매년 94파운드 이상의 설탕을 먹는 것으로 바뀌었다.[11]

뇌가 과일처럼 단 음식에 대한 갈망을 누르는 일을 어려워하기 때문에 우리는 점점 더 많은 설탕을 찾게 되었다.[12] 달콤함과 도파민은 언제나 우리를 기분 좋게 만들지 않던가. 쥐 실험이 보여주듯 사탕을 먹으려는 우리의 갈망이 우리의 잘못만은 아니라는 사실을 이해하는 것이 중요하다. 이것은 의지의 문제가 아니다. 완전히 다른 문제이다. 우리 마음 속 깊은 곳에 위치한 오래된 진화 프로그램이 우리에게 스키틀즈*를 먹으라고 지시한다.

셰릴 크로우 Sheryl Crow 는 이런 노래를 불렀다,

"우리를 행복하게 만드는 것은, 그렇게 나쁜 것은 아닐 것이다."

우리가 살아가는 데 포도당이 필요하고 포도당은 우리를 기분 좋게 만든다.[13] 그래서 다음과 같은 궁금증을 가져도 충분히 이해할 수 있다.

"도대체 포도당을 더 먹는 것이 무슨 문제인가?"

---

* 달콤한 젤리

더 많은 것이 항상 더 좋은 것은 아니다. 식물에 물을 너무 많이 주면 뿌리가 썩어 죽는다. 산소를 지나치게 마시면 기절한다. 우리에게 필요한 포도당 양은 정해져 있다. 기분이 좋고, 뛰어다니고, 일을 하고, 사람들과 어울리고, 삶을 살아가고, 웃고, 사랑하기 위해 딱 충분한 양이다. 그러나 우리는 너무 많은 포도당을 먹을 때가 있다. 그리고 너무 많은 포도당은 우리가 모르는 사이에 우리를 아프게 한다.

5장

우리 몸 안에서
일어나는 일

혈당 스파이크에 대해 알아보자

아주 오래 전, 포도당에 대해 알기 훨씬 전에는 매일 아침 학교 가기 전에 누텔라 크레페를 먹었다. 집을 나서기 20분 전에 일어나서 청바지와 티셔츠를 입고 머리손질은 까먹은 채(엄마, 미안!) 주방으로 달려갔다. 냉장고에서 크레페 믹스를 꺼내 뜨거운 팬에 버터를 올린 후 팬 위에 믹스를 붓고 숙숙 뒤집어 접시에 담아 누텔라를 바르고, 접어서, 먹었다.

그리고 자신이 만든 아침을 즐기고 있는 엄마에게 인사를 했다. 스페셜 K* 한 그릇, 설탕 넣은 우유, 그리고 오렌지 주스 한 잔이었다. 수백만 명의 다른 사람들도 비슷한 아침을 먹고 있었다. 식탁 위에는 꽤 멋진 기술들이 전시되어 있었다. 엄마의 경우는 터져서 플레이크로 변한 옥수수 알갱이, 으깨지고 퓌레로 만들어지고 건조되어

---

* 시리얼의 한 종류

설탕으로 변한 사탕무, 그리고 주로 포도당과 과당으로 구성된 즙이 된 오렌지였다.

이런 농축된 설탕은 아주 달게 느껴졌다. 우리의 혀는 이 단맛을 진심으로 반겼다. 녹말과 설탕은 삼켜진 뒤 포도당으로 바뀌었다. 이들은 우리의 위에 도착한 다음 소장으로 이동한 후 장벽을 통해 흡수되어 혈류로 이동했다. 모세혈관(아주 작은 혈관이다)에서 점점 멀어지며 마치 진입로에서 고속도로로 들어가는 것처럼 점점 더 큰 혈관으로 이동했다.

의사들이 혈당을 측정할 때 대개는 뽑은 피에서 농도를 측정한다. 하지만 포도당은 혈액에만 머무르지 않는다. 우리 몸 모든 부분에 존재하기에 혈당은 어디에서나 측정될 수 있다. 피를 뽑지 않아도 연속 혈당 모니터를 이용하면 체내의 포도당 양을 측정할 수 있는 것이다. 연속 혈당 모니터는 팔 뒤쪽에 있는 지방 세포 사이사이의 포도당 농도를 감지한다.

포도당 농도는 데시리터당 밀리그램(mg/dL)으로 표기한다. 리터당 밀리몰(mmol/L)을 사용하는 국가들도 있다. 어떤 단위를 사용하든 나타내는 것은 동일하다. 내 몸 속에서 얼마나 많은 포도당이 돌아다니고 있는가 하는 것이다.

미국당뇨병학회에 따르면 60~100mg/dL 사이의 기준 농도(아침 식사 전 혈당 수치. 공복 수치)가 '정상'이고, 100~126mg/dL 사이는 당뇨병 전단계이며, 126mg/dL 이상은 당뇨병을 의미한다.[1] 그러나 미국당뇨병학회가 '정상'이라고 정한 혈당이 실제로는 최적 혈당이 아닐 수도 있다. 초기 연구에 따르면 공복 혈당의 최적 범위는 72~85mg/dL이다. 85mg/dL 이상일 때 건강에 적신호가 켜질 가능성이 높아지기

때문이다.[2,3,4]

공복 혈당은 당뇨병 진단을 받을 위험에 대한 정보를 제공하지만 이것이 고려해야 할 유일한 사항은 아니다. 공복 혈당이 '최적'이더라도 우리는 여전히 혈당 스파이크를 매일 경험할 수 있다. 혈당 스파이크란 식사 후 혈당의 급격한 증가와 감소이며 우리 몸에 해롭다. 다음 장에서 그 이유를 설명하겠다.

미국당뇨병학회는 식사 후 혈당이 140mg/dL 이상이 되면 안 된다고 한다. 그러나 다시 말하지만 이것은 '최적'이 아닌 '정상'이다. 당뇨병이 없는 사람들을 대상으로 하는 연구는 보다 정확한 정보를 제공한다. 식사 후 혈당 수치가 30mg/dL 이상 증가하지 않도록 노력해야 한다는 것이다.[5] 따라서 이 책에서는 혈당 스파이크를 식사 후 혈당 수치가 30mg/dL 이상 증가한 경우로 정의하겠다.

우리의 목표는 공복 수치가 얼마든 혈당 스파이크를 피하는 것이다. 가장 문제가 되는 것은 혈당 스파이크가 가져오는 결과이기 때문이다.[6,7,8] 몇 년간 매일 반복된 혈당 스파이크는 공복 혈당을 천천히 증가시키는데 그 수치가 당뇨병 전단계가 되어야만 몸에 문제가 있다는 것을 알게 된다. 그러나 그때쯤이면 손상이 이미 시작된 것이다.

매일 아침 엄마의 아침 식사는 80mg/dL이라는 엄청난 혈당 스파이크를 일으켰고 100mg/dL이던 공복 혈당이 180mg/dL까지 치솟았다. 혈당 스파이크 기준인 30mg/dL를 훨씬 뛰어넘는 수치였다. 미국당뇨병학회가 정한 식사 후 '정상' 혈당 스파이크 수치의 최대치인 140mg/dL보다 훨씬 높았던 것이다.

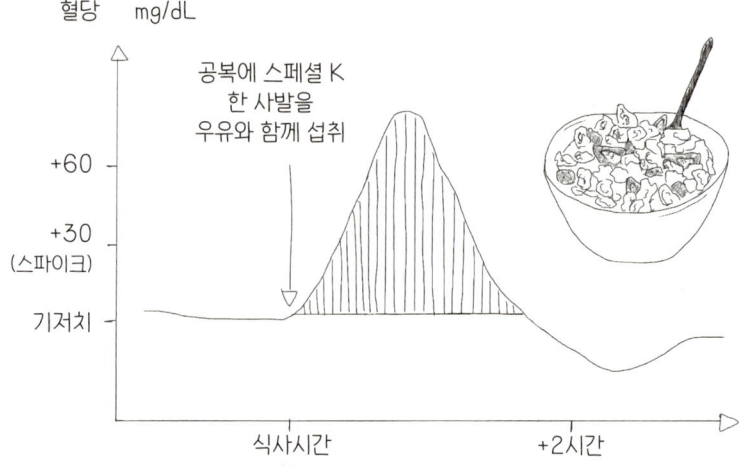

건강한 음식으로 여겼던 전통적인 아침 식사인 시리얼은 혈당 스파이크를 정상 범위에서 크게 벗어나게 하고 혈당을 빠르게 추락하게 만든다.

체내 포도당 농도를 일정 시간 측정하면 혈당 곡선이 만들어진다는 것을 기억하자. 예를 들어 일주일 동안 측정한 혈당 곡선은 그 기간 동안 혈당 스파이크를 많이 경험했다면 변동이 심할 것이고, 적게 경험했다면 완만할 것이다.

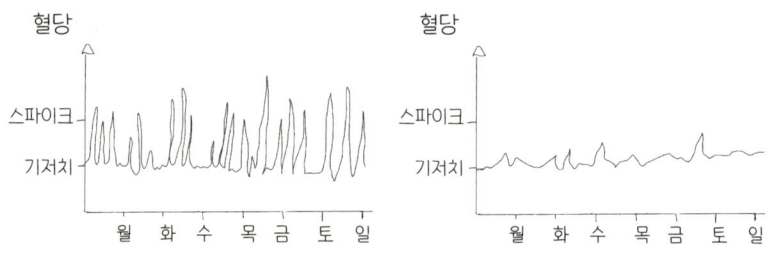

왼쪽은 일주일 동안 측정한 것으로 혈당 스파이크가 많은 혈당 곡선이다. 오른쪽은 일주일 동안 측정한 것으로 혈당 스파이크가 적은 혈당 곡선이다.

이 책에서 나는 당신이 혈당 곡선을 완만하게 만들 것을 조언한다. 이것은 혈당 곡선에서 혈당 스파이크를 점점 더 적게, 그리고 더 작게 만드는 것을 의미한다. 혈당 곡선을 완만하게 만드는 또 다른 방법은 혈당 변동을 줄이는 것이다. 혈당 변동이 줄어들수록 당신의 건강은 더 좋아질 것이다.[9]

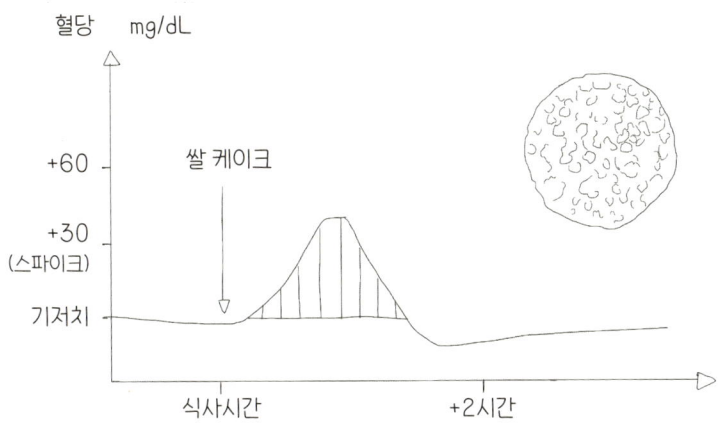

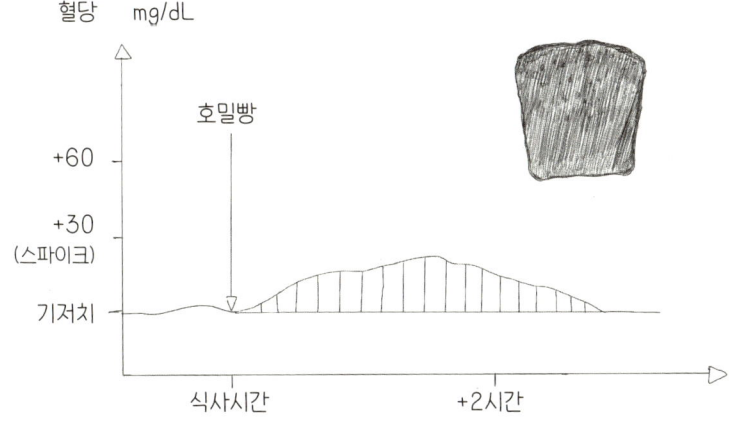

두 곡선을 비교할 때 수학적 계산은 필요 없다. 더 큰 혈당 스파이크를 가진 곡선, 즉, 더 큰 변동을 갖는 곡선(위쪽 그래프)이 건강에 더 해롭다.

5장 우리 몸 안에서 일어나는 일

어떤 혈당 스파이크는 특히 몸에 더 해롭다

아래에 그려진 두 개의 혈당 곡선은 정확히 동일하게 생겼다. 하지만 한쪽이 다른 쪽보다 몸에 더 해롭다. 어느 것인지 고를 수 있겠는가?

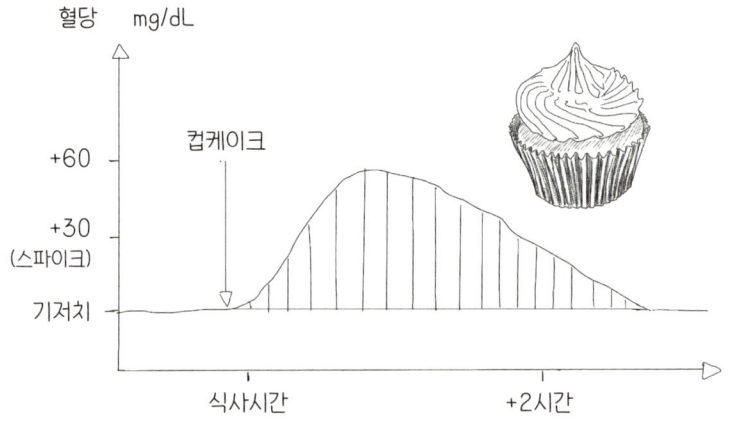

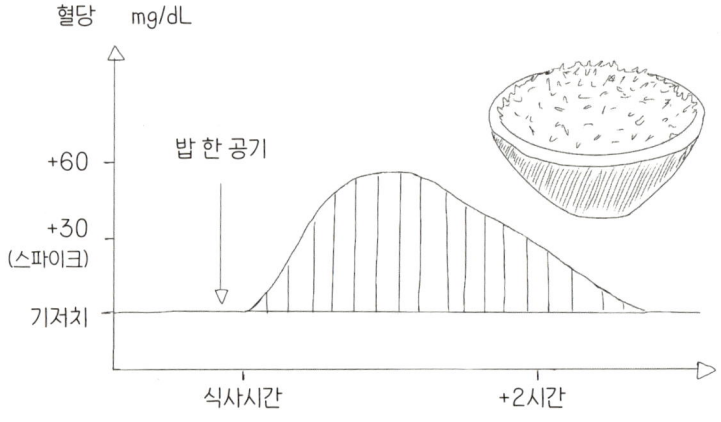

단 음식(컵케이크)이 일으키는 혈당 스파이크는 녹말 음식(쌀밥)이 일으키는 혈당 스파이크보다 몸에 더 해롭다. 측정되는 혈당과는 관련이 없고, 측정되지 않는 분자와 관련이 있다.

단 음식에는 설탕 또는 자당이 들어 있다. 녹말 음식은 그렇지 않다. 우리가 단 음식이 일으키는 혈당 스파이크를 관찰할 때 언제나 이에 상응하여 불행하게도 관찰되지 않는 과당 스파이크도 일어난다. 연속 혈당 모니터는 오직 포도당만 측정할 수 있고, 연속 과당 모니터는 아직 존재하지 않는다.

연속 과당 모니터가 발명될 때까지 당신이 먹은 음식이 달고 혈당 스파이크를 일으켰다면, 그것은 과당 스파이크를 일으켰으며, 단 음식이 일으키는 혈당 스파이크가 녹말 음식이 일으키는 혈당 스파이크보다 더 위험하다는 것을 명심해야 한다.

이제는 그 이유에 대해 알아볼 차례이다. 정확히 혈당 스파이크가 우리 몸에 해로운 이유는 무엇이고, 과당 스파이크가 몸에 더 해로운 이유는 무엇인가? 이들은 우리 몸에 어떤 영향을 주는가? 안경과 마실 것을 준비하고 편하게 읽을 자세를 취하자. 2부 끝에서 당신은 몸의 언어를 알아들을 수 있게 될 것이다.

Glucose Revolution

PART 2

혈당 스파이크가 몸에 해로운 이유는 무엇인가?

6장

기차, 토스트, 그리고 테트리스

혈당 스파이크가 있을 때 우리 몸에서 일어나는 세 가지 일들

우리 모두는 30조 개 이상의 세포로 구성되어 있다.[1] 혈당 스파이크가 일어나면 세포들은 모두 그것을 느낀다. 세포 안으로 들어간 포도당의 주요 목표는 에너지로 전환되는 것이다. 이 과정을 책임지는 발전소는 거의 대부분의 세포에서 발견되는 미세 소기관인 미토콘드리아이다. 그들은 포도당(그리고 우리가 마시는 공기로부터 오는 산소)을 이용하여, 화학 물질 버전의 전기를 만들어 세포가 일을 할 수 있는 힘을 제공한다. 포도당이 세포 내로 들어오면, 포도당은 변신을 위해서 미토콘드리아로 바로 이동한다.

기차가 멈추는 이유: 자유 라디칼과 산화 스트레스

미토콘드리아가 다가오는 혈당 스파이크에 어떻게 반응하는지 이해하기 위해 다음을 상상해보자. 긴 직장 생활에서 마침내 은퇴한 당신의 할아버지는 증기 기관차에서 일하는 꿈을 이루게 되었다. 가족 모두는 그가 미쳤다고 생각하지만 할아버지는 신경 쓰지 않는다. 약간의 훈련을 마치고 그는 기차의 기관실에 화부로 일하게 된다. 피스톤을 밀고 기차 바퀴가 굴러가게 만드는 증기를 생산하기 위해서 석탄을 화로에 나르는 것이 그의 일이다. 말하자면, 할아버지는 기차의 미토콘드리아이다.

하루 동안 주기적으로 기차가 선로를 달리는 동안 할아버지에게 석탄이 전달된다. 그는 석탄을 화로 옆에 두고 기차가 움직이는 힘을 만들기 위해 일정한 속도로 석탄을 불에 나른다. 석탄은 에너지로 전환된다. 석탄이 소진되면 새로운 석탄이 공급된다.

기차와 마찬가지로, 우리의 세포는 공급되는 에너지양이 일을 하는 데 필요한 에너지양과 일치할 때 일을 순조롭게 수행할 수 있다.

할아버지가 직장에서 두 번째 날을 맞았다. 첫 번째 석탄이 배달된 지 몇 분 후, 그는 예상치 못한 방문을 받는다. 추가 석탄이다. 그는 생각한다,

'약간 이르기는 하지만, 석탄 여분이 생겨서 좋네.'

그는 추가로 공급 받은 석탄을 화로 옆에 둔다. 몇 분 후, 또 다른 방문을 받는다. 추가 석탄이다. 그리고 아까보다 양이 더 늘었다. 방문은 계속되고 석탄은 계속 전달된다.

"이렇게 많이 필요하지 않아!"

그는 말한다. 하지만 석탄을 태우는 것이 그의 일이라는 말 외에는 다른 설명을 듣지 못했다. 하루 종일 계속된 배달로 불필요한 석탄이 기관실에 채워진다. 공급되는 석탄은 필요한 양을 훨씬 넘어섰다. 그가 석탄을 더 빨리 나르지 못하기 때문에 주변에 석탄 더미가 쌓여간다. 얼마 지나지 않아서 사방은 석탄으로 둘러싸이고 천장까지 쌓였다. 그는 더 이상 움직이기도 힘들다. 주변에 석탄이 너무 많아서 석탄을 화로에 나르지도 못한다. 기차는 멈추고 사람들은 분노한다. 하루가 끝나고 그의 꿈이 박살난 채 그는 직장을 그만둔다.

미토콘드리아도 우리가 그들에게 필요 이상으로 너무 많은 포도당을 주면 할아버지와 똑같이 느낀다. 그들은 세포가 에너지로 필요하다고 여기는 양만큼의 포도당만 태울 수 있다. 혈당 스파이크가 일어날 때는 세포에 포도당을 너무 빨리 전달했을 때이다. 포도당이 전달되는 속력이나 속도가 문제이다. 너무 많은 포도당이 한 번에 전달되면 문제가 생긴다.

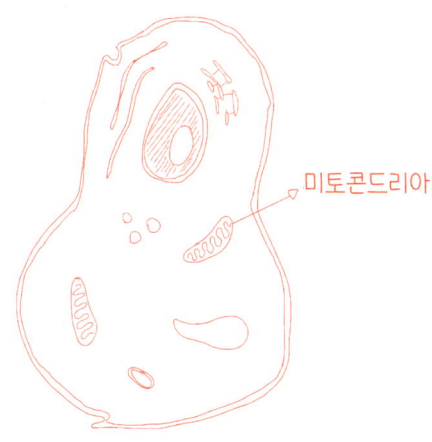

건강한 세포는 다른 구성 요소와 함께 수천 개의 기능하는 미토콘드리아를 가진다.

최근에 발표된 과학 이론인 알로스타틱 부하 모델Allostatic Load Model에 따르면,[2] 미토콘드리아가 불필요한 포도당의 늪에 빠져있을 때, 우리에게 심각한 결과를 가져오는 작은 분자들이 분비된다. 자유 라디칼이다.[3] 그리고 일부 포도당은 지방으로 전환된다. 이 과정은 곧 더 자세히 알려주겠다. 혈당 스파이크로 인해 자유 라디칼이 나타나면 그들은 위험한 연쇄 반응을 일으킨다.

자유 라디칼은 그들이 만지는 모든 것에 손상을 입히기 때문에 아주 위험하다. 그들은 무작위적으로 유전자 코드DNA를 끊고 변경하며 해로운 유전자를 활성화시키고 암으로 이어질 수 있는 돌연변이를 일으킨다. 세포막에 구멍을 만들어서 정상적으로 기능하던 세포를 비정상적인 세포로 만든다.

일반적으로 세포에는 적당한 양의 자유 라디칼이 존재하며 우리는 이를 통제할 수 있다. 하지만 혈당 스파이크가 반복되면 생산되는 자유 라디칼은 통제 불가능해진다. 중화되어야 하는 자유 라디칼이 너무 많아지면 몸이 산화 스트레스라고 부르는 상태에 놓이게 된다.

산화 스트레스는 심장병, 2형 당뇨병, 인지 기능 저하, 그리고 일반적인 노화의 원인이다.[4] 포도당만 있을 때보다 과당이 있으면 산화 스트레스가 더 많이 증가한다.[5] 이것은 과당을 포함하는 단 음식이 녹말 음식보다 몸에 더 안 좋은 이유 중 하나이다. 과도한 지방도 산화 스트레스를 증가시킬 수 있다.[6]

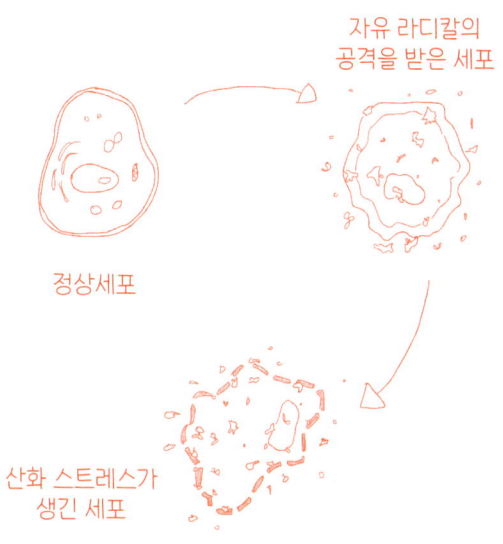

시간이 흐를수록 세포는 손상된다. 세포가 꽉 차고, 붐비며, 넘치기 때문에 미토콘드리아가 포도당을 에너지로 효율적으로 바꾸지 못하게 되는 것이다. 결과적으로 세포가 굶게 되는데 이것은 장기 기능 저하로 이어진다. 우리는 그것을 느낄 수 있다. 우리는 먹는 것으로 힘을 비축하지만 곧 나른함으로 고생한다. 아침에 일어나는 것이 힘들며, 하루 종일 에너지가 없다. 당신은 이 느낌을 아는가? 나는 물론 안다. 이 느낌은 혈당 스파이크를 경험할 때 일어나는 두 번째 과정과 관련되어 있다.

당신이 구워지는 이유: 당화와 염증

지금부터 할 이야기는 당신을 놀라게 할지도 모른다. 당신은 요리되고 있는 중이다! 더 구체적으로 말하자면, 당신은 토스터에 있는 식빵처럼 구워지고 있다.[7] 우리가 태어난 순간부터 우리 몸은 아주 천천히 구워지고 있다. 과학자들이 아기의 늑골 연골을 관찰해보면 하얗다. 인간이 90세가 되면 하얬던 연골이 갈색으로 변해 있다.[8]

1912년 프랑스 화학자 루이-카미유 마이야르Louis-Camille Maillard 는 오늘날 '마이야르 반응'으로 알려진 현상을 설명했고, 거기에 자신의 이름을 붙였다. 그는 포도당 분자가 다른 종류의 분자와 부딪힐 때 갈변이 일어난다는 사실을 발견했다. 이 현상은 연쇄 반응을 일으킨다. 포도당과 부딪힌 다른 분자는 '당화glycation'된다. 당화된 분자는 손상을 입는다.

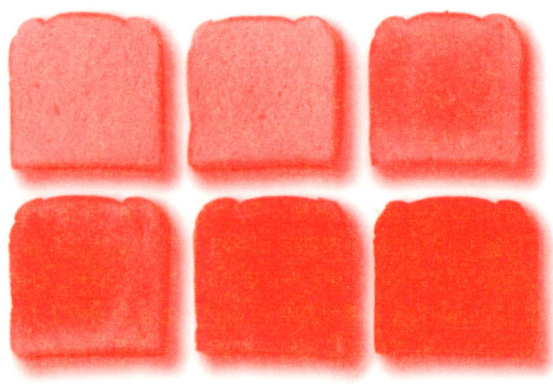

식빵을 구우면 갈색으로 변한다. 이와 마찬가지로 우리 몸도 갈색으로 변하고 있다.

이것은 정상적인 과정이며 우리가 삶에서 피할 수 없는 부분이다. 이것이 우리가 노화하고, 장기들이 서서히 망가지며, 결국에는 죽게 되는 이유이다.[9] 이 과정을 멈출 수는 없지만 더 느리게 만들거나 더 빠르게 만들 수는 있다. 몸에 포도당을 더 많이 전달할수록 당화는 더 자주 일어난다. 이미 당화된 분자는 영구적으로 손상된다. 토스터에 넣은 빵을 되돌릴 수 없는 이유이기도 하다. 당화된 분자의 장기적인 영향은 주름[10]과 백내장[11]에서 심장병[12]과 알츠하이머병[13]에 이른다. 갈변이 노화이고 노화가 갈변이므로 체내의 갈변 과정을 느리게 만드는 것은 더 긴 수명으로 이어진다.[14]

과당 분자는 포도당보다 물질을 10배 더 빠르게 당화시키고 그만큼 손상을 더 많이 입힌다.[15] 다시 말하지만, 이것이 과당을 포함하는 쿠키와 같은 단 음식이 일으키는 혈당 스파이크가 과당을 포함하지 않는 파스타와 같은 녹말 음식이 일으키는 혈당 스파이크보다 우리를 더 빠르게 노화시키는 이유이다.

혈당 농도와 당화 반응은 매우 밀접하게 연관되어 있어서 당화 정도를 측정하면 우리 몸의 혈당 수치를 알 수 있다. 당뇨병 환자들에게 잘 알려진 헤모글로빈A1c$_{HbA1c}$ 검사는 지난 2~3개월 간 포도당에 의해 당화된 적혈구 단백질 양을 측정한다. 이 수치가 높을수록 체내에서 마이야르 반응이 더 자주 일어나고, 더 많은 포도당이 돌아다니며, 더 빠르게 노화가 진행된다.

과도한 양의 자유 라디칼, 산화 스트레스, 그리고 당화 반응의 조합은 당신의 몸을 전체적으로 염증 상태로 만든다. 염증 반응은 원래 방어 수단이다. 우리 몸이 침입자들을 상대로 방어하기 위해서 일어난 결과이다. 하지만 만성적인 염증은 우리 몸을 향해 공격하기 때문에 위험하다. 외부에서는 염증 부위에 발적과 종창이 관찰되고, 내부에서는 조직과 기관들이 천천히 손상되고 있다.

염증 반응은 알코올, 흡연, 장누수증후군*, 그리고 체내 지방에

---

* leaky gut syndrome. 장벽은 매우 튼튼해서 박테리아 등 외부 유해 물질이 통과하지 못하도록 막는데, 이 벽이 느슨해져서 물이 새어 들어오듯 유해 물질이 체내로 들어와 생기는 이상을 통틀어 말한다.

서 분비되는 물질에 의해 일어날 수도 있다. 만성 염증은 뇌졸중과 같은 대부분의 만성 질환, 만성 호흡기 질환, 심장 질환, 간 질환, 비만, 당뇨병의 원인이다. 세계보건기구WHO는 염증성 질환을 '인간의 건강에 가장 큰 위협'이라고 부른다.[16] 전 세계적으로 5명 중 3명이 염증성 질환으로 사망한다.[17] 좋은 소식은 혈당 스파이크를 줄이는 식단이 염증 반응과 함께 염증성 질환의 발생 가능성도 줄인다는 것이다.

이제부터 살펴볼 세 번째이자 마지막 단계가 가장 놀라운 이야기일 것이다. 우리 몸이 혈당 스파이크로부터 방어하기 위해 사실은 방어 작용을 이용한다는 것이다. 그러나 이것은 나름대로의 결과를 불러온다.

살아남기 위해서 테트리스를 하다: 인슐린과 지방 증가

자유 라디칼 형성과 당화 반응을 줄이기 위해서 과잉 포도당을 순환에서 제거하는 일은 생존에 필수적이다. 우리 몸은 우리도 모르는 사이에 계획을 실행하고 있다. 테트리스 비슷한 것을 하는 것이다.

테트리스에서 플레이어들은 블록들이 쌓이기 전에 블록들을 줄로 정렬하여 제거한다. 이것은 우리 몸에서 일어나는 것과 묘하게 비슷하다. 너무 많은 양의 포도당이 체내에 들어오면 우리 몸은 과잉 포도당을 없애기 위해서 최선을 다한다.

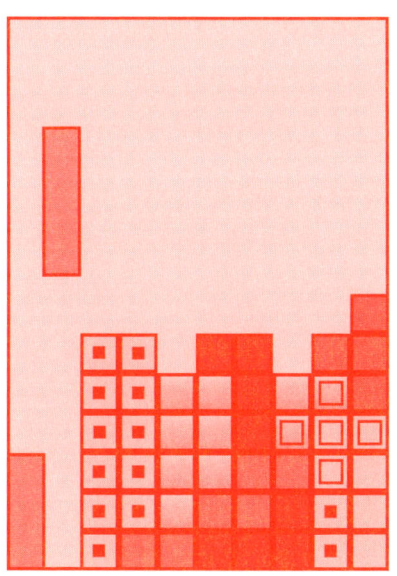

테트리스? 아니다. 혈당 스파이크를 없애는 과정이다.

작동 방법은 다음과 같다. 혈당 수치가 올라갈 때 우리 몸의 테트리스 지휘자가 되는 것은 췌장이다. 췌장의 주요 기능 중 하나는 인슐린이라는 호르몬을 체내로 보내는 것이다. 인슐린의 유일한 목표는 몸 전체의 저장소로 과잉 포도당을 옮겨서 포도당을 순환에서 제거하고 손상을 막는 일이다. 인슐린이 없으면 우리는 죽을 것이다. 이것을 만드는 능력이 없는 1형 당뇨병 환자들은 췌장이 하지 못하는 기능을 대신하기 위해 인슐린 주사를 맞아야 한다.

인슐린은 과잉 포도당을 여러 저장소에 저장한다. 첫 번째 저장소는 간이다. 새롭게 소화된 포도당을 장으로부터 운반하는 모든 혈액은 간을 거쳐야 하므로 간은 매우 편리한 저장소이다. 간은 포도당을 글리코겐이라 부르는 새로운 형태로 전환시킨다. 식물이 포도당을 녹말로 바꾸는 것과 같다. 글리코겐은 녹말의 사촌 격이라고 할 수 있는데 서로 손잡은 포도당 분자들로 이루어져 있다.[18] 과잉 포도당이 그대로 유지되면 산화 스트레스와 당화 반응이 일어날 것이다. 포도당이 글리코겐으로 전환되면 더 이상 손상을 입히지 않는다.

간은 약 100그램의 포도당을 글리코겐 형태로 저장할 수 있다.[19] 이는 라지 사이즈 맥도날드 감자튀김 2개에 들어 있는 포도당 양으로, 우리 몸이 에너지를 얻기 위해 하루 동안 필요로 하는 포도당 200그램의 절반이다.[20]

두 번째 저장소는 근육이다. 몸에는 매우 많은 양의 근육이 있기에 근육은 아주 유용한 저장소이다. 150파운드가 나가는 일반적인 성인의 근육은 약 400그램의 포도당 또는 라지 사이즈 맥도날드 감자튀김 7개에 들어 있는 포도당을 글리코겐 형태로 저장할 수 있다.[21] 간과 근육은 효과적인 저장소지만 우리가 필요 이상으로 포도당을 먹는 경향이 있기 때문에 늘 용량이 부족하다. 과잉 포도당을 저장할 다른 저장소가 없었다면 우리 몸은 테트리스에서 졌을 것이다. 우리 몸에서 매우 빠른 속도로 별다른 노력 없이, 그저 소파에 앉아있기만 해도 자라날 수 있는 부분은 어디일까? 바로 지방이다.

인슐린이 간과 근육에 저장 가능한 모든 포도당을 저장하고 나면 남아있는 포도당은 지방으로 전환되어 우리의 지방 저장소로 이동한다.[22] 이것이 우리가 살찌는 이유 중 하나이다. 살이 찌는 다른 이유들도 존재한다. 우리 몸이 처리해야 하는 것은 포도당뿐만 아니라 과당도 있기 때문이다. 불행하게도 과당은 글리코겐으로 전환될 수 없고, 간과 근육에도 저장되지 않는다. 과당은 오직 지방으로만 저장 가능하다.[23]

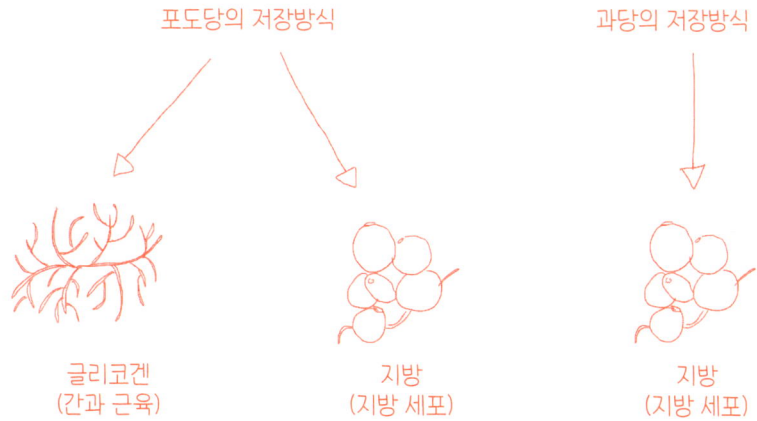

과잉 포도당은 글리코겐과 지방으로 저장된다. 과잉 과당은 오직 지방으로만 변환된다.

과당으로부터 생성되는 지방은 몇 가지 불행한 운명을 갖고 있다: 첫째, 그것은 간에 축적되고, 비알코올성 간질환 발병을 주도한다.[24] 둘째, 그것은 우리의 엉덩이, 허벅지, 얼굴과 장기 사이에 있는 지방 세포를 채우고, 체중을 증가하게 만든다. 마지막으로, 그것은 혈류로 이동하며, 심장병 발병 가능성을 높이는 데 기여한다. 이것을 저밀도지단백LDL 또는 '나쁜' 콜레스테롤이라는 말로 들어본 적이 있을 것이다.

이것은 두 음식의 칼로리가 같을 때, 과당을 포함하는 단 음식 대신 과당을 포함하지 않는 달지 않은 음식을 먹는 것을 추천하는 이유 중 하나이다. 과당의 부재는 더 적은 수의 분자가 지방으로 전환됨을 의미한다.[25] 아이러니하게도 '무지방'인 많은 가공 식품들도 매우 많은 양의 과당을 포함하며 그 안에 있는 과당은 소화된 후 지방으로 전환된다. 3부에서 이것에 대해 더 이야기하겠다.

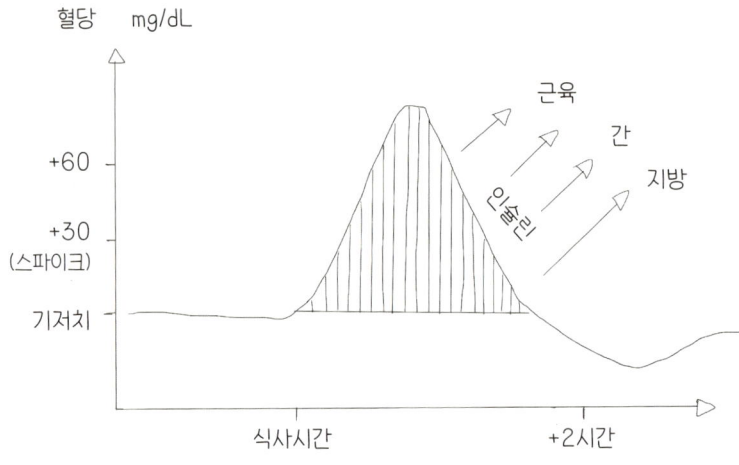

식후 약 60분 후부터 포도당 농도는 최고점을 찍고 인슐린이 분비되어 포도당 분자를 간과 근육 및 지방 세포로 보내면서 혈당이 내려오기 시작한다.

많은 사람들이 지방에 대해 복잡한 감정을 가지고 있지만 사실 지방은 아주 유용하다. 우리 몸은 혈류에 돌아다니는 과잉 포도당과 과당을 위한 저장소로 지방을 사용한다. 몸이 지방을 축적한다고 해서 화를 내면 안 된다. 대신, 우리 몸을 산화 스트레스, 당화 반응, 그리고 염증 반응으로부터 보호해주는 것에 감사해야 한다. 지방 세포의 수와 크기를 더 늘릴 수 있는 만큼(이것은 일반적으로 유전자의 기능이다),[26] 과잉 포도당과 과당으로부터 더 오랫동안 보호받을 수 있다. 하지만 살은 더 찌게 될 것이다.

이것은 인슐린 이야기로 이어진다. 인슐린은 이 과정에서 아주 중요하다. 과잉 포도당을 '세 가지 저장소'에 저장하는 과정을 도와주기 때문이다. 이것은 분명 단기적으로 도움이 되는 일이다. 그러나 우리가 더 많은 혈당 스파이크를 경험할수록, 몸에 더 많은 양의 인슐린이 분비된다. 결국 만성적으로 증가된 인슐린 양은 그 자체로 문제를 가져온다. 과도한 양의 인슐린은 비만, 2형 당뇨병, 다낭성 난소 증후군, 그리고 다른 질병들의 근본적인 원인이 된다. 우리가 혈당 곡선을 완만하게 만들 때 일어나는 가장 중요한 변화들 중 하나는 인슐린 곡선도 자동적으로 완만해지는 것이다.

지방에 대한 복잡한 감정으로 돌아가보자. 지방은 유용하지만 체중 감량을 원한다면, 몸에서 일어나는 일들을 세포 단위 수준에서 아는 것과 인슐린이 어떻게 일을 어렵게 만드는지 이해하는 것이 중요하다. 우리가 살을 빼고 싶다고 원할 때 진짜 해야 할 말은 이것이다.

"나는 내 지방세포에 들어 있는 지방을 비워서 세포들이 풍선처럼 수축하고, 크기가 줄어들고, 이와 함께 내 허리도 같이 줄어들었으면 좋겠어."

이렇게 하려면 '지방 연소' 모드가 되어야 한다. 작은 새싹 제리가 밤에 녹말 저장소에서 먹을 것을 꺼낼 수 있었던 것처럼, 우리도 각 세포에 있는 수천 개의 미토콘드리아가 포도당이 필요해질 때마다 간과 근육에 있는 글리코겐을 포도당으로 바꿀 수 있다. 글리코겐 비축량이 줄어들기 시작하면 우리 몸은 지방 저장소에 있는 지방을 에너지로 쓰기 시작하고(지방 태우기 모드) 살이 빠지게 된다.[27]

이것이 가능하려면 인슐린 수치가 낮아야 한다. 인슐린이 존재하면 우리 몸은 지방을 태우지 못한다. 인슐린은 지방 세포로 가는 길을 일방통행으로 만든다. 세포 안으로 물질들이 들어갈 수는 있지만 세포 밖으로는 아무것도 나오지 못한다. 혈당 스파이크 발생 2시간 후에 인슐린 수치가 다시 줄어들 때까지 저장된 글리코겐을 태우지 못하는 것이다.

인슐린 수치를 안정시키면 살을 뺄 수 있다. 5,600명을 대상으로 한 2021년 연구에서 캐나다 과학자들은 인슐린 감소가 체중 감소보다 항상 먼저 일어난다는 사실을 발견했다.[28] 과잉 포도당이 일으키는 혈당 스파이크와 급격한 하락은 세포 수준에서 우리 몸을 변화시킨다. 체중 증가는 몸에 생기는 여러 증상들 중의 하나일 뿐, 더 많은 증상들이 존재한다. 혈당 곡선을 완만하게 만들면 이런 증상들도 완화시킬 수 있다.

7장

머리부터 발끝까지

혈당 스파이크가 우리를 아프게 하는 과정

오래 전, 내가 혈당에 대한 연구를 시작하게 된 한 가지 계기가 있었다. 내 기분이 혈당 곡선의 급증 혹은 급락과 밀접하게 연결되어 있다는 사실이었다. 오전 11시쯤, 마우스를 클릭하려면 손가락을 겨우 움직여야 할 정도로 졸린 적이 있었다. 일에 집중하는 것 자체가 불가능했다. 엄청난 노력을 기울인 끝에 겨우 일어나 사무실 탕비실로 가서 많은 양의 블랙커피를 탔다. 한 잔을 다 마셨지만 여전히 지친 상태였다. 혈당을 측정했다. 소금이 첨가된 초콜릿칩 쿠키와 탈지우유를 곁들인 카푸치노를 아침 식사로 먹은 이후 혈당 스파이크가 발생했다가 쭉 가파른 내리막길이었다. 혈당 롤러코스터를 타고 있었기 때문에 피곤했던 것이다.

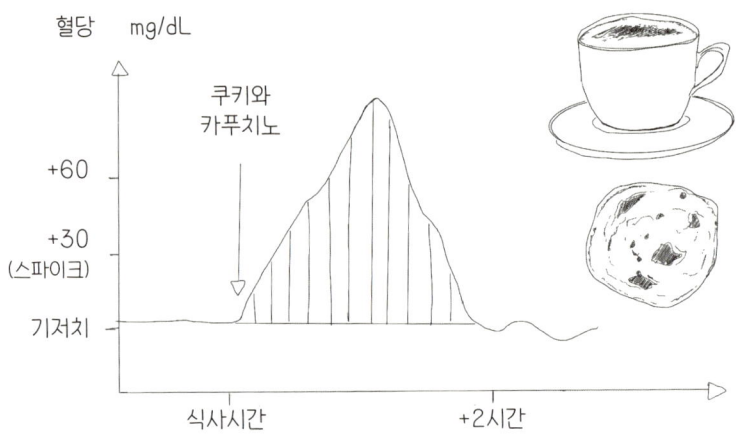

혈당 급락이 나를 무기력하게 만들었다.

혈당에 대해 더 많이 알게 되면서 혈당 급증, 급락과 관련된 원치 않는 단기적 증상들이 다양하다는 것과 사람마다 다른 증상이 나타난다는 것을 깨달았다. 어떤 사람들에게는 현기증, 메스꺼움, 심장 두근거림, 식은땀, 음식에 대한 갈망 및 스트레스[1]로 나타난다. 나 같은 사람들에게는 피로와 브레인 포그로 나타난다. 그리고 많은 '글루코스 여신' 커뮤니티 회원들에게는 혈당 스파이크가 기분 저하 또는 불안도 가져왔다.

장기적으로 혈당 스파이크가 일으키는 여러 과정들은 산화 스트레스, 당화 반응, 염증 반응, 인슐린 과다 분비, 2형 당뇨병, 관절염 및 우울증에 이르는 만성 질환으로 이어진다.

단기적 영향

◇ **끊임없는 배고픔**

항상 배가 고픈가? 당신만 그런 것이 아니다. 많은 사람들이 먹고 나서 얼마 지나지 않아 다시 배고픔을 느낀다. 이것은 혈당과 관련되어 있다. 칼로리가 같은 두 식사를 비교해보면 더 작은 혈당 스파이크를 일으키는 식사가 더 오래 배부르게 한다.[2] 칼로리가 전부는 아니다. 이 내용은 3부에서 더 다룰 것이다.

끊임없는 배고픔은 높은 인슐린 수치에 따른 증상이다. 몇 년에 걸친 혈당 스파이크로 몸의 인슐린 수치가 높아지면 호르몬이 교란된다. 배부르니 그만 먹어야 한다는 것을 알려주는 호르몬 '렙틴'의 신호가 차단되고, 배고프다고 알려주는 호르몬 '그렐린'이 목소리를 높인다.[3] 많은 양의 에너지를 얻을 수 있는 지방을 비축하고 있어도 음식이 더 필요하다고 말하는 것이다. 그 결과 우리는 더 먹는다.

음식을 먹을수록 더 많은 혈당 스파이크가 일어나고 과잉 포도당을 지방으로 저장하기 위해 인슐린 분비된다. 이것은 그렐린 작용의 증가로 이어진다. 체중이 증가할수록 더 배고파진다. 불행하고, 나쁘며, 불공정한 순환이다.

해결 방법은 더 적게 먹는 것이 아니다. 혈당 곡선을 완만하게 만들어서 인슐린 수치를 낮춰야 한다. 이것은 3부에 있는 내용처럼, 종종 더 많은 음식을 먹는 것을 뜻한다. 3부에서는 90분마다 먹어야 했지만 이제는 더 이상 간식을 먹지 않게 된 커뮤니티 회원인 마리의 이야기를 듣게 될 것이다.

◇ **음식 갈망**

음식 갈망cravings에 대한 이해는 2011년 예일 대학교 캠퍼스에서 진행된 실험 덕분에 바뀌었다.[4] 모집된 피험자들은 뇌 활동을 측정하는 fMRI* 스캐너 속에 누워 스크린을 통해 음식 사진들을 보았다. 샐러드, 햄버거, 쿠키, 브로콜리 등을 보며 먹고 싶은 정도를 '전혀 그렇지 않다'는 1점에서 '매우 먹고 싶다'는 9점까지의 척도로 평가했다.

연구진은 컴퓨터 화면에 나온 fMRI 영상을 통해 피험자들이 사진을 볼 때 뇌의 어느 부분이 활성화되는지 관찰했다. 피험자들은 혈당 수치를 모니터링 하는 기계에 연결되는 것에도 동의했는데 이때 발견한 사실은 정말 흥미로웠다. 혈당이 안정되었을 때 음식에 대한 평가는 높지 않았다. 혈당이 감소하고 있었을 때는 두 가지 일이 일어났다. 첫째, 고칼로리 음식 사진을 보았을 때 갈망을 담당하는 뇌 부분이 활성화되었다. 둘째, 혈당이 안정되었을 때보다 '음식을 먹고 싶은' 척도에서 고칼로리 음식들을 더 높게 평가했다.

이 사실은 무엇을 말하는 것일까? 혈당 수치의 감소는, 혈당 스파이크 이후 일어나는 30mg/dL 급락보다 적은 20mg/dL 감소조차도 고칼로리 음식을 갈망하게 만든다는 사실이다. 문제는 혈당 수치가 항상 감소한다는 것이다. 구체적으로 말하자면, 혈당 스파이크가 일어난 후 항상 떨어진다. 혈당 스파이크가 클수록 하락은 급격해진다. 이것은 인슐린이 과잉 포도당을 다양한 저장소에 저장하는 일을 제대로 하고 있다는 점에서 좋은 신호이지만, 우리가 쿠키나 햄버거 중 하나 혹은 둘 다 갈망하게 된다는 것을 의미하기도 한다. 혈당 곡선을 완만하게 만들면 갈망은 줄어든다.

---

* 기능성 자기공명영상

◇ 만성 피로

할아버지가 은퇴 후 경험했던 끔찍한 일을 다시 떠올려보자. 기관실이 너무 많은 석탄으로 가득 차버려서 결국 석탄 나르는 일을 포기하고 기차가 멈췄다. 미토콘드리아 안에서도 똑같은 일이 일어난다는 것을 기억할 것이다. 너무 많은 포도당은 미토콘드리아가 일하는 것을 멈추게 만들고 에너지 생산이 제대로 이루어지지 않아 결과적으로 몸이 피곤해진다.

고정식 자전거를 이용한 실험은 미토콘드리아가 제대로 작동하지 않을 때 일어나는 일을 보여준다. 미토콘드리아 결함을 갖고 태어난 사람들은 일반적으로 건강한 사람들에 비해 절반 정도의 운동 능력을 갖는다.[5] 미토콘드리아가 손상되면 아이를 안는 일이 더 힘들어지고, 식료품 드는 일도 더 피곤해지며, 해고 또는 이별과 같은 스트레스를 다루는 일이 더 어려워진다. 육체적이든 정신적이든 어려운 시련을 극복하기 위해서는 미토콘드리아가 생성하는 에너지가 필요하다.[6]

단 음식을 먹을 때 몸이 에너지를 얻는다고 생각할 수 있지만, 이것은 단지 우리를 기분 좋게 만드는 뇌의 도파민 급증으로 인한 느낌일 뿐이다. 혈당 스파이크는 미토콘드리아의 장기적인 능력을 손상시킨다.[7] 혈당 롤러코스터를 일으키는 식단은 완만한 혈당 곡선을 만드는 식단에 비해서 우리를 더욱 피로하게 만든다.[8]

◇ 수면 장애

혈당이 제대로 조절되지 않을 때 흔히 나타나는 증상 중 하나는 한밤중에 두근거리는 심장 때문에 잠에서 갑자기 깨는 것이다. 이것은 보통 한밤중에 일어난 혈당 급락의 결과이다. 혈당이 높은 채로 잠에 드는 것이나, 큰 혈당 스파이크 직후에 잠에 드는 것은 또한 폐경기 여성의 불면증과 남성 일부에서 나타나는 무호흡증과 관련 있다.[9,10] 숙면을 취하고 싶다면 혈당 곡선을 완만하게 만들어야 한다.

◇ 감기와 코로나 바이러스 합병증

혈당 스파이크 이후 면역 체계에 일시적으로 결함이 생긴다.[11] 당신의 혈당 수치가 만성적으로 높은 편이라면, 침입자에 대한 5성급 면역 반응에 작별 인사를 해야 한다. 당신은 감염에 더 취약해질 것이다.[12] 코로나 바이러스의 경우 특히 더 그런 것으로 밝혀졌다. 미토콘드리아가 얼마나 잘 작동하는지 표현하는 또 다른 방법인 건강한 신진대사는 코로나 바이러스를 이겨낼 수 있을지를 예측하는 주요 요소 중 하나이다.[13] 혈당 수치가 높은 사람들이 더 쉽게 감염되고, 합병증으로 고생할 가능성이 더 높으며,[14] 정상 혈당 수치를 가진 사람들에 비해 사망률이 41퍼센트 대 16퍼센트로 2배보다 더 높다.[15]

◇ 임신성 당뇨병은 관리하기 더 어렵다

임신 중에는 인슐린 수치가 상승한다. 인슐린이 성장 촉진을 담당하기 때문이다. 즉, 아기의 성장과 엄마의 모유 수유를 준비하기 위한

유방 조직의 성장을 위함이다.[*16,17]

불행하게도 이 여분의 인슐린은 때때로 인슐린 저항성을 유발시키는데 이것은 우리 몸이 예전만큼 인슐린에 잘 반응하지 못한다는 것을 의미한다. 인슐린 수치가 상승해도 과잉 포도당을 세 가지의 저장소에 저장하는 일에는 아무 도움이 되지 않으며 혈당도 올라간다. 이것이 임신성 당뇨병이다. 임산부에게는 무서운 경험이다. 출산 예정일이 다가올수록 더 악화되기 때문이다. 하지만 혈당 곡선을 완만하게 만들면 약물 치료의 가능성을 줄일 수 있고, 출산을 더 쉽게 할 수 있으며, 아기가 지나친 과체중이 되지 않도록 하며, 제왕절개의 가능성도 낮출 수 있다.[18,19] 게다가 임신 중 체중 증가도 줄일 수 있다.[20] 이것이 바로 3부에서 만나게 될 아만다가 할 수 있었던 일이다.

◇ 안면 홍조와 야간 발한

폐경기에 호르몬 수치가 급격하게 감소하면서 나타나는 변화들은 갑작스러운 지진처럼 느껴질 수 있다. 모든 것이 균형에서 벗어나고, 성욕 감소, 야간 발한, 불면증, 안면 홍조 등의 증상을 경험한다.

높거나 불안정한 혈당 수치와 높은 인슐린 수치는 폐경기 증상을 악화시킨다. 연구에 따르면, 폐경기의 대표적인 증상인 안면 홍조와 야간 발한은 높은 혈당 수치와 높은 인슐린 수치를 가진 여성들에게서 더 흔하게 나타났다.[21] 하지만 희망은 있다. 2020년 컬럼비아 대학교의 한 연구에서 혈당 곡선을 완만하게 만들면 불면증 같은 폐경기 증상이 줄어든다는 것이 밝혀졌다.[22]

---

* 그러나 엄마의 인슐린은 태반을 건너서 아기에게 전달되지 않는다.

◇ 편두통

편두통은 다양한 형태로 나타나며, 사람을 쇠약하게 만든다. 연구가 많이 진행된 분야는 아니지만 데이터를 통해 인슐린 저항성을 갖는 여성이 그렇지 않는 여성보다 정기적인 편두통을 가질 확률이 2배로 드러났다.[23] 편두통 환자들의 인슐린 수치가 감소하면 상황은 나아진다. 체내 인슐린 양을 줄이는 치료를 받았을 때, 32명 중 절반 이상이 편두통 빈도 감소를 경험했다.[24]

◇ 기억 및 인지 기능 문제

시험을 앞두고 있거나, 통장 잔고를 맞춰야 하거나, 이기고 싶은 논쟁을 앞두고 있다면 음식에 신경 쓰자. 많은 에너지를 얻고 싶을 때 단 음식을 먹게 될 확률이 높지만, 이 선택은 뇌 활동에 영향을 미칠 수 있다. 큰 혈당 스파이크가 기억과 인지 기능을 손상시킬 수 있다는 사실이 밝혀졌다.[25] 가장 좋지 않은 것은 공복 상태를 유지한 뒤 아침을 먹을 때이다(매일 아침 누텔라 크레페를 먹었던 어린 시절에 이 사실을 알았더라면 좋았을 텐데).[26] 좋은 인상을 남기고 싶은 오전 9시 회의가 있다면 혈당 곡선을 완만하게 유지해줄 아침 식사를 먹도록 하자. 3부에 있는 4번째 꿀팁, '아침 식후 혈당 곡선을 완만하게 만들어라'를 참고하면 도움이 될 것이다.

◇ 1형 당뇨병은 관리하기가 더 어렵다

1형 당뇨병은 인슐린 생성 능력을 상실하는 자가면역 질환이다. 인슐린 생성을 담당하는 환자의 췌장에 있는 세포들이 제대로 작동하지 않는 것이다. 1형 당뇨병 환자들이 혈당 스파이크를 경험할 때마다 그들을 도와줄 인슐린이 없기 때문에 과잉 포도당을 세 가지 저장소에 저장하지 못한다. 그 결과 이를 보상하기 위해 하루에 여러 번 인슐린을 주사해야 한다. 그러나 혈당의 급증과 급락은 매일 일어나기에 이것은 스트레스를 주는 도전이다.

혈당 곡선을 완만하게 만들면 1형 당뇨병 환자들의 위험을 줄일 수 있다. 많은 것들이 더 쉬워진다. 저혈당에 대한 걱정 없이 운동할 수 있고, 혈당 스파이크의 부작용으로 화장실에 자주 가는 것을 줄일 수 있고, 심지어 기분도 더 좋아진다.

3부에 나오는 모든 꿀팁들은 1형 당뇨병 환자들에게도 적용된다. 그리고 10번 꿀팁에서는 성공적으로 혈당 곡선을 완만하게 만들어낸 1형 당뇨병 환자 루시에 대한 이야기가 나올 것이다. 당신이 1형 당뇨병을 앓고 있다면 식단 변경을 시작하기 전에 의사와 상의하는 것이 중요하다. 필요시 인슐린 투여량이 조정되었는지 확인해야 한다.

장기적 영향
◇ **여드름 및 기타 피부 질환**

고등학교 때 이것을 알았다면 좋았을 것이라고 생각하는 사람은 손을 들어보자. 녹말과 단 음식이 얼굴과 몸에 여드름을 나게 하고, 피부를 붉게 만드는 연쇄 반응을 일으킨다.[27] 습진과 건선 등 많은 피부 질환들도 혈당 스파이크의 결과인 염증 반응에 의해 유발된다. 혈당 곡선을 완만하게 만드는 음식을 먹으면 여드름이 없어지고, 뾰루지가 작아지고, 염증 반응이 통제된다. 15세 이상 25세 이하 남성들을 대상으로 한 연구에서 가장 완만한 혈당 곡선을 만든 식단은 혈당 스파이크를 만든 식단에 비해서 여드름의 상당한 감소로 이어졌다.[28] 흥미롭게도 유제품처럼 여드름을 유발하는 다른 음식을 줄이지 않았는데도 피부 상태가 개선됐다.

◇ 노화와 관절염

식단에 따라 60세가 되었을 때 당신은 이웃보다 혈당(그리고 과당) 스파이크가 수만 번 더 일어났을 수도 있다. 이것은 외적으로 얼마나 늙어 보이는가 하는 문제만이 아니라 내적으로 나이든 정도에도 영향을 미칠 것이다. 혈당 스파이크가 자주 일어날수록 더 빨리 늙는다.[29] 당화 반응, 자유 라디칼, 그리고 이어지는 염증 반응은 몸의 세포가 서서히 쇠퇴하는 데 책임이 있다. 우리는 이것을 '노화'라고 부른다.[30] 자유 라디칼은 조직에서 많이 발견되는 콜라겐을 손상시키는데 피부를 처지게 하고, 주름을 만들고, 관절에 염증을 일으키며, 류마티스 관절염,[31] 연골 퇴화,[32] 그리고 골관절염[33]을 유발시킨다. 뼈가 약해지고, 관절에 통증이 생기며, 공원에서 달리는 일이 어려워지는 것이다.

세포 내부에 자유 라디칼과 손상이 너무 많으면 문제가 더 생기는 것을 막기 위해서 그 세포는 세포 사멸을 선택할 수 있다. 그러나 아무런 부작용이 없는 것이 아니다. 세포가 죽을 때 우리 몸의 일부도 사라진다. 뼈가 쇠약해지고, 면역 체계가 약해지고, 심장 펌프질이 약해지고, 알츠하이머병이나 파킨슨병 같은 신경 퇴행성 질병이 생길 수 있다.[34] 운동 및 스트레스 감소와 함께 혈당 곡선을 완만하게 만드는 것은 노화를 예방하는 강력한 방법이다.

◇ 알츠하이머병과 치매

우리 몸에서 가장 많은 에너지를 사용하는 기관은 뇌이다. 뇌에는 많은 미토콘드리아가 있다. 이것은 체내에 과잉 포도당이 있을 때 뇌가 그 영향에 취약해진다는 사실을 의미한다. 뇌에 있는 뉴런은 다른 세포들과 마찬가지로 산화 스트레스를 느낀다. 반복되는 혈당 스파이크는 산화 스트레스를 증가시키므로 신경 염증으로 이어져 결국 인지 기능 장애를 일으킨다.[35] 만성 염증은 알츠하이머병을 포함하는 거의 대부분의 만성 퇴행성 질병의 주요 원인이다.[36]

알츠하이머병은 '3형 당뇨병' 또는 '뇌에 생기는 당뇨병'[37]이라 불릴 정도로 혈당 수치와 밀접하게 연관되어 있다. 예를 들어, 2형 당뇨병 환자들은 정상인에 비해 알츠하이머병에 걸릴 확률이 4배 높다.[38] 징후도 초기부터 관찰이 가능하다. 혈당 조절이 잘 되지 않는 2형 당뇨병 환자들은 기억과 학습 능력에 결함을 갖고 있다.[39,40,41]

그러나 이 책에 제시된 다른 증상들처럼 인지 기능 저하를 되돌리는 일이 가능하다. 점점 더 많은 연구에서 환자가 혈당 조절 식이요법을 할 때 기억과 인지의 단기적[42] 장기적[43] 개선이 나타나는 것이 드러나고 있다. UCLA의 치료 프로그램에 따르면 혈당 곡선을 완만하게 만든 지 3개월밖에 되지 않았을 때, 인지 기능 저하로 직장을 그만둬야 했던 사람들이 복귀할 수 있었다. 심지어 전보다 더 좋은 성과를 보였다.[44]

◇ **발암 위험**

오늘날 태어나는 아기들은 살아가는 동안 절반의 확률로 암에 걸린다.[45] 흡연과 함께 나쁜 식단이 암의 주요 원인이 될 확률은 50퍼센트나 된다.[46]

우선, 연구결과들은 자유 라디칼이 일으키는 DNA 돌연변이로 인해 암이 시작될 수 있음을 보여준다. 둘째, 염증 반응은 암 증식을 촉진시킨다.[47] 마지막으로, 체내에 인슐린이 많을수록 암은 더 빨리 퍼진다.[48] 핵심은 혈당이며 이것은 데이터로 나타난다. 당뇨병 전단계에 해당하는, 공복 혈당 수치가 100mg/dL 이상인 사람들은 암으로 사망할 확률이 2배 이상 더 높다.[49] 혈당과 인슐린 곡선을 완만하게 만드는 것이 암 발생 가능성을 막는 중요한 단계이다.

◇ **우울 에피소드**

뇌에는 감각신경이 없기 때문에 무언가 잘못되어도 다른 기관과 달리 통증으로 알려줄 수 없다.* 대신 기분 저하 등 정신 상태에 이상을 느끼게 된다.

불규칙한 혈당 수치를 유발하는 식단을 먹은 사람들은 구성은 비슷하지만 더 안정적인 혈당 수치를 유발하는 식단을 먹은 사람들에 비해 기분이 안 좋아지고, 우울 증상을 더 많이 느끼는 등 정신 이상을 느낀다고 말한다.[50,51,52] 혈당 스파이크가 극단적일수록 증상은

---

* 뇌 조직에는 통증 수용체가 없다. 우리가 느끼는 두통은 뇌세포가 아닌 뇌막, 뇌혈관, 두개골을 감싸는 근육 등에서 오는 통증이다.

더 나빠지기 때문에 혈당 곡선을 완만하게 만드는 어떠한 노력도 기분을 나아지게 하는 데 도움이 된다.[53]

◇ **장 문제**

음식이 잘게 분해되어 혈류로 들어가거나 찌꺼기가 되어 밖으로 배출되는 소화 과정은 장에서 일어난다. 장 누수 증후군 leaky gut syndrome, 과민성 대장 증후군, 장 이동 속도 저하와 같은 배변 장애가 식단과 연관되어 있다는 사실은 별로 놀랍지 않다. 혈당 스파이크와 특정한 장 문제의 연관성에 대해 확실하게 밝혀진 사실은 아직 없지만, 높은 혈당 수치가 장 누수 증후군의 위험성을 높이는 것으로 보인다.[54]

실제로 혈당 스파이크로 인해 일어나는 과정 중 하나인 염증 반응은 장 상피에 구멍을 낼 수 있고 이로 인해 통과되어서는 안 되는 독소가 통과된다. 그리고 이것은 장 누수로 이어지고 음식 알레르기, 크론병, 류마티스 관절염 같은 기타 자가 면역 질환으로 이어진다.[55] 조금 다른 주제이긴 하지만 혈당 곡선을 완만하게 만드는 식단을 실천하면 속 쓰림 또는 위산 역류를 꽤 빠르게 해결할 수 있다. 가끔은 하루 만에도 좋아진다.[56]

장 건강이 정신 건강과 관련되어 있다는 사실을 아는가? 건강하지 않은 마이크로바이옴은 기분 장애를 일으킬 수 있다.[57,58] 장과 뇌는 5억 개의 뉴런(매우 큰 숫자지만 뇌는 무려 1000억 개의 뉴런을 갖고 있다)[59]으로 연결되어 있다. 장과 뇌 사이에서 정보가 항상 교환되며,[60,61] 이것이 우리가 먹는 음식 종류와 혈당 스파이크의 유무가 우리의 기분에 영향을 끼치는 이유일 수 있다.

◇ **심장 질환**

심장 질환에 대해 이야기할 때 대화 주제는 주로 콜레스테롤이다. 하지만 오늘날 그 주제가 바뀌고 있다. '과도한 콜레스테롤'이 전부가 아니라는 사실이 밝혀졌기 때문이다. 심장 마비를 겪은 사람들의 절반은 정상 수치의 콜레스테롤을 갖고 있다.[62] 과학자들은 특정 종류의 콜레스테롤(LDL 패턴 B)과 염증 반응이 심장병을 일으키는 이유가 포도당, 과당, 그리고 인슐린과 관련되어 있다는 것을 알아냈다.

우선, 포도당과 과당에 대해서 말해보자. 혈관 내벽은 세포로 이루어져 있다. 심장병은 플라크*가 혈관 내벽 아래에 쌓이면서 시작된다. 이 세포들은 특히 미토콘드리아가 스트레스 상태일 때 취약하다. 그리고 혈당과 과당 스파이크는 산화 스트레스로 이어진다. 그 결과 세포들에 문제가 생기고 본래의 매끄러운 모양을 잃게 된다. 혈관 내벽이 울퉁불퉁해지고 지방 입자가 고르지 않은 표면을 따라 더 쉽게 끼게 된다.

두 번째는 인슐린에 대한 것이다. 인슐린 수치가 너무 높으면 간은 LDL 패턴 B를 만들어내기 시작한다.[63] 이것은 작고 밀도가 높은 콜레스테롤로 혈관 내벽 아래로 침착되기 쉽도록 혈관 가장자리를 따라 이동한다(주로 지방을 섭취할 때 얻는 LDL 패턴 A는 크기가 크고 둥둥 떠다니는 경향이 있으며 무해하다).

마지막으로 콜레스테롤이 산화(포도당, 과당, 그리고 인슐린이 많을수록 발생한다)되면[64] 혈관 내벽 아래에 머물며 달라붙는다. 플라크가 쌓이고 혈류를 방해하며, 심장병은 그렇게 시작된다.

혈당 스파이크는 위의 세 과정을 유발한다. 공복 혈당이 정상이

---

* 콜레스테롤 등이 혈관 내피세포 아래에 축적된 덩어리

더라도 혈당 스파이크가 추가될 때마다 심장마비로 죽을 확률이 높아지는 것이다.[65,66,67,68] 건강한 심장을 갖고 싶다면 혈당, 과당, 인슐린 곡선을 완만하게 만들어야 한다.

의사 10명 중 9명은 아직도 심장병을 진단하기 위해 총 LDL 콜레스테롤을 측정하고, 수치가 너무 높으면 스타틴을 처방한다. 하지만 중요한 것은 LDL 패턴 B와 염증 반응이다. 문제를 더 심각하게 만드는 것은 스타틴이 LDL 패턴 A를 낮추지만 문제가 되는 패턴 B는 낮추지 않는다는 점이다.[69] 이것이 스타틴이 일차 예방, 즉 첫 심장마비의 위험을 낮추지 못하는 이유이다.[70]

포도당과 과당, 그리고 이런 분자들의 높은 수치가 우리 몸에 일으키는 염증 반응이야말로 심장 질환을 이해하는 핵심이다. 의사들은 작고 밀도가 높은 LDL 패턴 B의 존재 여부를 알려주는 중성지방 대 HDL 비율과, 염증 수치를 알려주는 C 반응성 단백질을 관찰하여 심장병 가능성을 더 정확하게 알 수 있다. 중성지방은 체내에서 LDL 패턴 B를 만든다. 중성지방을 측정하면 몸에 있는 문제의 LDL 패턴 B 양도 측정할 수 있다. 중성지방 수치(단위, mg/dL)를 HDL 수치(단위, mg/dL)로 나누면 LDL 크기를 놀랍도록 정확하게 예측할 수 있는 비율을 얻는다. 결과가 2보다 작다면 이상적인 상태이다. 결과가 2보다 크다면 문제가 될 수 있다.[71] 또, 염증 반응이 심장병의 주요 원인이므로 염증이 심해질수록 증가하는 C 반응성 단백질을 측정하는 것이 심장병을 예측하는 방법으로 콜레스테롤 수치보다 나을 수 있다.[72]

◇ **불임과 다낭성 난소 증후군**

최근 과학자들은 인슐린과 생식 건강 사이의 놀라운 연관성을 발견했다. 우리의 몸이 임신하기에 안전한 환경인지 판단하기 위해 뇌와 생식소 또는 생식기관이 인슐린을 중요한 정보로 사용한다는 사실이다. 인슐린이 제대로 작동하지 않으면 건강하지 않다는 것이기에 몸이 생식에 열중하지 않는다. 인슐린 수치가 높은 여성과 남성 모두 불임일 가능성이 높아진다.[73,74,75] 식단이 혈당 스파이크를 많이 일으킬수록 인슐린 수치가 높아지며 불임일 확률도 높아진다.[76]

여성 불임의 경우 다낭성 난소 증후군이 원인인 경우가 많다. 여성 8명 중 1명이 이를 경험하는데, 이때 난소는 낭종으로 가득 차 더 이상 배란하지 못한다.[77] 다낭성 난소 증후군은 인슐린 과다로 생기는 병이다. 체내에 인슐린이 많을수록 증상은 더 심해진다.

왜 그럴까? 인슐린이 난소에게 남성 성 호르몬인 테스토스테론을 더 많이 생산하라고 지시하기 때문이다.[78] 인슐린이 과다하면 일반적으로 일어나는 남성 호르몬에서 여성 호르몬으로의 전환이 방해를 받는다. 그리고 이것은 체내 테스토스테론 양을 더 많이 증가시킨다.[79] 과잉 테스토스테론으로 인해 다낭성 난소 증후군을 겪는 여성들에게는 남성적 특징들이 나타난다. 턱과 같이 털이 없던 곳에 털이 나고, 탈모가 생기고, 생리주기가 불규칙해지거나 생리가 중단되고, 여드름이 난다.[80] 난소가 난자를 계속 가두고 축적하여 배란이 멈추기도 한다. 체중 감량도 어려워진다. 인슐린이 너무 많으면 지방을 태울 수 없기 때문이다.

일부 여성들은 다른 여성들보다 다낭성 난소 증후군에 더 취약하지만, 인슐린 수치가 높다고 해서 무조건 다낭성 난소 증후군이 생기는 것은 아니다. 혈당 수치를 잘 조절하면 증상이 완화되거나 아예 사라질 수도 있다. 3부에서는 다낭성 난소 증후군 증상을 없애고, 인슐린 저항성을 되돌렸으며, 이 책에 나와 있는 꿀팁들로 20파운드 넘게 체중을 감량한 가디어를 만나게 될 것이다. 듀크 대학교에서 진행된 연구에 따르면 6개월 동안 혈당 곡선을 완만하게 만드는 식단을 먹은 여성들의 인슐린 수치가 절반으로 줄어들었고, 테스토스테론 수치가 25퍼센트까지 떨어졌다.[81] 체중이 감소했고, 호르몬이 균형을 찾자 체모가 줄었으며, 참가자 12명 중 2명이 연구 기간 중에 임신에 성공했다.

남성 불임의 경우도 조절되지 않는 혈당과 관련이 있다. 높은 혈당 수치는 임신에 적합한 정자 후보를 감소시키고 발기 부전에 영향을 미친다.[82] 최근 연구에서 40세 미만 남성의 발기 부전이 발견되지 않은 대사 및 혈당 조절 장애로 인한 것일 수 있다는 사실이 밝혀졌을 만큼 연관성이 매우 크다.[83] 아이를 갖기 원한다면 혈당 곡선을 완만하게 만드는 것이 매우 큰 도움이 될 것이다.

◇ **인슐린 저항성과 2형 당뇨병**

2형 당뇨병은 전 세계적으로 창궐하는 병으로 5억 명이 이 병을 앓고 있으며 그 숫자는 매년 증가하고 있다.[84] 이것은 높은 혈당 수치와 관련된 가장 잘 알려진 건강 문제이다. 혈당 스파이크가 2형 당뇨병을 일으키는 과정과 그 상황을 되돌리기 위한 방법을 더 잘 이해하기 위해서 나의 에스프레소 습관에 대해 얘기해보겠다.

런던에서 공부할 때, 나는 커피 양을 매일 꾸준히 늘렸다. 처음에는 에스프레소 한 잔으로 시작했지만 몇 년 후에는 깨어 있기 위해서 하루에 5잔을 마셔야 하는 상태가 되었다. 전과 같은 효과를 보려면 카페인 양을 계속 늘려야 했는데, 카페인에 내성이 생겼기 때문이었다.

인슐린도 이와 마찬가지이다. 인슐린 수치가 오랫동안 높으면 세포에 내성이 생긴다. 인슐린 저항성은 2형 당뇨병의 근본적인 원인이다. 간, 근육, 그리고 지방 세포는 전과 같은 양의 포도당을 흡수하기 위해서 더욱 더 많은 인슐린을 필요로 한다. 결국 시스템이 작동하지 않게 된다. 췌장이 더 많은 인슐린을 생산하더라도 포도당은 더 이상 글리코겐으로 저장되지 않는다. 그 결과, 몸의 혈당 수치는 영원히 높은 상태가 된다. 인슐린 저항성이 심해지면 공복 혈당 수치가 100mg/dL 이상인 당뇨병 전단계에서 126mg/dL 이상인 2형 당뇨병으로 병이 진행된다. 느리지만 확실히 몇 년에 걸쳐서 당신이 경험하는 모든 혈당 스파이크는 인슐린 저항성을 악화시키고 체내 기저 혈당 수치를 높이는 데 기여할 것이다.

2형 당뇨병을 치료하는 잘못되었지만 일반적인 방법은 더 많은 인슐린을 투여하는 것이다. 이것은 강제로 지방 세포가 포도당을 흡수하도록 만들어 일시적으로 혈당 수치를 떨어뜨린다. 이 과정은 지방 세포를 살찌우게 만들지만 더 많은 인슐린을 투여할 수밖에 없기 때문에 체중이 점점 늘어나는 악순환을 형성한다. 그럼에도 높은 인슐린 수치의 근본적인 문제는 해결되지 않는다. 인슐린을 추가적으로 투여하는 것은 식사 후 혈당 수치를 떨어뜨리는 것처럼 2형 당뇨병 환자들에게 단기적으로는 도움이 되지만, 장기적으로 볼 때 증상을 더 악화시킨다.*

---

* 1형 당뇨병 환자는 생존을 위해 인슐린이 꼭 필요하며, 2형 당뇨병 환자 중에서도 인슐린 투여가 필요한 경우가 있다. 인슐린을 맞고 있거나 맞아야 하는 상황이라면 담당 의사와 상의하자.

2형 당뇨병은 염증성 질환이기에 혈당 스파이크가 일으키는 염증이 심할수록 증상이 더 심해진다.[85] 포도당 섭취를 줄여 인슐린 생산을 줄이는 식단은 2형 당뇨병을 호전시키는 좋은 방법이다.

23개의 임상 시험에 대한 2021년 리뷰에 따르면, 2형 당뇨병을 되돌리는 가장 효과적인 방법은 혈당 곡선을 완만하게 만드는 것이다.[86] 이것은 저칼로리나 저지방 다이어트보다 더 효과적이다. 식단을 바꾸고 혈당 스파이크를 줄인 2형 당뇨병 환자들이 하루 만에 인슐린 투여량을 절반으로 줄였다는 연구 결과도 있다.[87] 물론 당신이 약을 복용하고 있다면, 이 책에 나와 있는 꿀팁들을 시도하기 전에 의사와 상담해야 한다.

2019년 미국당뇨병학회는 혈당 곡선을 완만하게 만드는 식이요법을 따르면 2형 당뇨병 결과가 개선된다는 강력한 증거에 기반해 혈당 조절 식이요법을 지지하기 시작했다.[88] 2형 당뇨병과 인슐린 저항성을 되돌리고 싶다면 혈당 곡선을 완만하게 만들어야 한다. 3부에서는 좋아하는 음식을 먹으면서도 혈당 곡선을 완만하게 만들 수 있는 방법에 대해서 배울 것이다.

◇ **비알코올성 지방간 질환**

한때 간질환은 술을 많이 마시는 사람들만의 문제였다. 하지만 21세기 이후 이런 통념이 바뀌고 있다. 내분비학자 로버트 러스티그Robert Lustig는 2000년대 후반 샌프란시스코에서 진료를 하던 중 놀라운 사실에 직면했다. 그의 환자들 중 일부는 평소 과음을 하지 않는데도 간질환 증상을 보였던 것이다. 그들 중 다수는 10세 미만이었다.

그는 과잉 과당이 알코올처럼 간질환을 일으킬 수 있다는 사실을 알아냈다. 간은 알코올을 처리할 때와 마찬가지로 과당을 지방으로 바꾸어 혈류에서 제거함으로써 우리 몸을 보호한다.[89] 그러나 높은 과당이 포함된 음식을 반복적으로 먹으면 간 자체가 기름지게 된다. 알코올 또한 마찬가지이다.

의료계는 이 새로운 증상을 '비알코올성 지방간 질환' 또는 '비알코올성 지방간염'으로 부르기로 했다. 전 세계적으로 성인 4명 중 1명이 비알코올성 지방간 질환을 갖고 있다.[90] 과체중인 사람에게서 더욱 흔하게 나타나는데 70퍼센트 이상이 갖고 있다.[91] 불행하게도 이 증상은 시간이 지날수록 악화되거나 간부전, 심지어 간암으로 이어지기도 한다.

증상을 역전시키고 과잉 지방 비축량을 없애기 위해서 간은 휴식이 필요하다. 해결법은 과당 수치를 낮추고 새로운 과당 스파이크를 방지하는 것이다. 혈당 곡선을 완만하게 만들면 자연스럽게 나아진다.

◇ **주름과 백내장**

어떤 60대는 70대처럼 보이지만 어떤 60대는 40대처럼 보인다. 노화 속도를 늦추고 싶다면 혈당 곡선을 완만하게 만드는 것이 좋다. 혈당 스파이크는 당화 반응을 일으키는데 당화 반응이 노화 속도를 빠르게 하고, 우리를 더 늙어 보이게 만든다. 당화 반응이 콜라겐 분자를 변형시키면 콜라겐 분자의 유연성이 떨어진다. 콜라겐은 상처를 치료하고 건강한 피부와 손톱 및 모발을 만드는 데 필요하다. 콜라겐이 손상되면 피부가 처지고 주름이 생긴다.[92] 당화 반응이 많이 일어날수록 피부는 처지고, 주름도 많이 생긴다.[93] 믿을 수 없겠지만 사실이다.

당화 반응은 눈을 포함한 우리 몸의 모든 곳에서 일어난다. 눈에 당화 반응이 일어나면 눈을 이루는 분자들이 손상되고 뭉치기 시작한다. 시간이 지날수록 당화 반응이 일어난 단백질이 축적되어 빛을 막으며 백내장이 생긴다.[94]

이 책에서 설명한 연구를 포함한 과학적 사실들은 우리 몸이 보내는 신호를 해독하는데 도움을 준다. 잠시 시간을 내서 확인해보자. 오늘 기분이 어떤가? 몸의 어느 부분에 통증이 있는가? 몸의 어느 부분이 이상하다고 생각하는가? 매일 아침 기분 좋게 일어나고 싶은가?

당신은 혈당 조절 장애를 가지고 있고 자신도 모르는 사이에 혈당 스파이크가 일으키는 장기적 단기적 현상을 경험하는 88퍼센트의 성인에 해당될 수 있다.[75] 주름에서 여드름, 음식 갈망과 배고픔에서 편두통과 우울증, 수면 장애에서 불임과 2형 당뇨병에 이르기까지 이 모든 증상들은 몸이 당신에게 보내는 신호이다. 다행인 것은 이 증상들을 되돌리는 것이 가능하다는 사실이다!

3부에서는 증상들을 되돌리는 과정을 시작하는 방법을 보여줄 것이다. 혈당 곡선을 완만하게 만들고 몸을 편안하게 느낄 수 있는 꿀팁들을 곧 배우게 될 것이다. 좋아하는 음식을 여전히 먹으면서 말이다. 나는 당신이 머지않아 아침에 기분 좋게 일어날 수 있기를 바란다. 그리고 이 모든 것은 곧 만나게 될 베르나데트에게도 일어난 일이었다.

― 노트 ―

당신이 약을 복용하고 있거나 인슐린을 투여 받고 있다면, 꿀팁들을 실천하기 전에 반드시 의사와 상의해야 한다. 혈당 수치가 빠르게 안정되어 약 용량을 조정할 수도 있기 때문이다.

PART 3

나의 혈당 곡선을 완만하게 하는 방법은?

꿀팁 1

음식을 올바른 순서대로 먹어라

"9일 만에 5파운드 감량했어요. 먹는 순서를 바꿨을 뿐인데 말이죠."

어느 화창한 화요일 아침, 베르나데트가 내게 말했다. 우리는 주로 무엇을 먹고 무엇을 먹지 말아야 하는지에 초점을 맞춘다. 하지만 먹는 방법은 어떤가? 음식을 먹는 방식이 혈당 곡선에 강력한 영향을 미친다는 사실을 아는가? 동일한 음식을 포함하는 두 식단(동일한 영양소와 칼로리를 포함하는 식단)은 음식이 어떻게 섭취되는지에 따라 몸에 다른 영향을 미칠 수 있다. 나는 이것을 증명하는 과학 논문, 특히 2015년 코넬 대학교의 획기적인 논문을 읽고 깜짝 놀랐다. 녹말, 섬유질, 설탕, 단백질, 그리고 지방을 포함하는 식단을 특정 순서로 먹으면 전체적인 혈당 스파이크의 73퍼센트가 감소될 것이고, 인슐린 스파이크도 48퍼센트 감소될 것이다.[1] 이것은 당뇨병 환자와 당뇨병이 없는 사람들 모두에게 적용되는 사실이다.[2]

무엇이 올바른 순서인가? 처음에 섬유질을 먹고, 단백질과 지방을 두 번째로 먹으며, 녹말과 설탕을 마지막에 먹는 것이다. 연구자들에 따르면, 이 순서가 가져오는 효과는 당뇨병 환자들이 혈당 스파이크를 낮추기 위해 처방받는 당뇨약과 비교가 가능하다.[3]

2016년에 진행된 놀라운 연구는 이를 더욱 확실하게 증명했다. 2형 당뇨병 환자들로 이루어진 두 그룹에게 8주 동안 표준화된 식단을 제공하면서 음식을 순서대로 먹거나 원하는 대로 먹도록 했다. 음식을 순서대로 먹은 그룹에서 당화혈색소 HbA1c 수치가 상당히 감소된 사실이 관찰되었는데, 이것은 그들이 2형 당뇨병을 되돌리기 시작했다는 사실을 의미한다. 똑같은 음식과 동일한 칼로리를 먹었지만 순서대로 먹지 않은 그룹은 상태가 개선되지 않았다.[4]

이 획기적인 발견에 대해 얘기해보자. 위의 놀라운 결과에 대한 설명은 소화계가 작동하는 방식과 관련이 있다. 이를 시각화하기 위해서 위를 싱크대라고 생각하고, 장을 싱크대 아래에 있는 파이프라고 생각해보자.

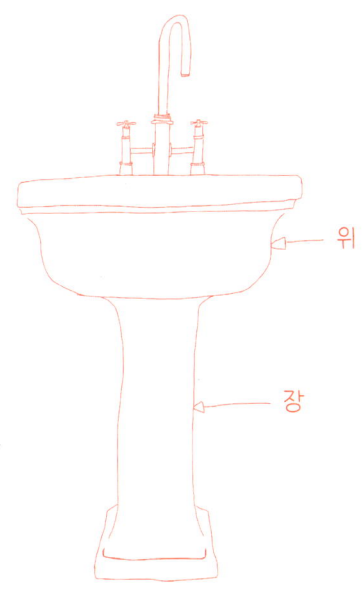

위를 싱크대, 장을 싱크대 아래 파이프라고 상상해보자.

당신이 먹는 모든 음식은 싱크대에 도착한 후 파이프를 따라 이동하고, 그곳에서 잘게 쪼개져 혈류도 흡수된다. 평균적으로 1분마다 3칼로리에 해당하는 음식이 싱크대에서 파이프로 흘러 들어간다.[5] 이 과정을 '위 배출'이라고 한다. 녹말과 설탕이 위에 가장 먼저 도착한다면 장에도 빠르게 도착할 것이다. 그리고 장에서 포도당 분자로 분해된 후 혈류로 급속히 이동할 것이다. 이것이 혈당 스파이크를 만든다. 탄수화물을 더 많이, 더 빠르게 먹을수록 포도당 부하가 더 강력하게 나타난다. 혈당 스파이크가 더 커지는 것이다.

접시에 파스타와 채소가 있을 때(브로콜리 좋아하는가? 나는 아주 좋아한다), 파스타를 먼저 먹고 브로콜리를 그 다음에 먹었다고 가정해보자. 녹말인 파스타는 빠르게 소화되면서 포도당으로 변한다. 그러면 브로콜리는 파스타 위에 '자리를 잡고' 파이프로 이동할 차례를 기다린다.

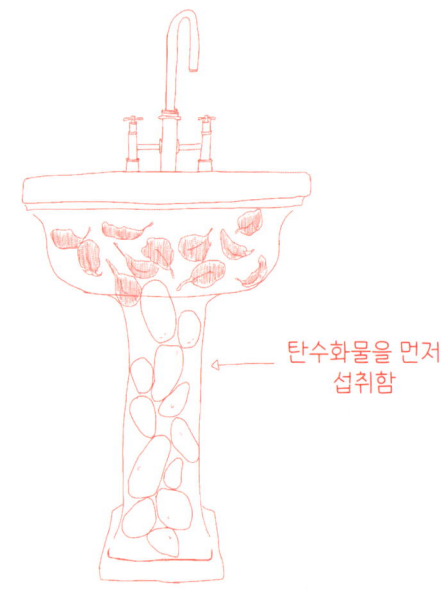

탄수화물을 먼저 먹으면 이들은 방해 받지 않고 장으로 이동한다.

반면, 채소를 먼저 먹고 그 다음에 탄수화물을 먹으면 이후에 일어날 상황에 상당한 변화가 일어난다. 그러니 브로콜리를 먼저 먹어라. 브로콜리는 채소이며, 채소는 충분한 양의 섬유질을 포함한다. 섬유질은 소화계에서 포도당으로 분해되지 않는다. 대신 싱크대에서 파이프, 그리고 하수구로 천천히 이동한다.

그러나 이것이 전부가 아니다. 섬유질은 3가지 초능력을 갖고 있다. 첫째, 섬유질은 녹말을 포도당 분자로 분해하는 효소인 알파-아밀레이스의 작용을 억제한다. 둘째, 섬유질은 위 배출 과정을 느리게 만든다. 섬유질이 있을 때 음식은 싱크대에서 파이프로 더 느리게 움직인다. 마지막으로, 섬유질은 장에 점성이 있는 그물망을 만들어 포도당이 혈류로 이동하는 것을 어렵게 만든다.[6]

이러한 메커니즘을 통해 섬유질은 싱크대에 도착한 모든 포도당의 분해와 흡수를 늦춘다. 섬유질 덕분에 혈당 곡선이 완만해지는 것이다. 섬유질을 섭취한 뒤 먹는 녹말과 설탕은 몸에 영향을 덜 미친다. 음식을 먹는 즐거움은 누리되 부작용에 대한 걱정은 덜 수 있다.

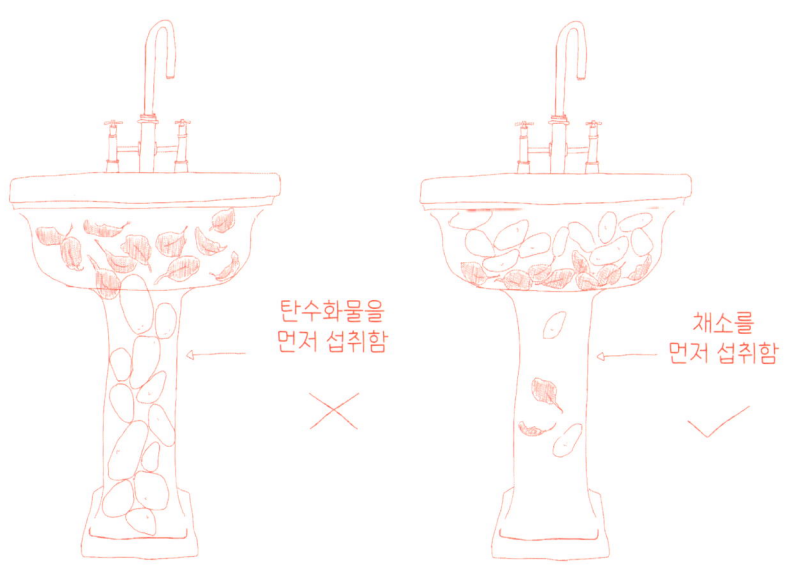

채소를 먼저 먹고 탄수화물을 나중에 먹으면 포도당이 혈류로 이동하는 속도를 크게 줄일 수 있다. 그 결과 식단이 일으키는 혈당 스파이크가 완만해진다.

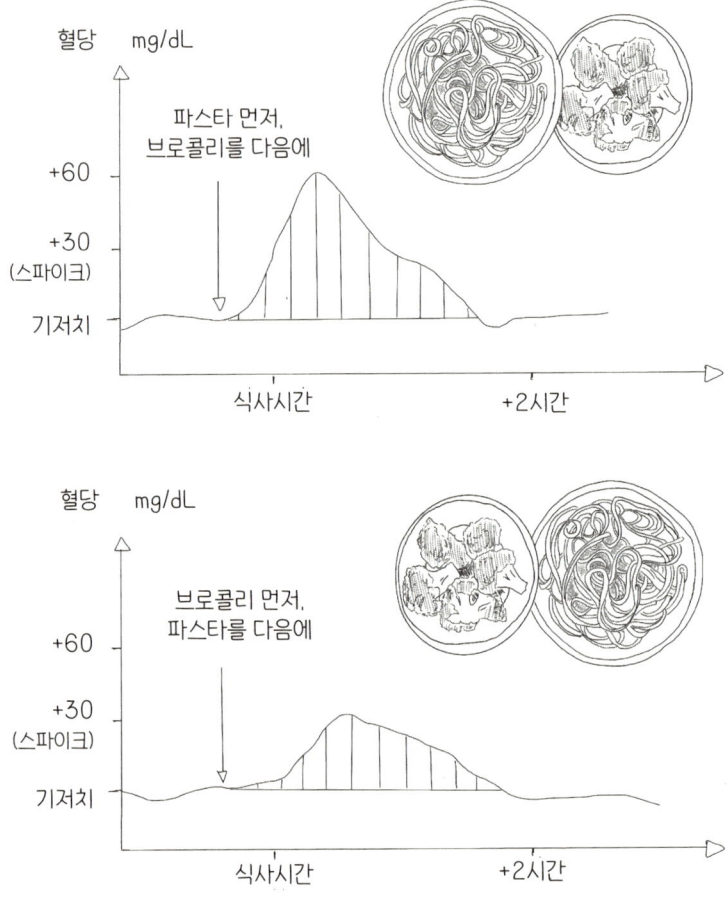

이 두 식단은 똑같은 음식으로 구성되었다. 하지만 채소를 먼저 먹고 녹말을 나중에 먹으면, 혈당 곡선을 완만하게 만들 수 있고 혈당 스파이크의 부작용을 더 적게, 그리고 더 약하게 경험하게 된다.

지금까지 탄수화물과 채소에 대해 알아보았다. 이제 단백질과 지방에 대해 알아볼 차례이다. 단백질은 고기, 생선, 달걀, 유제품, 견과류, 콩, 그리고 콩과 식물에서 발견된다. 단백질을 포함하는 음식이 지방도 포함하는 경우가 많으며, 지방이 많은 음식에는 버터, 기름, 그리고 아보카도 등이 있다. 지방에는 좋은 지방과 나쁜 지방이 있는데 우리가 피해야 하는 나쁜 지방은 카놀라유, 옥수수유, 면실유, 대두유, 홍화유, 해바라기유, 포도씨유, 쌀겨유와 같이 수소가 첨가되고 정제된 식용유에 있다. 지방을 포함하는 음식 또한 위 배출 속도를 늦추기 때문에,[7] 탄수화물을 먹은 후보다 먹기 전에 지방을 섭취하는 것이 혈당 곡선을 완만하게 만드는 데 도움을 줄 것이다. 핵심은 탄수화물을 가장 나중에 먹는 것이다.

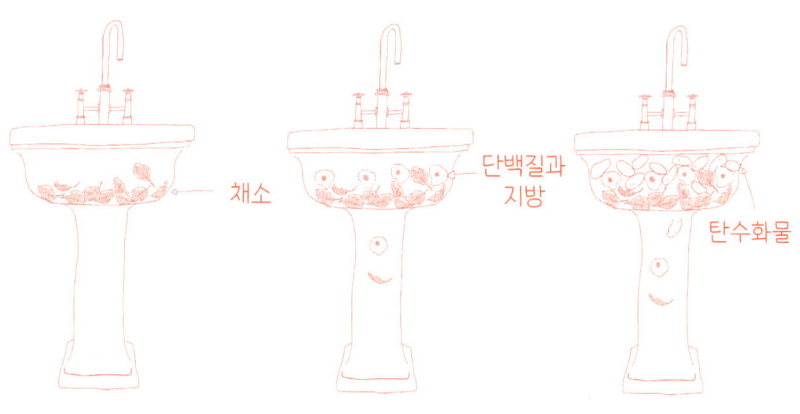

음식을 먹는 올바른 순서: 채소를 먼저 먹고, 그 뒤에 단백질과 지방을 먹고, 녹말을 마지막에 먹는다.

음식 순서가 혈당 스파이크에 미치는 영향을 설명하기 위해 테트리스 논리로 다시 돌아가보자. 빠르게 내려오는 블록보다 천천히 내려오는 블록을 배열하는 것이 더 쉽다. 우리가 채소, 단백질과 지방, 탄수화물 순서로 음식을 먹으면 내려오는 블록의 속도를 늦출 수 있고, 섬유질이 장에 만드는 그물망 덕분에 블록의 양도 줄일 수 있다. 포도당이 혈류로 천천히 들어갈수록 혈당 곡선은 완만해지고 몸 상태가 더 좋아질 것이다. 우리는 정확히 동일한 음식을 먹을 수 있다. 하지만 탄수화물을 마지막에 먹음으로써 신체적, 정신적 건강에 큰 차이를 만들 수 있다.

음식을 올바른 순서로 먹으면 췌장이 인슐린을 덜 생산한다.[8,9] 그리고 줄어든 인슐린 양은 더 빠르게 지방 연소 모드로 전환하는 것을 도우며 이것은 다양한 긍정적인 결과들을 가져온다. 물론 체중 감량도 이에 해당한다.

베르나데트를 소개합니다

우선 베르나데트가 당뇨병 환자가 아니라는 사실부터 밝히겠다. 그녀는 이 책의 꿀팁들을 사용하기 시작했지만, 체중을 감량하기 위해서는 아니었다. 게다가 그녀의 여자 친구들은 그녀에게 폐경 후 살을 빼는 것이 불가능하다고 말했다. 베르나데트가 원했던 것은 몸의 컨디션이 좋아지는 것이었다. 그녀는 몇 년 전부터 체중을 감량하려는 시도를 하지 않았고 칼로리를 계산하는 일에도 싫증을 느끼고 있었다. 간헐적 단식도 그녀에게는 맞지 않았다.

57세가 된 베르나데트를 가장 괴롭힌 것은 빈약한 에너지였다. 마치 시계 장치처럼 매일 오후 일상 활동을 하는 동안 너무 피곤해져서 직장, 은행, 또는 카페에서 바닥을 바라보며 생각했다.

'여기 누울 수만 있다면, 낮잠을 푹 잘 수 있을 것 같아.'

오후시간을 잘 보내기 위해서 그녀는 초콜릿 바를 먹었다. 그러나 매일 밤 불면증에 시달렸고 새벽 4시에 잠에서 깼다. 베르나데트는 '글루코스 여신' 인스타그램 계정을 통해 혈당 스파이크에 대해 처음 알게 되었다. 자신이 혈당 스파이크를 경험하고 있는지 잘 몰랐지만 계정에 있는 꿀팁들이 도움이 되는지 알아보기 위해 실천하기로 마음먹었다. 그래서 다음 날 점심시간에 부엌 조리대에 평소 먹던 샌드위치 재료를 올려놓았을 때 이 말을 떠올렸다.

"채소 먼저, 단백질과 지방은 두 번째, 탄수화물은 마지막!"

모든 재료를 쌓아서 샌드위치를 통째로 먹기보다 샐러드와 피클을 먼저 먹고, 그 뒤에 참치를 먹고, 그 뒤에 식빵을 먹는 식으로 재료를 접시에 담고 새롭게 만들어진 '해체된 샌드위치'를 먹었다.

그녀는 습관적인 사람이며, 자주 먹는 저녁 식사는 채소를 곁들인 스테이크와 파스타이다. 그 날 저녁에는 채소와 고기를 먼저 먹고 파스타를 마지막에 먹었다. 평소 먹던 음식 양을 전혀 바꾸지 않았다. 그저 먹는 순서를 바꿨을 뿐이다.

다음 날, 그녀는 몇 달 만에 처음으로 편안하게 일어났다. 오전 7시였다. 평소 일어나던 시각보다 몇 시간이나 늦었다. 이것이 말도 안 되게 들린다는 것을 안다! 베르나데트도 이것이 말이 안 된다고 생각했다. 그녀는 흥분했다. 그래서 그날도 샌드위치를 해체해서 먹었고 저녁에 파스타를 가장 마지막에 먹는 것을 계속 실천했다.

3일 후, 낮잠에 대한 갈망이 사라졌다. 그녀는 활력을 얻었다. 지난 몇 년 간보다 컨디션이 좋아졌다. 마트에 갔을 때 평소처럼 초콜릿 바를 집어들지 않았을 뿐만 아니라 이를 사고 싶다는 생각도 전혀 들지 않았다. 그녀는 이렇게 말했다.

"정말 자유롭게 느껴졌어요."

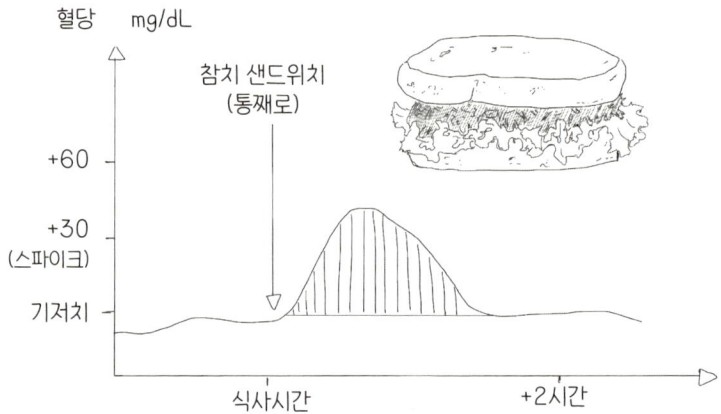

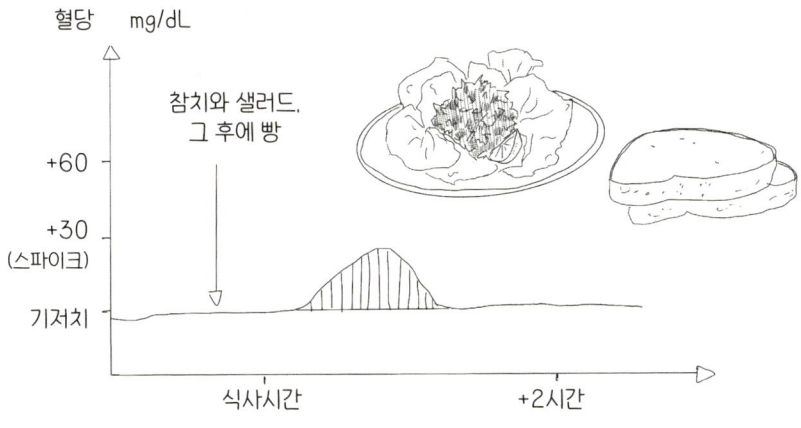

샌드위치를 해체하고 빵(탄수화물)을 마지막에 먹자. 혈당 스파이크를 줄이고, 혈당 수치가 곤두박질 칠 때 생기는 오후 3시의 피곤함이 사라질 것이다.

시도해보기

식사를 할 때 채소와 단백질을 먼저 먹고 탄수화물을 나중에 먹어보라. 그때의 몸 상태가 어떤지 평소의 식후 상태와 비교해서 기록하라.

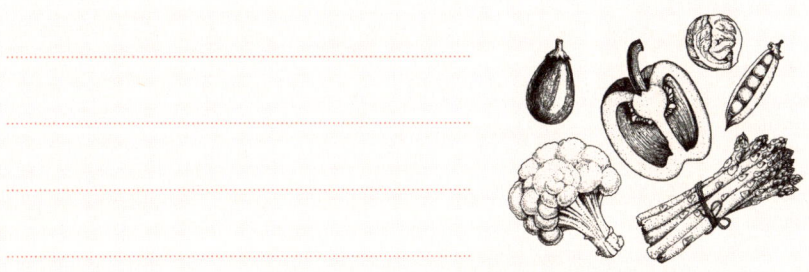

꿀팁 1 음식을 올바른 순서대로 먹어라

Q 무슨 일이 있었을까?

먹는 순서를 바꾸기 전, 베르나데트는 점심 식사 후 혈당 급락을 경험했다. 그녀는 낮잠을 자고 싶어 했다. 비록 그녀의 뇌가 좋은 의도에서 한 일이라고 해도 그것은 잘못된 경고였다. "지금 에너지가 부족해. 무언가를 먹어야 해."

그녀는 초콜릿 바를 찾았고, 즉시 먹었다. 초콜릿 바는 그녀의 혈당 수치를 즉시 증가시켰지만 수치는 곧 떨어졌다. 거친 롤러코스터였다. 음식 순서를 바꾸자 음식이 일으키는 혈당 스파이크가 작아졌고, 혈당 하락도 덜 두드러졌다. 오후에도 배고픔을 덜 느꼈고 덜 피곤했다. 롤러코스터는 부드럽게 멈췄다.

그녀의 배고픔이 개선된 것에 대한 과학적인 설명이 존재한다. 코넬 대학교 연구팀에 따르면, 음식을 잘못된 순서(녹말과 설탕을 먼저 먹는 것)로 먹으면, 배고픔을 느끼게 만드는 호르몬인 그렐린이 2시간 만에 식전 수준으로 돌아간다. 반면, 음식을 올바른 순서(녹말과 설탕을 마지막에 먹는 것)로 먹으면, 그렐린이 3시간 넘게 평소보다 억제된 상태를 더 오래 유지한다. 3시간 이후로는 관찰하지 않았지만 추세를 보면 5~6시간 동안 유지되는 것 같다.[10]

또한, 이 연구는 폐경기 여성과 관련해 혈당 스파이크를 덜 일으키는 식단이 불면증의 감소와 관련 있다는 것을 보여준다.[11] 우리는 잠을 잘 잘 때, 더 나은 선택을 하게 되고 또 더 좋은 동기를 찾게 된다. 베르나데트는 그렇게 느꼈다. 그녀는 심지어 오후에 산책을 나가기 시작했다.

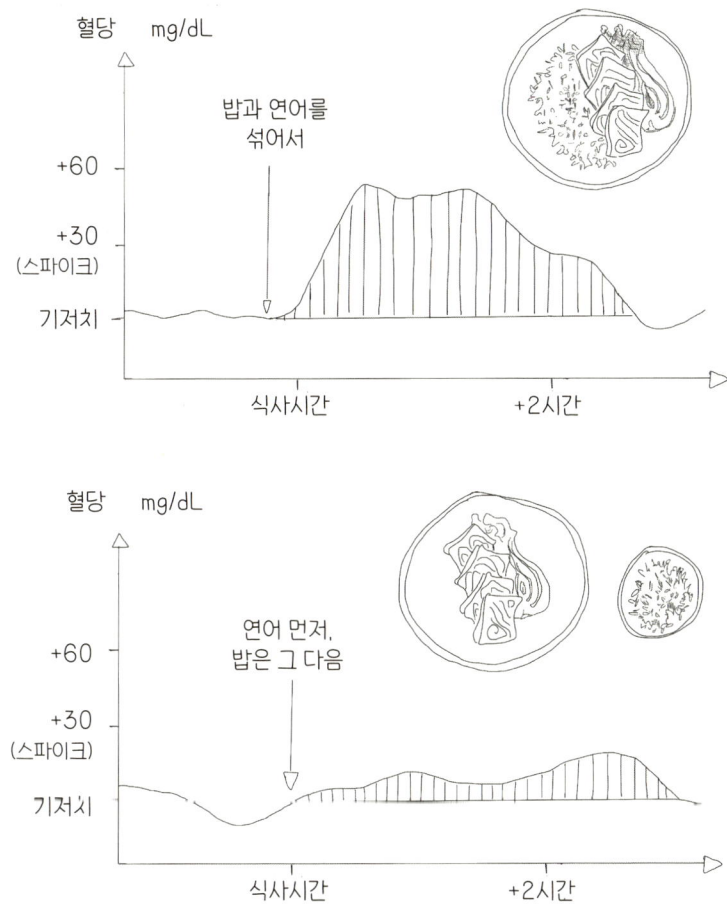

접시에 채소가 없더라도 식단을 '해체하고', 탄수화물을 마지막에 먹는 것은 몸에 도움이 된다. 혈당 곡선을 상당히 완만하게 만들 뿐만 아니라 체중 증가, 음식 갈망, 무기력함, 그리고 상승된 혈당 수치가 미치게 될 해롭고 장기적인 영향을 줄일 수 있다.

베르나데트가 지금까지 시도했던 일상의 변화들 중 가장 쉬운 것을 시도한 지 9일 째가 되었을 때, 바지가 헐렁해지기 시작했다. 체중을 쟀더니 놀랍게도 5파운드가 줄어있었다. 고작 일주일 동안 별 다른 노력 없이 폐경 이후 찐 살의 거의 3분의 1을 감량한 것이다.

우리 몸이 조종석이라면 혈당 레버를 올바른 위치에 놓는 것이 자신을 위해 할 수 있는 가장 강력한 행동이라는 것을 기억하자. 그 결과는 종종 놀랍기조차 한데 의도하지 않은 체중 감량도 그중의 하나이다. 이것은 어려운 일이 아니다. 음식을 올바른 순서로 먹는 것처럼 쉬운 일로도 시작할 수 있다.

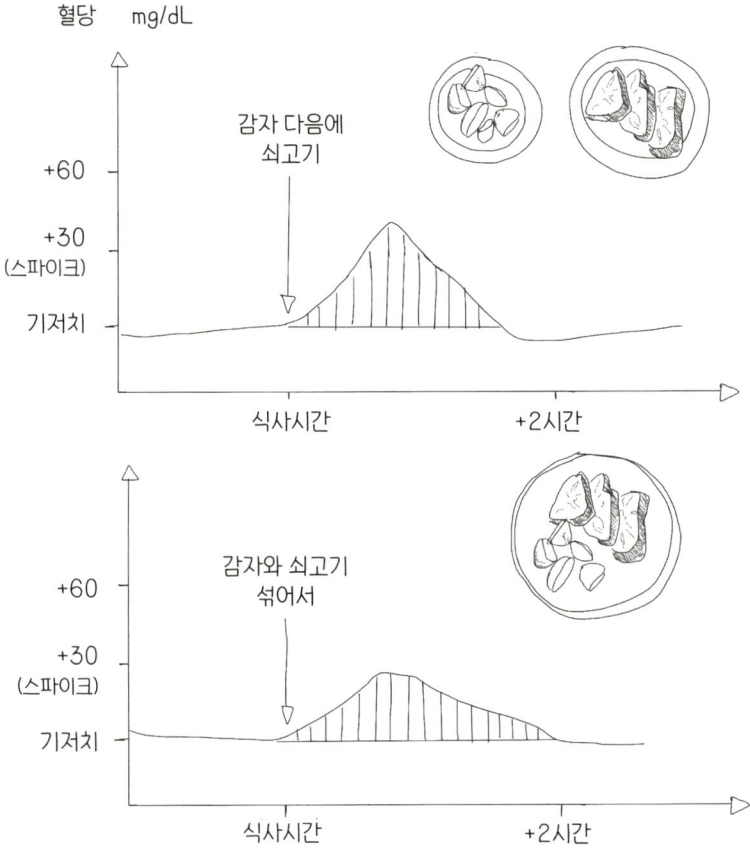

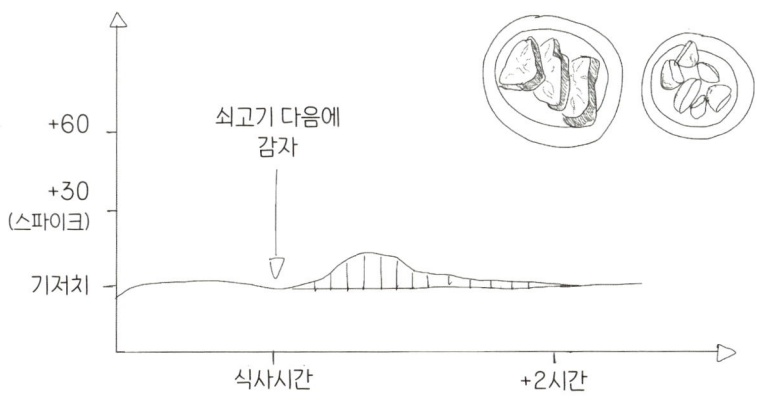

감자를 먼저 먹는 것이 가장 큰 혈당 스파이크를 일으켰다. 감자를 고기와 섞으면 더 나아졌으나, 고기로 시작해서 탄수화물을 마지막에 먹는 것이 혈당 수치에 가장 좋았다.

Q 과일은 따로 먹어야 하나요?

"과일은 따로 먹어야 하는 줄 알았어요. 안 그러면 배 속에서 썩지 않나요?"

꿀팁에 과일도 해당된다고 말할 때 자주 듣는 질문이다. 나는 과일을 '설탕' 카테고리로 분류하는데 섬유질이 있긴 해도 포도당, 과당, 그리고 자당이 거의 대부분이기 때문이다. 그러므로 과일은 가장 마지막에 먹어야 한다. 그러므로 과일을 가장 마지막에 먹으면 배 속에서 썩지 않느냐는 질문에 대한 답은 "아니오"이다.

과일에 대한 잘못된 믿음은 인쇄술이 발명될 무렵의 르네상스 시대로 거슬러 올라간다. 당시 몇몇 의사들은 생과일로 식사를 끝내지 말 것을 조언했는데 이유는 다음과 같았다.

"과일이 위 내용물 위에 떠서 결국 부패되어, 뇌에 유해한 증기를 보내고 전신 시스템을 방해할 것이다."[12]

그러나 이 사실을 뒷받침하는 증거는 없는 것으로 밝혀졌다. 부패는 음식에 붙은 박테리아가 자신의 성장을 위해 음식을 분해하기 시작할 때 일어난다. 냉장고에 오래 둔 딸기에 보이는 흰색과 초록색 점은 박테리아가 자라고 있는 곳이다. 우선, 음식이 썩기까지 며칠 또는 몇 주가 걸린다. 몇 시간 안에 일어날 수 없거니와 부패하는 데 걸리는 시간은 음식이 분해되는 시간과 같다. 또한, 우리의 위는 산성(pH 1-2) 환경이며, pH가 4 이하인 모든 환경은 박테리아의 과중식을 막는다(부패를 막는다).[13] 식도를 포함한 위에서는 어느 것도 부패할 수 없으며, 전체 소화관 중에서 박테리아가 가장 적은 곳이다.[14]

르네상스 시대 의사들은 잘못 알고 있었다. 그러나 역사상 많은 문화들에서 '음식을 먹는 올바른 순서'를 받아들였다. 로마시대의 전형적인 식사는 계란으로 시작하고 과일로 끝났다.[15] 중세시대 유럽에서도 '소화를 마무리하기 위해' 연회는 주로 과일로 끝났다. 오늘날, 대부분의 국가에서 사람들은 식사를 달콤한 음식, 디저트로 마무리한다.

14세기에 살았던 의사들이 사람들에게 과일만 따로 먹으라고 했을 때 그들의 생각이 완전히 잘못되었던 것은 아닐 수도 있다. 꽤 많은 사람들이 나에게 자신은 과일을 따로 먹어야 한다고 말했다. 그러지 않으면 복부 팽만감이나 가스 찬 느낌과 같은 불편함을 느낀다고 했다. 이것은 모두 우리 몸에 귀를 기울이는 이야기로 돌아온다. 우리 몸에 맞지 않는다고 생각되지 않는 한, 녹말과 설탕을 마지막에 먹는 것이 올바른 순서이다.

Q 음식을 먹을 때 어느 정도로 시간 간격을 둬야 하나요?

임상 환경에서 다양한 시간 간격들이 연구되었다. 0분, 10분, 20분 등이 모두 효과가 있는 것으로 나타났다. 녹말과 설탕을 마지막에 먹기만 하면 멈추지 않고 먹어도 혈당 곡선을 완만하게 만들 수 있다. 나는 한 식품군을 다른 식품군 다음에 바로 먹는다. 베르나데트도 마찬가지이다.

Q 만약 식사에 녹말이나 설탕이 전혀 없다면 어떻게 해야 하나요?

녹말과 설탕이 없는 식사는 매우 적은 혈당 스파이크만을 일으킬 것이다. 어떤 단백질은 포도당으로 바뀌기도 하지만 탄수화물보다 훨씬 더 적은 비율로 변한다. 규칙은 같다. 채소를 먼저 먹고, 그 다음에 단백질과 지방을 먹는 것이다.

Q 언제나 이 순서로 먹어야 하나요?

이 책에 나오는 꿀팁들을 몸에 맞게 사용하는 것은 당신에게 달려 있다. 나는 따라 하기 쉬운 상황일 땐 음식들을 올바른 순서대로 먹는다. 채소, 단백질, 지방, 그리고 탄수화물이 섞여 있어 재료를 분리하기 어려운 카레나 빠에야 같은 음식을 먹을 때는 먹는 순서 때문에 스트레스를 받지 않는다. 가끔씩 채소를 먼저 몇 입 먹고, 재료가 섞인 음식을 그대로 먹는다.

중요한 것은 녹말과 설탕을 가능하면 최대한 늦게 먹는 것이다. 작은 변화도 도움이 된다는 것을 잊지 말아야 한다. 채소를 먼저 먹었다면, 녹말을 단백질과 지방에 섞어보자. 그래도 이것은 여전히 더 나은 방법이고, 채소를 마지막에 먹는 것보다 훨씬 더 좋다.

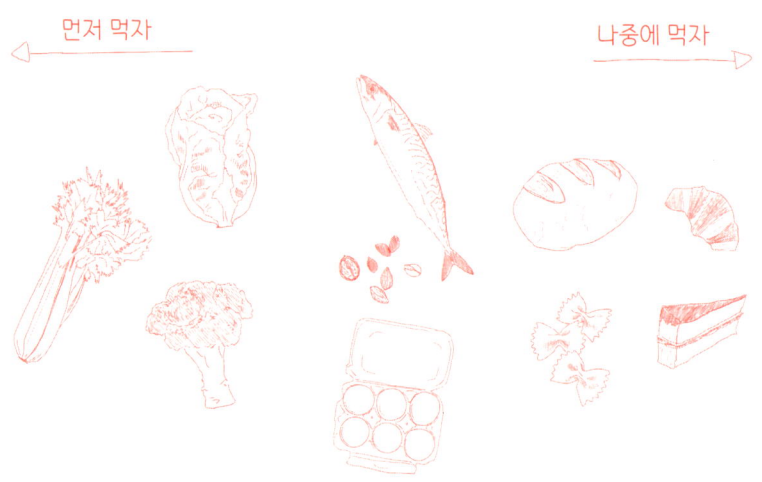

정리해보자

실현 가능한 방법이고, 당신의 식사가 셰프의 스페셜 요리를 힘들게 분해해야 하는 복잡한 시련으로 변하지 않는다면, 포도당으로 변하는 것을 마지막에 먹는 것이 가장 좋다. 채소로 시작하고, 그 다음에 지방과 단백질을 먹고, 마지막으로 녹말과 설탕을 먹어보자. 배고플 때는 곧바로 탄수화물을 먹고 싶겠지만 시간이 지나면서 음식에 대한 갈망이 줄어들 것이다.

과학적 근거를 통해 나는 샐러드로 시작하는 모든 식사를 좋아한다. 그러나 불행하게도 많은 경우 성공하지 못할 위험도 있다. 식당에서 주문한 음식을 기다리는 동안 빵이 먼저 나올 때도 있다. 식사를 녹말로 시작하는 것은 우리가 해야 하는 일의 정반대이다. 이것은 통제 불가능한 혈당 스파이크로 이어질 것이고 나중에는 혈당 급락으로 이어질 것이다. 그리고 음식 갈망을 더 강하게 만들 것이다. 만약 내 레스토랑에서 사람들이 더 많이 먹게 하는 방법을 생각해야 한다면, 빵을 먼저 주면 된다.

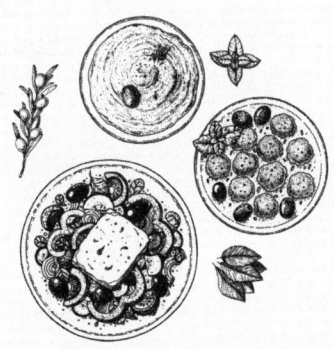

꿀팁 2

모든 식사를
녹색으로 시작하라

위의 제목을 보면 아마 이런 생각이 들 것이다.

"채소를 먼저 먹으라는 이전 꿀팁과 같잖아!"

아니다! 이번 꿀팁은 다른 수준의 것이다. 식사의 시작에 새로운 음식을 더하는 것이기 때문이다. 당신은 평소보다 음식을 더 많이 먹게 될 것이며, 그 과정에서 혈당 곡선이 완만해질 것이다 이러한 칼로리를 추가하는 것이 왜 좋은지는 다음 꿀팁에서 배우게 될 것이다. 두 번째 꿀팁의 목표는 가공되기 전의 음식 상태로 돌아가보는 것이다. 녹말과 설탕이 있는 곳엔 언제나 섬유질이 있었다. 맛있는 채소 샐러드를 추가함으로써 우리는 잃어버린 섬유질을 되찾을 수 있다.

재스를 소개합니다

몇 년 전, 어머니가 항상 갖고 싶어 했던 선물을 드린 적이 있다.

"세상에! 엄마 말이 항상 맞았어!"

이 말이 적힌 카드였다. 스페셜 K와 오렌지 주스를 먹는 것으로 하루를 시작하는 일에 대해서라면, 엄마는 옳지 않았다. 하지만 다른 것들에 대해서는 옳았다. 예를 들면 메일을 정리할 것, 드라이클리닝이 필요한 옷을 사지 말 것(내가 세탁소로 절대 가지 않을 것이기 때문에), 한 달에 한 번씩 냉장고 청소를 할 것 등이 있다. 처음으로 집을 떠나 대학에 갔을 때, 이 조언들을 하나도 따르지 않았다. 주방 가전제품 내부를 닦은 기억도 없다.

나이가 들어갈수록 부모님이 해주신 조언의 지혜를 깨닫게 된다. 혈당 스파이크에 대한 과학을 연구하면서 혈당 곡선을 완만하게 만드는 몇 가지 조언들이 이전 세대가 우리에게 해준 조언과 같다는 것을 보여주는 연구들을 다수 발견했다.

재스(자스민을 줄여 부르는 말)가 발견한 것도 이와 같았다. 재스는 스웨덴의 시골에서 레바논인 어머니와 스웨덴인 아버지 밑에서 자랐다. 그녀의 부모님은 바빴다. 그들은 정규직이었고, 5명의 자녀가 있었다. 그러나 아무리 바빠도 매일 밤 가족은 함께 밥을 먹었다. 저녁 식사의 첫 번째 코스는 항상 큰 샐러드였다.

재스가 집을 떠나고 예테보리에서 교사로 첫 직업을 가졌을 때, 그녀는 나처럼 가족의 조언을 따를 생각을 하지 않았다. 그녀의 하루는 살고 있던 아파트와 근무하던 중학교를 오가는 것으로 이루어졌다. 코스 수업의 늪에 허덕였고, 여러 업무의 마감 기간 사이에, 사회생활을 유지하려고 노력했다. 즉, 음식에 대해 생각할 시간이 없었다. 주로 퇴근길에 식료품점에 들러서 담아온 파스타를 저녁으로 먹었다. 남은 것은 다음 날 점심을 위해서 보관했다.

자신도 모르는 사이에 식습관이 완전히 바뀌었다. 한때 초콜릿을 디저트로만 즐겼던 그녀가 단 것에 중독되었다. 커피숍에 가서 케이크 한 조각을 살 수 있는 휴식시간이 오기를 기다렸고, 하루를 버티기 위해서 정기적으로 단 것을 보충해줘야 했다. 새로운 직업은 부담스러웠고 늘 할 일이 많았으며 자주 피곤했다. 몇 시간마다 단 것을 먹는 일이 유일한 버팀목이었다.

몇 달이 지나자 단 것에 대한 중독성은 더욱 뚜렷해졌다. 단 것을 먹고 있거나, 단 것을 먹을 생각을 하고 있었다. 그녀의 갈망은 통제 불능이 되었다. 갈망이 그녀를 지배하고 있었다. 의지력은 찾아보기 힘들었다. 살이 쪘고, 이마에 여드름이 났으며, 생리주기가 불규칙해졌다. 기분도 좋지 않았다. 그녀의 갈망과 그녀의 뇌와 몸에 일어나는 모든 변화들 때문이었다.

어느 오후, 평소 간식 시간 전에, 재스는 반 학생들에게 생물 교과서 10장 '대사'를 펼치라고 했다. 우리 몸이 음식으로부터 에너지를 얻는 과정, 특히 탄수화물을 섭취할 때 일어나는 일에 대해서 설명하기 위해서였다. 혈당에 대한 수업을 하던 중 여기에 자신을 도울 수 있는 무언가가 있다는 생각을 떨칠 수 없었다. 그 주에 우연히 동료가 '글루코스 여신' 인스타그램 계정을 보여줬다. 많은 것들이 이해되었다. 그녀는 궁금해졌다.

'혈당이 문제일까? 나도 모르는 사이에 혈당 스파이크를 경험하고 있는 것일까? 이것이 초콜릿을 끊지 못하는 것과 하루 종일 피곤한 이유일까?'

그녀는 곧 두 가지 사실을 알아차렸다. 첫째, 배고플 때 항상 탄수화물을 먼저 먹었다. 둘째, 균형 잡힌 식사를 하지 않았다. 실제 그녀가 먹는 점심과 저녁은 대부분 녹말로 이루어져 있었다. 그녀는 자신의 몸으로부터 메시지를 받고 있다는 것을 깨달았다. 무언가 잘 못되었다!

그렇다, 그녀는 분명히 혈당 롤러코스터 위에 있었다. 혈당 곡선을 완만하게 만들기 위해서는 녹말을 먹기 전에 섬유질, 단백질, 그리고 지방을 섭취해야 했다. 이 엄청난 깨달음으로 재스는 가족과 함께 했던 전통을 다시 따르기로 결심했다. 매일 저녁 첫 번째 코스로 샐러드를 먹는 것이었다. 그녀는 레바논 전통 음식인 파투시fattoush 샐러드를 먹으면서 자랐다. 어느 날, 스스로 파투시를 만들었다. 다진 피망, 오이, 토마토와 무를 양상추, 파슬리 한 줌, 대파와 함께 섞고 올리브 오일, 소금, 그리고 레몬즙을 듬뿍 넣어 간을 했다.

섬유질은 많을수록 더 좋다

오늘날 우리가 섭취하는 섬유질 양은 우리가 먹어야 하는 양보다 훨씬 적다. 오직 5퍼센트의 미국인만이 섬유질 일일 권장량을 충족한다. 하루 25그램이다.[16] 미국 정부는 섬유질을 '공중 보건 문제가 우려되는 영양소'라고 부른다.[17] 이러한 섬유질 실종 현상은 주로 식품 가공 과정 때문에 발생한다.

섬유질은 식물의 구조적 내벽에 들어 있다. 특히 식물의 잎과 나무껍질에 풍부하다. 당신이 나무를 먹는 흰개미가 아니라면(만약 맞다면, 당신이 이 책을 읽을 수 있다는 것이 놀랍다!), 대부분의 섬유질을 콩, 채소, 그리고 과일에서 얻을 것이다. 섬유질은 굉장히 중요한 물질이다. 장에 있는 좋은 박테리아에 에너지를 주고, 마이크로바이옴을 강화시키고, 콜레스테롤 수치를 낮추고, 모든 것이 잘 작동하도록 도와준다.[18] 과일과 채소가 많은 식단이 건강한 이유도 섬유질이 풍부하기 때문이다.

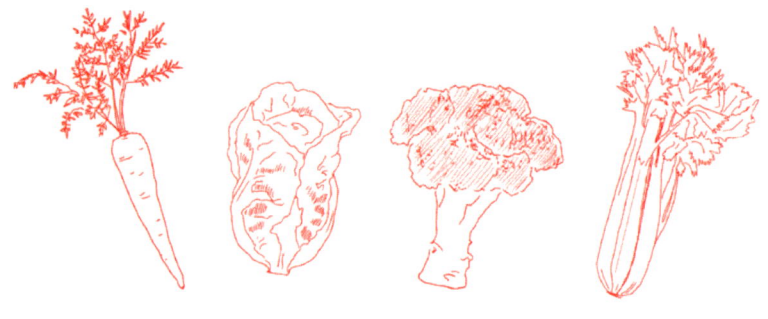

콩류. 잎이 넓은 녹색 채소와 다양한 식물성 식재료는 섬유질의 훌륭한 공급원이다. 혈당 스파이크를 억제하는 데 도움이 되기 때문에 더 많이 먹는게 좋다.

섬유질은 혈당 수치에도 좋다. 장에 끈적거리는 망을 만들어 음식 분자가 장 내벽으로 흡수되는 속도를 늦추고 흡수되는 양도 줄인다.[19] 이것이 혈당 곡선에 미치는 영향은 무엇일까? 첫째, 칼로리가 더 적게 흡수된다. 둘째, 포도당이나 과당 분자가 몸에 흡수되는 양을 줄인다. 이것은 과학적인 방법으로 여러 번 증명되었다. 2015년, 뉴질랜드 과학자들은 실험 참가자들에게 두 종류의 빵을 먹게 했다. 일반 빵과 1회 제공량당 10그램의 섬유질이 함유된 빵이었다. 그들은 추가된 섬유질이 빵이 일으키는 혈당 스파이크를 35퍼센트 이상 감소시킨다는 사실을 알아냈다.[20] 혈당 곡선을 완만하게 유지하면서 빵을 즐기고 싶다면, '통곡물'이 들어 있다고 주장하는 빵은 먹지 마라. 통곡물 빵에 일반적인 '흰색' 빵보다 섬유질이 훨씬 많이 들어 있지는 않다. 호밀과 사워도우 스타터로 만들어진 색이 어둡고 밀도가 높은 빵을 사라. 독일의 전통 빵, 일반적으로 시드 브레드seed bread나 펌퍼니클pumpernickel이라고 부르는 것이다. 이런 종류의 빵이 가장 많은 섬유질을 함유하고 있다.

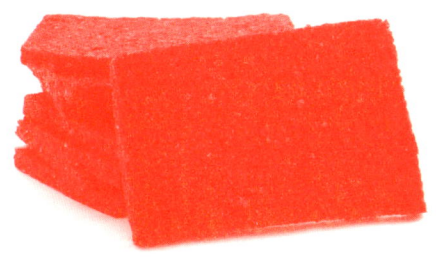

좋은 섬유질이 들어 있는 빵을 원한다면 독일식 빵을 먹어보자.

그러나 이 어두운 빵조차도 식단에 섬유질을 추가하는 가장 좋은 방법은 아니다. 모든 빵은 녹말을 포함하고 있기에 언제나 혈당 스파이크를 일으킨다. 섬유질을 얻을 수 있는 더 나은 방법은 채소를 섭취하는 것이다. 채소는 대부분 섬유질로 이루어져 있고 녹말은 아주 적다. 섬유질을 많이 먹으면 몸에 좋고, 다른 음식을 먹기 전에 섬유질을 먹으면 더욱 좋다. 식사에 채소 전채 요리를 더하면 혈당 곡선에 엄청난 영향을 미친다.

그렇다면 얼마나 많이 먹는 게 좋을까? 당신이 원하는 만큼이다. 가장 좋은 양은 탄수화물의 양과 1대 1 비율이다. 내가 가장 좋아하는 조합은 다음과 같다. 시금치 2컵, 통조림 아티초크 5개, 식초, 그리고 올리브 오일. 내 남동생이 가장 좋아하는 조합은 다음과 같다. 얇게 썬 큰 생 당근 한 개와 후무스.* 이 책의 뒷부분에서 더 많은 아이디어를 찾게 될 것이다.

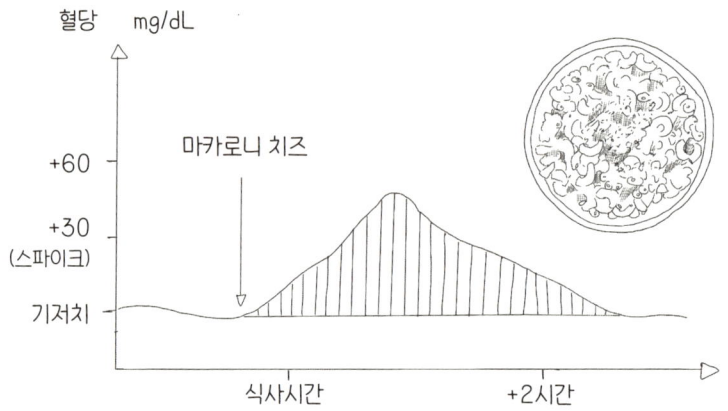

---

* 병아리콩을 으깬 것과 오일, 마늘을 섞은 중동 지방 음식

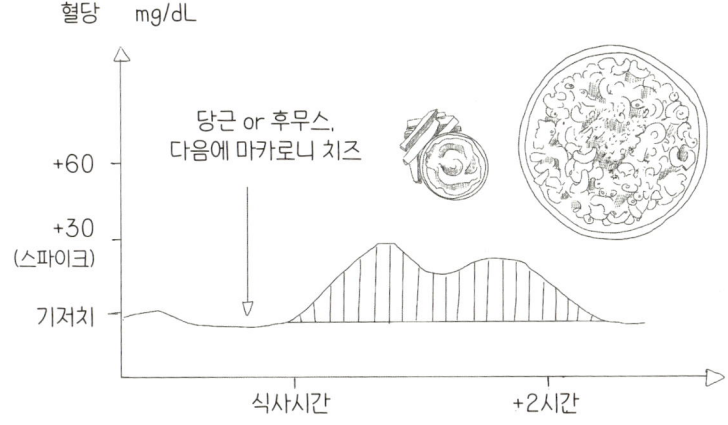

모든 종류의 채소를 식사 스타터로 먹을 수 있다. 당근처럼 초록색이 아닌 채소도 포함된다. 후무스나 렌틸 같은 콩도 추가할 수 있다. 이들도 섬유질로 채워져 있기 때문이다.

전 세계적으로 전통은 과학을 반영한다. 이란과 중앙아시아 국가에서는 많은 사람들이 신선한 허브로 식사를 시작한다. 지중해 국가에서는 식사를 채소로 시작힌다. 이딜리아에서는 절인 가지와 아티초크를 먹고, 프랑스에서는 얇게 썬 무와 봄콩 등을 생으로 먹고, 터키에서 레바논, 이스라엘에 이르는 지역에서는 잘게 썬 파슬리와 잘 익은 토마토, 그리고 오이를 조합한 타불레**를 먹는다. 식사에 채소 전채요리를 넣으면 혈당 곡선이 완만해진다. 포만감도 길게 유지되고, 음식 갈망을 일으키는 혈당 급락이 식후 몇 시간 뒤에 나타나는 것도 막을 수 있다.[21,22]

이제 재스의 이야기로 돌아가보자. 재스는 매일 밤, 저녁 식사를

** 토마토, 파슬리 등을 잘게 다져 레몬즙과 올리브유, 소금으로 드레싱을 한 중동식 샐러드

파투시 샐러드를 먹는 것으로 시작했다. 샐러드를 먹은 뒤엔 평소 먹던 파스타를 먹었지만, 몸에 변화가 일어나기 시작했다. 강력했던 포도당 유입이 잔잔해지면서 혈당 스파이크가 덜 두드러졌고, 혈당 급락이 감소했다.

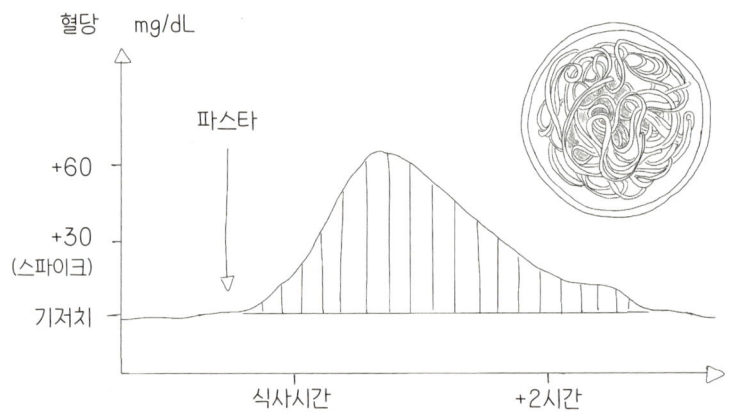

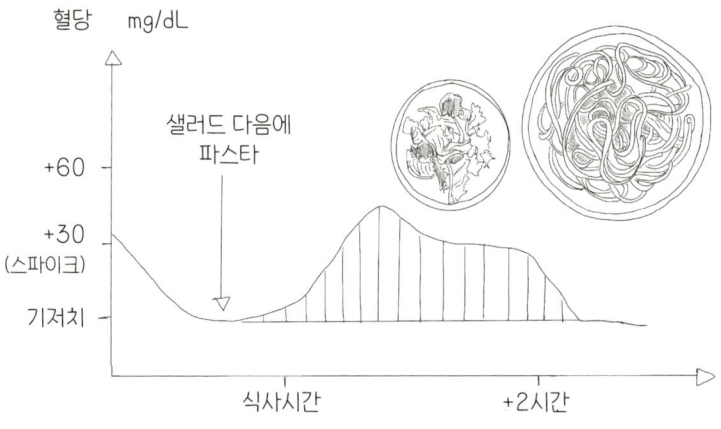

재스가 파스타만 먹었을 때는 혈당 롤러코스터를 타고 있다는 사실을 알지 못했지만 식사에 샐러드를 추가하면서 혈당 곡선이 완만해졌다. 통제 불가능했던 음식 갈망이 줄어들었고 의지력도 돌아왔다.

빠르게 재스의 몸이 나아지기 시작했다. 가장 눈에 띄었던 변화는 공복 상태를 더 오래 유지할 수 있게 된 것이었다. 점심 이후 오후 3시에 배고픔을 느꼈던 과거와 달리 오후 5시까지 포만감을 유지하게 되었다. 집중력이 향상되었고, 학생들에게도 더 많은 인내심을 갖게 되었다. 기분이 좋은 상태로 복도를 다니고, 동료들에게 웃어주는 자신을 발견했다. 더 완만해진 혈당 곡선이 그녀의 배고픔과 감정 모두를 안정시켰다.

10일차가 되었을 때, 재스는 단 것에 대한 입맛을 잃었다. 놀랍게도, 휴식 시간에 주변 빵집 앞을 지나며 빵을 먹고 싶은 욕구 없이 생각했다.

'맛있어 보이는 케이크네.'

단 것을 먹는 습관은 남아 있었지만 참기 힘든 충동은 없었다. 더 이상 갈망을 억누르는 데 에너지를 쓸 필요가 없었다. 갈망이 사라졌기 때문이다. 그녀는 의지력을 되찾았다. 이제는 그것이 슈퍼 파워처럼 느껴졌다.

완만해진 혈당 곡선은 일반적으로 즐겁고 예상치 못한 결과를 가져온다. 베르나데트의 사례처럼, 재스는 노력하지 않고도 체중을 감량할 수 있었다. 183파운드에서 163파운드로 그녀는 지금까지 20파운드를 감량했다. 생리 주기가 정상으로 돌아왔고, 여드름이 없어졌으며, 잠을 더 잘 자고, 몸이 더 좋아진 느낌을 받았다.

"단지 제 몸이 행복하고 안정된 혈당 구역에 머무르는 것에 신경을 썼어요. 그러자 모든 것들이 제자리를 되찾았어요."

시도해보기

가장 좋아하는 채소나 샐러드를 떠올린 후 정성스럽게 준비해서 일주일 동안 모든 점심과 저녁 식사 전에 먹어보자. 음식 갈망이 어떻게 변하는지 관찰해보자.

Q   샐러드와 메인 요리 사이에 얼마 정도 시간 간격을 둬야 하나요?

전혀 기다리지 않고 연속적으로 먹어도 된다. 다만, 샐러드와 나머지 음식 사이의 간격이 2시간 이상 되지 않도록 주의하자. 섬유질이 위와 소장의 상부를 통과하는 데 걸리는 시간이 약 2시간이기 때문이다. 정오에 샐러드를 먹고 오후 1시에 밥을 먹는다면, 샐러드에 있는 섬유질이 밥이 일으키는 혈당 스파이크를 완만하게 만들어줄 것이다. 하지만 정오에 샐러드를 먹고 오후 3시에 밥을 먹는다면 밥이 일으키는 혈당 스파이크를 완만하게 만들지 못할 것이다.

Q   채소를 얼마나 먹어야 하나요?

조금이라도 먹는 것이 아무것도 먹지 않는 것보다 나으며, 채소를 더 많이 먹을수록 더 좋다. 이것에 대한 이상적인 비율에 대한 연구는 아직 이루어지지 않았지만 나는 채소 다음에 먹을 녹말의 양과 똑같은 양의 채소를 먹으려고 노력한다. 샐러드를 만들 시간이 없을 땐 통조림 팜 하트* 2개를 먹거나, 냉장고에 넣어둔 구운 콜리플라워 몇 개를 먹는다. 비록 1대1 비율은 아니더라도 작은 효과를 만드는 데는 충분하고, 채소를 아예 먹지 않는 것보다 낫다.

---

*   야자나무 새순

Q 식사 전 채소로 어떤 것이 적합하나요?

구운 아스파라거스에서 코울슬로, 구운 애호박과 강판에 간 당근에 이르기까지 모든 채소가 적합하다. 아티초크, 루콜라, 브로콜리, 방울 양배추, 가지, 상추, 완두콩 어린 싹, 토마토, 콩류, 그리고 콩으로 만든 일본 음식인 끈적거리는 낫토도 더 많을수록, 더 좋다. 생으로 먹어도 되고 익혀서 먹어도 된다. 그러나 주스로 만들거나 으깨어 먹는 건 삼가는 것이 좋은데 섬유질이 사라지기 때문이다.

수프의 경우는 다르다. 내 어머니가 마트에서 이 음식이 '좋은지, 나쁜지' 물어봤을 때를 기억하는가? 그에 대한 대답은 상대적이다. 수프가 이에 대한 완벽한 예시이다. 수프는 좋은 음식이다. 다양한 영양분과 비타민을 포함하고 있으며, 포만감이 느껴지고, 레스토랑에서 시킬 수 있는 가장 건강한 전채 요리 중 하나이다. 하지만 온전한 채소를 먹는 것보다는 건강하지 않다. 또한 마트에서 산 수프는 주의하는 것이 좋다. 대부분 감자로 이루어져 있어서 녹말로 분해되고 설탕이 추가적으로 포함되어 있을 수도 있다.

Q 시작하기 쉬운 것으로 어떤 것이 있나요?

시금치 한 봉지를 산다. 그릇에 시금치 3컵, 올리브 오일 2큰술, 원하는 종류의 식초 1큰술, 소금과 후추 약간, 페타 치즈 한 줌을 넣고 구운 견과류를 토핑으로 올린다. 약간의 단백질과 지방을 섞는 것은 괜찮고, 몸에도 좋다. 취향대로 페스토, 강판에 간 파마산 치즈, 구운 씨앗류를 추가해도 좋다. 일단 맛있다고 느끼는 것은 준비하기 쉬워야 한다. 이것은 요리가 아니다. 그저 조립하는 것이다. 시판용 드레싱들은 조심해야 하는데 설탕이 첨가되어 있거나 식물성 기름이 많이 포함되어 있기 때문이다. 오일과 식초의 비율을 이용하여 간단하게 만드는 것이 낫다. 나는 매일 일요일에 드레싱을 잔뜩 만들어 냉장고에 넣고 일주일 내내 쓴다.

다음은 위의 음식보다 훨씬 더 빠르게 먹을 수 있는 것들이다.

1 먹다 남은 구운 채소 몇 조각
 (브로콜리나 콜리플라워를 많이 구워서 냉장고에 보관해두자)
2 한입 크기의 절인 채소
3 과카몰리를 곁들인 얇게 썬 오이
4 모짜렐라 치즈 한두 조각을 곁들인 얇게 썬 토마토
5 후무스를 곁들인 애기 당근
6 병에 담긴 절인 아티초크 4개 또는 병에 담긴 다른 채소
7 통조림 팜 하트 2개
8 병에 담긴 화이트 아스파라거스 2줄기

Q 칼로리는 어떡하나요?

좋은 질문이다. 다음 꿀팁에서 설명하겠다. 계속 읽어보자.

Q 보조제는 어떤가요?

보조제보다 온전한 채소를 먹는 것이 항상 좋지만 보조제를 먹는 것이 더 편한 경우, 식사를 시작할 때 섬유질 보조제를 먹는 것이 도움이 된다.[23]

Q 레스토랑에 갔을 때는 어떡하나요?

내 일행이 스타터를 주문할 때, 나는 샐러드를 시킨다. 스타터를 주문하지 않을 때는 메인 요리에 사이드로 간단한 올리브 오일과 식초를 곁들인 채소 샐러드, 찐 완두콩, 시금치 볶음, 또는 심지어 삶은 검은 콩, 흰 강낭콩, 이집트 콩과 같은 채소를 시키고, 메인 요리를 먹기 전에 채소를 먹는다. 채소를 먹고 나서 메인 요리를 먹거나 **빵**을 먹는다.

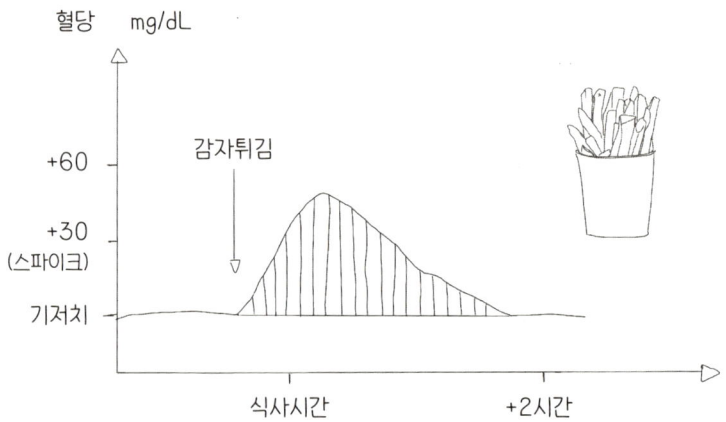

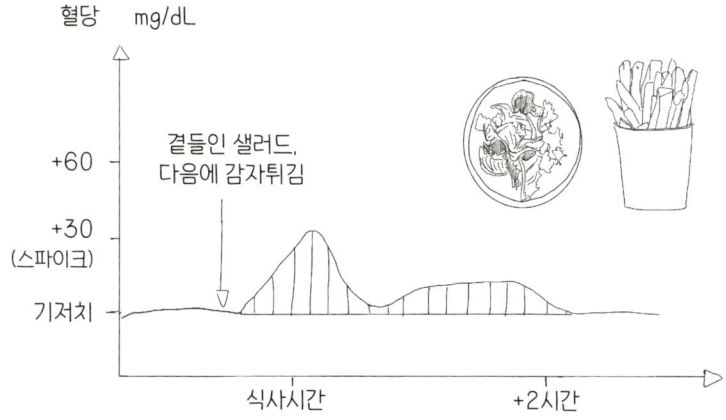

레스토랑에서 스타터를 주문하지 않는다면 올리브 오일과 식초를 곁들인 메인 코스의 사이드 샐러드가 최선의 선택이다. 이렇게 주문하고 샐러드를 먼저 먹자. 섬유질과 지방이 이후에 발생하는 녹말의 도달을 훨씬 더 부드럽게 만들어줄 것이다.

Q 탄수화물에 지방(드레싱)을 추가하는 것이 체중 증가로 이어지지 않을까요?

그렇지 않다. 이것에 대한 진실은 이미 밝혀졌다. [꿀팁 10] '당신의 탄수화물에 옷을 입혀라'에서 더 자세히 설명하겠다.

구스타보와 그의 도우미, 브로콜리를 소개합니다

전 세계 사람들이 일상생활에서 이러한 꿀팁들을 사용할 때 그들은 창의력을 발휘한다. 그들이 사는 국가나 구할 수 있는 것에 따라 달라지는 그들의 해석은 항상 깊은 인상을 준다. 이 꿀팁들이 구스타보에게 어떻게 도움이 되었는지, 특히 유용하다고 생각하는 예를 언급하고자 한다.

구스타보는 멕시코에 사는 세일즈맨이다. 50세에 그는 이미 같은 질병으로 가까운 사람 두 명을 잃었다. 아버지가 2형 당뇨병으로 돌아가셨고 그보다 몇 살 더 어린 동료도 당뇨병 합병증으로 사망했다. 이것은 그에게 경각심을 주었다. 구스타보는 건강이 나빠져 삶이 끝나는 것을 원하지 않았다. 앞으로도 많은 시간 동안 사회에서 활동적인 사람이 되길 원했다. 그는 아직 당뇨병 진단을 받지 않았지만, 심각한 과체중이었다. 당뇨병이 발병하기 전에 몇 년 동안 혈당 스파이크를 경험할 수 있다는 것을 알았을 때, 아버지처럼 자신도 그 방향으로 가고 있다고 확신했다. 물론 당뇨병이 유전자에 의해서만 결정되는 것은 아니다. 부모님이 당뇨병에 걸렸다고 해서 우리도 자동적으로 걸리는 것은 아니다. DNA가 당뇨병 발병 가능성을 높일 수는 있지만,[24] 생활 방식이 더 중요한 원인이다.[25]

'글루코스 여신' 인스타그램 계정을 발견하고 혈당과 당뇨병에 대해 배운 후 구스타보는 변화를 위한 준비를 했다. 주된 장벽은 사교 활동이었다. 저녁 약속이 있을 때면 일행을 따라 녹말과 설탕을 많이 먹었던 것이다. 습관을 바꾸고 싶었지만 친구들의 시선을 감당하기 어려웠다.

"샐러드를 왜 시켜?"

"다이어트 해?"

그는 묘안을 생각해냈다. 저녁 약속에 나가기 전, 집에서 구운 브로콜리 한 접시를 소금과 핫 소스와 함께 먹는 것으로! 배에 브로콜리를 넣고 레스토랑에 도착했을 때 배고픔을 느끼지 않았다. 덕분에 식탁 위의 빵을 쉽게 무시할 수 있었다. 그리고 어떻게 됐든 앞으로 먹을 녹말과 설탕은 브로콜리가 억제할 터였다. 더 적은 혈당 스파이크, 더 적은 인슐린 분비, 더 적은 염증, 더 적은 세포 손상과 함께 2형 당뇨병을 향해 다가가는 길을 막는 일이었다.

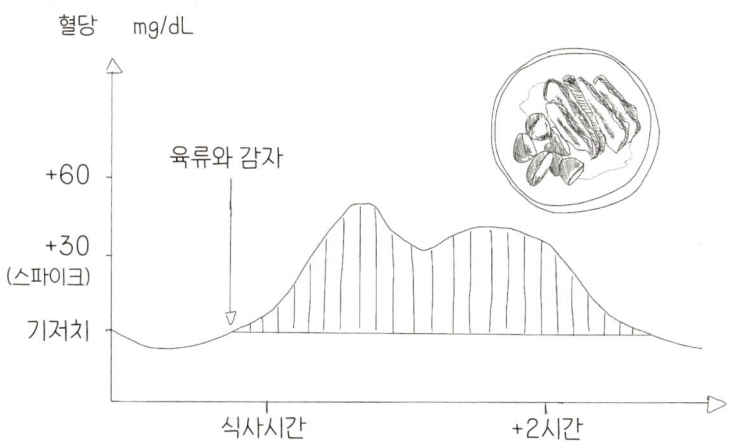

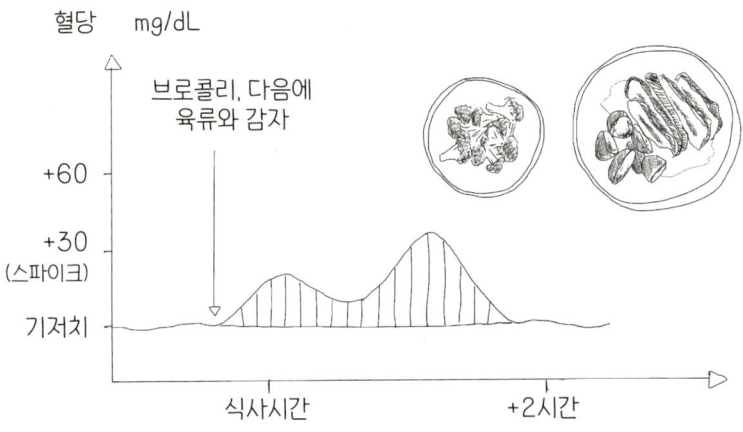

외식을 할 때 채소를 먹을 수 있을지 확신이 서지 않는다면 미리 먹고 나가면 된다. 구스타보는 친구들과 스테이크 하우스에서 만나기 전에 집에서 브로콜리 한 접시를 먹고 나간다.

구스타보는 18개월의 혈당 여정 동안 88파운드를 감량했다. 뒷장에서 그가 사용한 다른 꿀팁들에 대해서도 배우게 될 것이다. 우리가 전화로 얘기했을 때, 그는 어느 때보다 젊게 느껴진다고 행복하게 말했다. 그리고 항상 꿈꿔왔던 통증 없이 5마일 달리기도 해냈다며 신체적 변화는 물론 자신감이 넘치고 많은 것을 알게 된 것 같다고도 했다. 그는 마침내 칼로리가 전부가 아니라는 사실을 이해한 것이다.

꿀팁 3

칼로리 계산을 멈춰라

이전 장에 나왔던 꿀팁을 따라한다면 채소 스타터로 인해 식사에 칼로리가 더해질 것이다. 체중 감량을 원한다면 궁금할 수 있다. 이것이 정말 좋은 생각일까? 추가된 칼로리가 더 살찌게 만들지 않을까? 결론을 말하자면 "아니다." 더 구체적인 답변을 위해서 우리가 섭취하는 칼로리의 종류와 음식을 연소시키는 것에 대한 이해가 필요하다.

음식에 들어 있는 칼로리, 예를 들어 도넛의 칼로리를 측정하려면 다음과 같이 하면 된다. 도넛의 수분을 제거하고 수조에 잠긴 칸막이된 공간에 넣어라. 그런 다음 정말로 도넛에 불을 붙여서 주변에 있는 물의 온도가 얼마나 올라가는지 측정하면 된다. 온도 변화량에 수조에 든 물의 양, 물의 에너지 용량을 곱하면 도넛의 칼로리를 알 수 있다. 1칼로리는 물 1그램을 섭씨 1도 올리는 데 필요한 에너지이다.

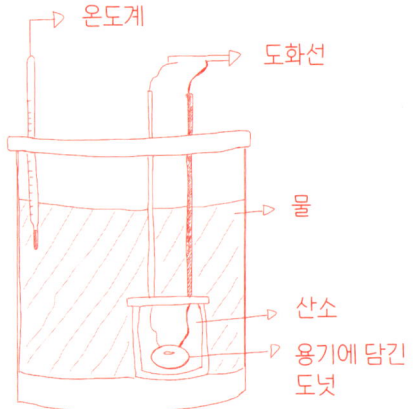

도넛의 칼로리를 측정하려면 도넛이 태워질 때 주변에 있는 물의 온도가 얼마나 높아지는지 측정하면 된다.

"이 도넛과 이 그릭 요거트는 같은 칼로리를 갖고 있다."

이 말의 진정한 뜻은 다음과 같다.

"이 도넛과 이 그릭 요거트를 태우면 주변에 있는 물이 같은 온도만큼 증가된다."

1780년 처음 발명된 열량계라고 하는 이 연소 기술을 통해 과학자들은 모든 물질의 칼로리를 측정할 수 있게 되었다. 당신의 할아버지가 삽으로 불에 집어넣은 석탄(아주 느리게 타고 엄청난 양의 열을 방출한다)은 파운드당 350만 칼로리이다. 반면, 500페이지 분량의 책은 물을 데울 경우 좋은 선택이 아니다. 책은 매우 빠르게 재로 변하고 그 과정에서 방출되는 열도 적기 때문에 칼로리가 석탄의 절반밖에 되지 않는다.

어떤 경우든 칼로리는 생성된 열로 측정할 수 있다. 칼로리 함량으로 음식을 판단하는 것은 페이지 수로 책을 판단하는 것과 같다. 서점에 가서 직원에게 이렇게 말해보자.

"500페이지 분량의 책을 사고 싶어요."

십중팔구 직원은 당신을 이상하게 쳐다보며 추가 설명을 요구할 것이다. 500페이지 책 한 권은 또 다른 500페이지의 책 한 권과 같지 않으며, 마찬가지로 하나의 칼로리는 다른 것과 동일하지 않다.

100칼로리의 과당, 100칼로리의 포도당, 100칼로리의 단백질, 100칼로리의 지방은 연소할 때 같은 양의 열을 방출할 수 있지만, 신체에 미치는 영향은 아주 다르다. 왜 그럴까? 서로 다른 분자로 이루어졌기 때문이다.

이를 증명할 수 있는 사실이 여기에 있다. 2015년 UC 샌프란시스코의 한 연구팀은 동일한 칼로리를 계속 섭취해도 먹는 분자를 바꾸면 몸의 병을 치유할 수 있다는 것을 증명했다.[26] 그들은 과당의 칼로리가 포도당의 칼로리보다 나쁘다는 것을 보여줬다. 과당은 몸에 염증을 일으키고, 세포 노화를 유발하며, 포도당보다 지방으로 더 많이 변한다.

이 연구는 비만 청소년을 대상으로 했다. 우선 과당에서 나온 식단의 칼로리를 포도당의 칼로리로 대체하도록 했다. 도넛처럼 과당을 함유한 식품을 베이글 같이 포도당을 함유하지만 과당은 함유하지 않은 식품으로 대체한 것이다. 섭취하는 칼로리는 일정하게 유지되었다. 무슨 일이 일어났을까? 건강이 더 좋아졌다! 혈압이 개선되었고, 중성지방 대 HDL 비율이 개선되었다. 지방간과 2형 당뇨병의 진행이 거꾸로 가기 시작했다. 이 엄청난 건강의 변화는 단 9일 만에 일어난 것이었다.

결과는 확실했다. 100칼로리의 과당이 100칼로리의 포도당보다 더 나쁘다. 단 음식보다 녹말 음식을 먹는 것이 항상 더 나은 이유이기도 하다. 이 부분은 [꿀팁 9] '간식을 먹어야겠다면, 덜 달게 먹어라'에서 더 자세히 설명하겠다. 만약 과당을 줄이고 단백질, 지방 및 섬유질로 과당을 대체했다면, 예를 들어 도넛을 그릭 요거트와 구운 브로콜리로 대체했다면, 그 효과가 훨씬 더 긍정적이었을 것이다.

"건강을 위해 칼로리를 줄여야 한다."

이 말은 사실이 아니다. 칼로리는 동일하게 유지하되 섭취하는 분자를 바꾸면 몸을 치유하는 데 더 많은 일을 할 수 있다.

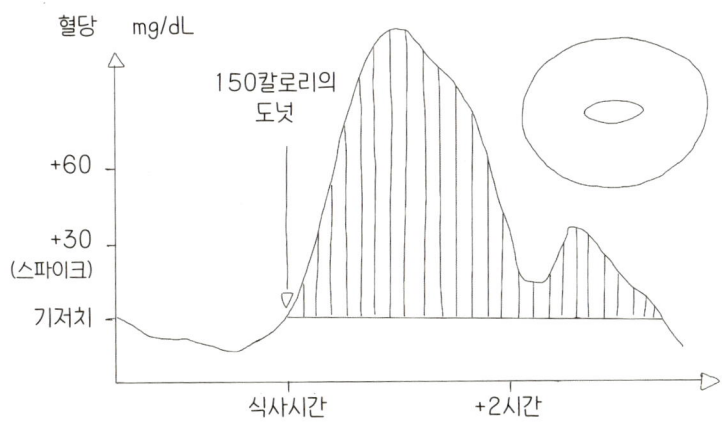

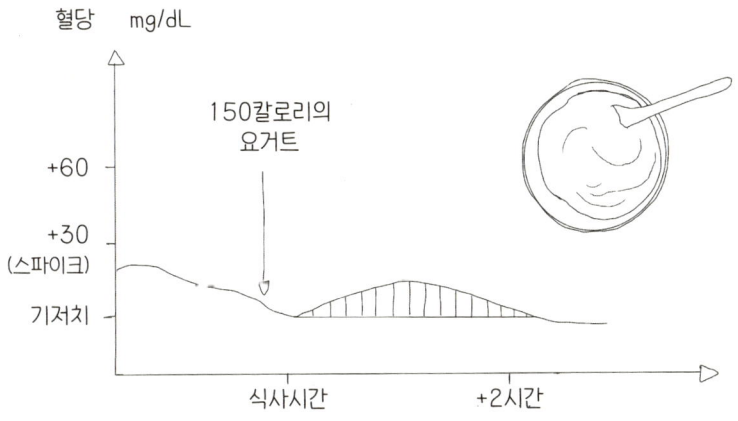

같은 칼로리, 다른 결과이다. 과당이 있는 도넛의 칼로리는 지방으로 전환되어 몸에 염증을 일으키고, 세포를 노화시킨다. 과당이 없는 요거트의 칼로리는 훨씬 더 적은 영향을 미친다.

체중 감량은 어떨까? 단순히 칼로리를 적게 섭취하는 일에 달려있을까? 이것에 대한 진실 또한 밝혀졌다. 위에서 언급한 연구에 단서가 있다. 연구에 참여한 몇몇 청소년들은 이전과 같은 양의 칼로리를 섭취했음에도 불구하고 체중이 감소하기 시작했다. 불가능한 일이라고? 확실히 우리가 오랫동안 들어왔던 것과는 다른 이야기임에는 틀림없다.

최근 과학적 연구에 따르면, 혈당 곡선을 완만하게 만드는 데 집중하는 사람들은 칼로리를 적게 섭취하지만 혈당 곡선을 완만하게 만들지 않는 사람들보다 더 많은 칼로리를 섭취하고도 더 많은 지방을 쉽게 뺄 수 있다.[27] 다시 말하겠다. 혈당 곡선을 완만하게 만드는 식단을 하는 사람들은 더 적은 칼로리를 섭취하지만 혈당 스파이크를 겪는 사람들보다 더 많은 칼로리를 섭취하면서 체중을 더 많이 감량할 수 있다.

2017년, 미시간 대학교에서 진행된 연구에 따르면, 과체중 대상자들이 혈당 곡선을 완만하게 하는 데 집중할 때, 더 많은 칼로리를 섭취했음에도 불구하고, 더 적은 칼로리를 섭취하고 혈당 수치에 신경을 쓰지 않은 대상자들보다 17파운드 대 4파운드로 체중이 더 감소했다.[28]

이것은 인슐린과 관련이 있다. 혈당 수치를 낮추면 인슐린 수치도 함께 내려간다. 60개의 체중 감량 연구를 분석한 2021년 리뷰는 인슐린 감소가 먼저 일어나며 체중 감소에 항상 선행한다는 것을 증명했다.[29]

건강과 체중 감량은 우리가 먹는 음식의 칼로리보다 소화하는 분자 종류와 더 관련 있다. 우리가 혈당 곡선을 완만하게 하는 데 집중한다면, 칼로리를 완전히 무시하고 체중을 감량할 수 있다.[30] 이것은 어느 정도 적절한 판단으로 수행되어야 한다는 것을 기억하자. 하루에 1만 칼로리의 버터를 먹으면 혈당 곡선은 완만하겠지만 체중은 증가할 것이다. 이에 대한 '글루코스 여신' 커뮤니티 회원들의 피드백은 거의 보편적이었다. 혈당 스파이크를 일으키지 않도록 주의한다면 칼로리 계산을 하지 않고도 포만감이 느껴질 때까지 먹을 수 있으며, 그러고도 여전히 체중을 감량할 수 있다는 것이다. 이것이 바로 마리가 한 일이었고, 이 일은 마리의 인생을 바꾸었다.

마리를 소개합니다: 그녀는 간식을 참지 못한다.

28세가 된 마리는 피츠버그에 거주하며 기술회사에서 근무한다. 거의 10년 동안 늘 간식이 가득 든 가방을 들고 출근했다. 그것은 포기할 수 없는 것이었다, 90분마다 간식을 먹지 않으면 몸이 떨리고 속이 울렁거려서 앉아있어야만 했다. 그녀의 일상 시간표는 이 요구사항을 중심으로 짜여졌다. 어떤 일정이 1시간 30분 이상 지속되고 그동안 먹지 못한다는 것을 알게 되면 참석하지 않았다. 조카의 세례 식만은 예외로 두었지만 교회에 들어가기 식전 시리얼 바를 먹었고 끝나자마자 차로 달려가 과자 칩을 뜯었다.

아마 당신도 특정 시간에 먹지 않으면 기분이 안 좋아지는 사람을 알고 있을 것이다. 아니면 당신이 그런 사람일 수도 있다. 이런 일을 경험하는 사람들은 때때로 이렇게 말한다.

"나는 저혈당이야."

이 말이 잘못된 것은 아니지만, 태어났을 때부터 저혈당은 아니었을 것이다. 대부분 저혈당은 이전에 먹었던 간식 이후에 분비된 인슐린으로 인해 발생한다. 그렇기에 다음과 같은 표현이 더 정확하다.

"내 혈당 수치가 곤두박질치고 있어."

인슐린이 혈당 스파이크 이후 포도당을 저장소에 저장할 때, 혈당 곡선은 부드럽고 종 모양이 된다. 혈당은 꾸준히 낮아지며 혈당이 공복 수준으로 돌아온다.

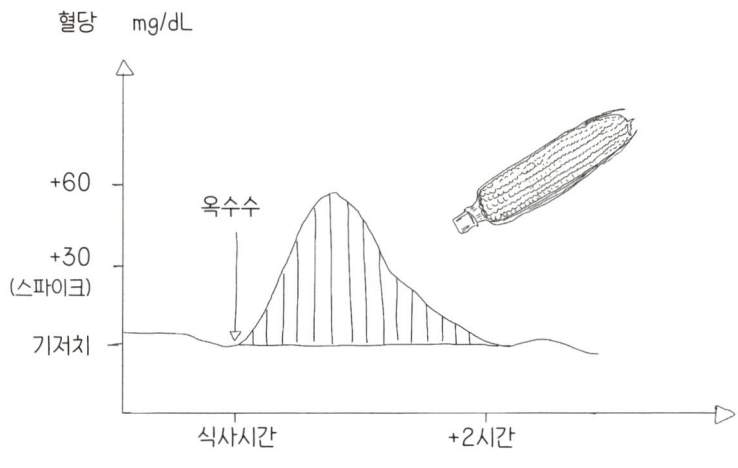

식사 후 인슐린이 혈당 수치를 정상으로 되돌리는 예시. 스파이크 후 혈당은 기저치 수준으로 다시 돌아왔다.

그러나 때때로 췌장은 과도한 양의 인슐린을 분비한다. 그 결과 너무 많은 양의 포도당이 저장소로 보내진다. 혈당이 공복 수준으로 다시 돌아오는 대신 혈당이 실제로 곤두박질치고 잠시 정상 이하로 떨어지게 된다. 이것을 '반응성 저혈당'이라고 한다. 혈당 수치가 떨어지면 몸이 혈액으로 여분의 포도당을 방출하여 다시 혈당을 회복하기 전에 부작용을 경험하게 된다. 배고픔, 음식 갈망, 떨림, 현기증, 또는 손과 발의 찌릿찌릿한 느낌. 마리는 이것을 하루 종일 몇 번이고 느꼈다.

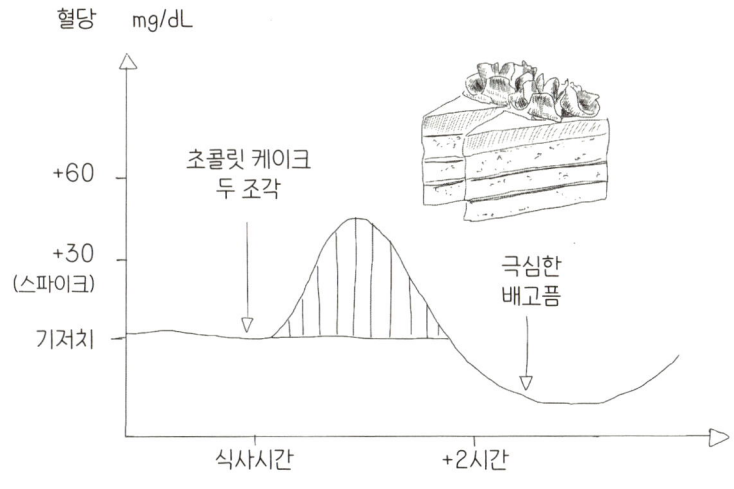

반응성 저혈당과 이로 인해 발생하는 배고픔의 예시. 스파이크 이후 혈당 수치가 기저치보다 한참 아래로 곤두박질쳤다.

반응성 저혈당은 흔하게 나타나며 특히 다낭성 난소 증후군처럼 혈당 관련 문제가 있는 사람들에서 자주 볼 수 있다.[31] 얼마나 적게 또는 얼마나 많이 경험하는지는 사람들마다 매우 다양하다. 당뇨병이 있을 경우 반응성 저혈당이 몸에 미치는 영향이 더 두드러진다. 혼수상태를 유발할 정도로 혈당 수치가 엄청나게 낮아진다.[32] 당뇨병이 없더라도 식사를 한 지 2시간에 약간의 혈당 감소가 극심한 배고픔을 유발할 수 있다. 혈당이 더 많이 감소할수록 다음 식사를 하기 전에 배고픔을 더 많이 느낄 것이다.[33]

검진 결과 마리는 반응성 저혈당으로 확인되었다. 이 검사는 포도당이 많이 함유된 쉐이크를 마시고 3시간 동안 혈액 수치를 검사하여 혈당이 기저치 아래로 떨어지는 것을 감지하는 것이 포함된다. 반응성 저혈당은 마리가 십대 때부터 받아온 긴 건강 문제 목록에 추가되었다. 갑상선 기능 저하증, 건선성 관절염, 에스트로겐 우세, 칸디다균 감염, 발진, 건선, 장 누수 증후군, 만성 피로, 불면증, 야간 불안. 한번은 그녀가 갑상선 약 처방을 받으러 갔을 때, 약사가 자신이 지금껏 조제한 갑상선 약 중에서 가장 높은 복용량 중 하나라고 말했다. 특히 28세 사람에게는 더욱.

그래도 마리는 더 좋은 컨디션을 만들기 위해 최선을 다했다. 하루 종일 간식을 먹어야 한다고 느꼈기 때문에, 간식이 '건강'한지 확인했다. 그 당시 그녀는 '건강'이 대부분 칼로리가 낮은 채식식품을 의미한다고 생각했다. 평소 일일 권장량인 2,000칼로리를 절대 초과하지 않는 방식으로 칼로리 섭취에 주의했으며, 매일 아침 1만보를 걸었다.

그녀의 평범한 하루는 다음과 같이 흘러갔다. 아침 5시에 일어나자마자 과일과 그래놀라를 먹는다(배가 너무 고파서 일찍 눈이 떠졌다). 아침 6시에 저지방 과일 요거트를 먹는다. 오전 8시에 100칼로리 시리얼 팩을 먹는다. 오전 9시 30분에 팝 타르트*를 먹는다. 오전 11시에 채식 랩을 먹는다. 점심으로 채식 샌드위치를 코코넛 물과 100칼

---

* 시리얼의 일종

로리의 프레첼과 함께 먹고, 90분 후에 100칼로리의 쿠키 팩을 먹는다. 매일 오후 4시에 포도 1파운드를 먹는다. 이것은 포도알 약 180개이다. 저녁 식사 1시간 전에 과자를 먹고, 저녁으로는 많은 양의 밥과 약간의 콩을 먹고, 잠자기 전에 초콜릿 한 조각을 먹는다.

그녀는 '적절한' 양의 칼로리를 섭취하고 있었지만 항상 배가 고팠다. 만성 피로를 느꼈고, 매일 정오가 넘으면 에너지가 없어서 아무것도 할 수 없었다. 하루에 무려 커피 10잔을 마실 정도로 너무 피곤했다.

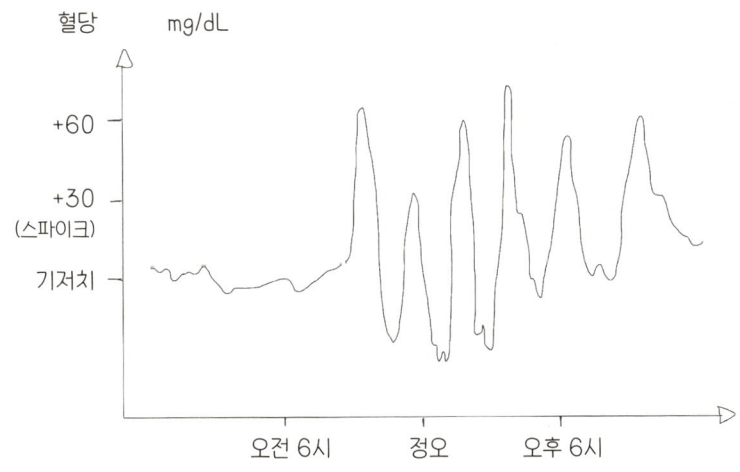

이 그래프는 마리와 같은 진단을 받은 사람의 혈당 곡선을 나타낸다. 스파이크와 반응성 저혈당이라고 부르는 정상 수치 아래의 급락이 많이 보인다.

반응성 저혈당 진단을 받은 사람들은 혈당이 너무 낮아지지 않도록 몇 시간마다 간식을 먹어야 한다는 말을 자주 듣는다. 하지만 이것은 문제를 더 크게 만들 뿐이다. 혈당을 다시 치솟게 만들고, 인슐린을 방출시키고, 혈당 수치를 다시 곤두박질치게 하는 달거나 녹말이 든 음식을 먹으면 악순환이 반복될 뿐이다. 절대 멈추지 않는 혈당 롤러코스터 위에 올라간 것이나 마찬가지인 것이다.

반응성 저혈당을 해결하는 효과적인 방법은 실제로 근본적인 문제를 다루는 것이다. 반응성 저혈당을 완전히 되돌리는 일이 가능한가? 그렇다. 혈당 곡선을 완만하게 만드는 것이다. 혈당 스파이크가 작을수록 더 적은 양의 인슐린을 방출하고 더 적은 혈당 급락을 경험한다. 몸은 몇 시간마다 녹말이 가득하고 달달한 간식을 기대하지 않는 법을 배우게 되고, 인슐린이 더 적은 상태에서 비축된 지방을 연료로 태우기 시작한다.

몸이 적응하기까지 며칠 또는 몇 주가 걸릴 수 있기 때문에 녹말이 가득하고 달달한 간식을 점차적으로 줄이는 것이 중요하다. 이것이 마리가 더 나은 몸 상태를 갖기 위해서 필사적으로 해야 했던 일이었다. 다행히도 그녀는 혈당증glycemia의 의미를 검색하고 인터넷을 타고 내려가다가 내 인스타그램 계정을 찾았다.

그녀는 혈당 곡선을 완만하게 만들면 반응성 저혈당이 사라진다는 것을 알게 되었다. 반응성 저혈당은 혈당 스파이크를 일으키는 식단에 의해 나타나는 증상이기 때문이다. 그래서 마리는 몇 가지 변화를 만들었다. 혈당 곡선이 완만하게 유지되는 한 필요하다고 생각하는 만큼 먹는 것이었다. 탄수화물을 마지막에 먹었고, 식사에 샐러드를 추가했고, 더 많은 단백질, 지방, 그리고 섬유질을 식단에 넣었다. 그녀는 설탕과 녹말이 대부분이고 섬유질은 전혀 없는 가공 식품을 주로 먹던 식습관에서 섬유질이 많은 자연 식품을 주로 먹는 것으로 바꾸었다. 더 이상 칼로리 계산을 하지 않았지만 확실히 예전보다 더 많이 먹었다.

이제 그녀는 아침 식사로 오트밀을 아마 씨앗, 헴프 씨앗, 견과류, 콩 단백질 파우더와 함께 먹고, 소시지를 사이드로 먹는다. 점심 식사로는 삶은 계란 2개, 당근 스틱, 셀러리, 땅콩버터 또는 아보카도, 콜라겐 파우더와 치아 씨앗 1큰술과 코코넛 오일 반큰술, 그리고 채소가 많이 들어 있는 단백질 스무디, 그리고 마지막으로 바나나 반 개를 먹는다. 오후 간식으로는 그릭 요거트, 블루베리, 단백질 바 반 개를 먹는다. 저녁으로는 생선 또는 닭고기, 그리고 아보카도 오일로 볶은 케일과 구운 고구마를 먹는다.

마리는 나에게 전화로 좋은 소식을 알려주었다.

"음식 없이 4시간을 보낼 수 있게 됐어요! 심지어 공복 상태로 운동도 가능해졌어요. 이 꿀팁들이 제 삶을 되찾아줬어요!"

몇 시간에 한 번씩 찾아왔던 배고픔은 순식간에 과거의 일이 되었다. 반응성 저혈당 또한 마찬가지였다. 다른 것들도 변했다. 에너지 수준이 1~2주 만에 증가하여 하루에 커피 10잔에서 1잔으로 바뀌었다. 피부 트러블이 사라졌다. 발진과 건선도 사라졌다. 두통도 사라졌다. 불면증, 공황발작, 류마티스 관절염도 개선되었다. 에스트로겐 수치도 정상으로 돌아왔다. 그리고 약 5파운드를 감량했다. 갑상선 기능도 개선되었다. 몇 달에 한 번씩 검사를 받으면서 복용량이 줄었다. 약사는 그녀의 처방전에 대해 더 이상 언급하지 않았다.

이 중에서도 가장 좋은 것은 더 이상 가방에 간식을 넣지 않아도 된다는 점이었다. 그럴 필요가 없어졌다. 남에게는 사소한 일일지 몰라도 마리에게는 모든 것이었다.

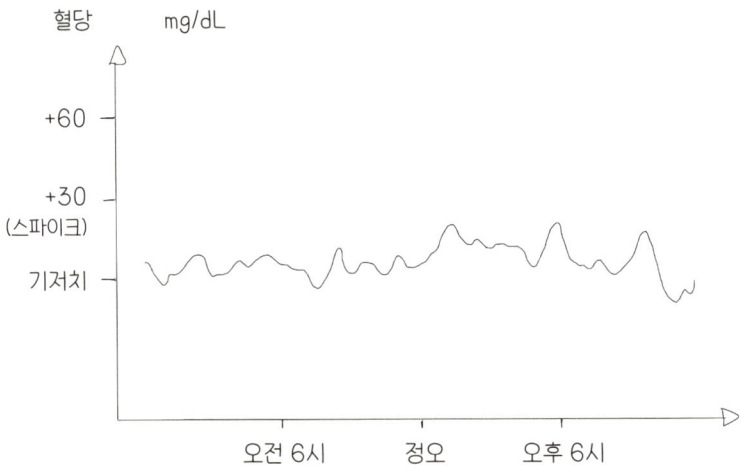

이것은 현재 마리의 일일 혈당 수치이다: 건강 범위 내에서 작은 변화가 있고, 더 이상 반응성 저혈당 증상은 보이지 않는다. 그녀는 이전보다 더 많은 칼로리를 섭취하며, 몸 상태가 훨씬 더 좋아졌다.

이것이 우리에게 어떤 의미를 갖는가?

칼로리가 혈당 스파이크 억제에 도움이 된다면 두려움 없이 식사에 칼로리를 추가할 수 있다. 섬유질, 지방, 또는 단백질이라면 말이다. 드레싱이 뿌려진 샐러드를 식사에 추가한다면 이 추가된 칼로리는 도움이 된다. 샐러드가 혈당과 인슐린 수치를 떨어뜨리는 데 돕는 역할을 하고, 섬유질이 만드는 그물망으로 인해 샐러드 후에 먹는 음식으로부터 더 적은 칼로리를 흡수할 것이기 때문이다. 균형을 잘 유지하면 포만감은 오래 느끼고, 더 많은 지방을 태울 수 있으며, 체중도 감량할 수 있다.

이 논리를 뒤집어보자. 식사에 포도당이나 과당을 추가하면 혈당 스파이크를 증가시켜 체중 증가, 염증 증가 및 포만감 감소로 이어진다.

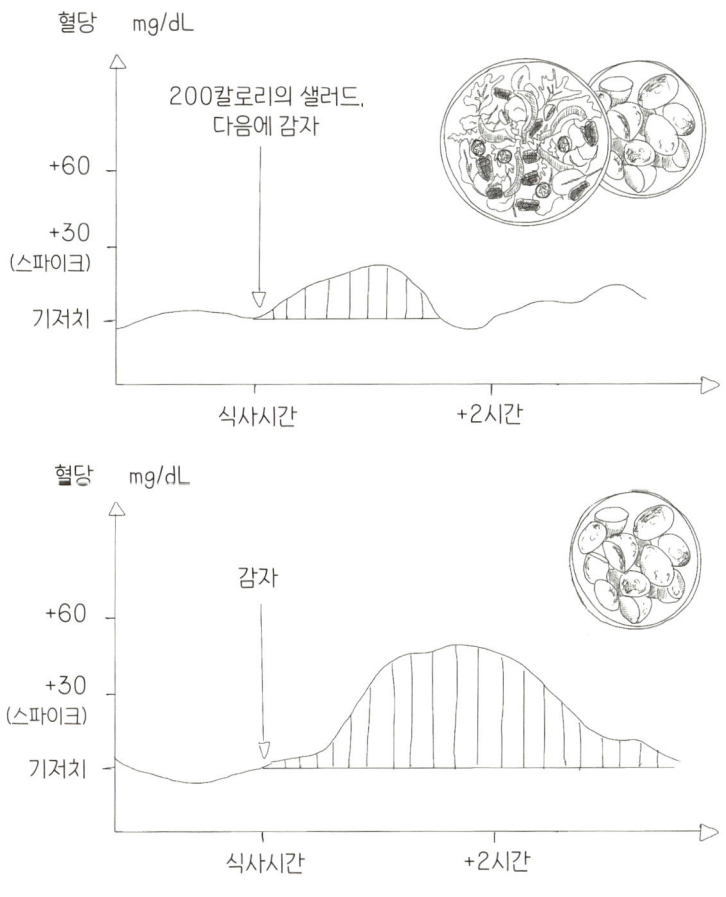

식사에 섬유질과 지방으로 이루어진 샐러드 200칼로리를 추가하면, 칼로리는 추가되지만 그 칼로리가 혈당과 인슐린 스파이크를 억제하는데 도움을 준다. 이것은 추가해도 좋은 칼로리이다.

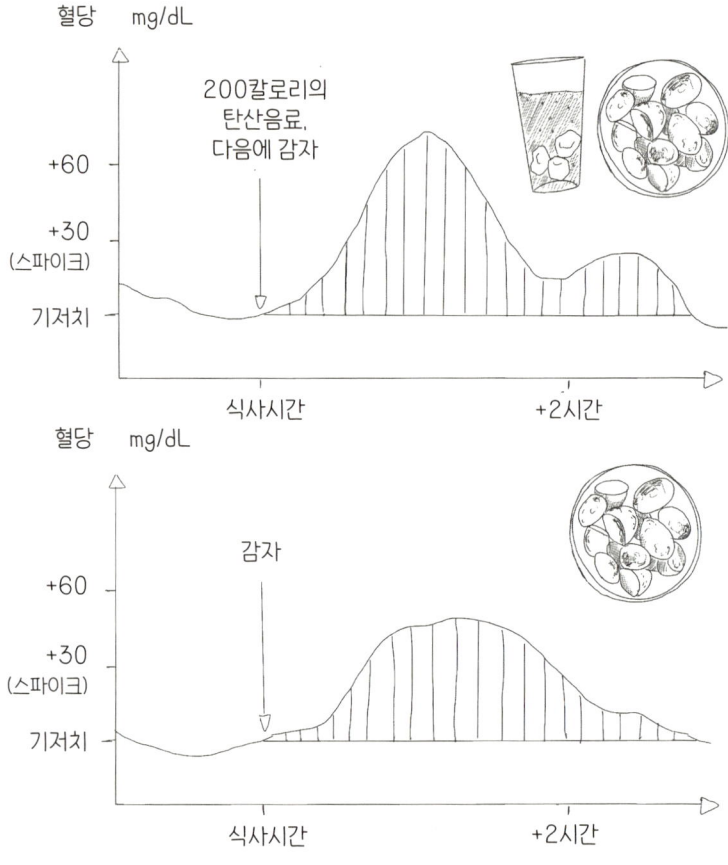

식사에 포도당과 과당으로 이루어진 탄산음료 200칼로리를 추가하면, 그 칼로리가 혈당 및 인슐린 스파이크를 증폭시킨다. 또한 빅3(포도당, 과당, 인슐린)의 농도도 증가시킨다. 이들은 결코 추가하기 좋은 칼로리가 아니다.

가공식품 업계가 최선을 다해 숨기려고 하는 사실은 모든 칼로리가 동일하지 않다는 것이다. 그들은 박스 안에 실제로 무엇이 들어있는지 조사하려는 우리의 관심을 돌리기 위해 칼로리 계산 뒤로 숨는다. 박스 안에 진짜 들어 있는 것은 무엇일까? 포도당과 달리 근육에서 연료로 태울 수 없고 거의 대부분 소화 후 지방으로 변하는 다량의 과당이다. 마트에 갔을 때 과자 봉지에 어떤 말이 강조되어 있는지 잘 보면 내 말이 무슨 뜻인지 알게 될 것이다. 그런데도 식품 제조업체가 모든 칼로리가 동일하다고 주장하는 이유가 무엇일까? 진실이 이익에 위협이 되기 때문이다. 알고 보면 간단한 속임수에 불과하다.

이것이 바로 스페셜 K가 상업적인 성공을 거두고 소비자들에게 전형적인 체중 감량 시리얼로 인식된 방식이다. '단 114칼로리!'라고 자랑스럽게 광고하지만 상대적으로 칼로리가 낮음에도 불구하고, 스페셜 K에는 콘플레이크 같은 다른 시리얼보다 2배나 많은 양의 설탕이 포함되어 있다. 이 사실에 대해서 우리는 두 번 생각하지 않았고, 알지도 못했다. 설탕과 녹말로 된 114칼로리가 혈당 스파이크를 유발한다는 사실을 알지 못했다. 계란과 토스트를 통해 얻는 114칼로리보다 확실하게 체중이 증가된다는 사실도 몰랐다. 혈당 롤러코스터로 가는 지름길이라는 것도 몰랐다. 이것 때문에 하루 종일 음식 갈망으로 이어지게 될 줄도 역시 몰랐다.

하지만 이제는 지속적인 혈당 모니터와 호기심 많은 과학자들 덕분에 아침 식사로 시리얼을 먹는 일이 하루를 시작하는 좋은 방법이 아니라는 것이 명백해졌다.

꿀팁 4

아침 식후 혈당 곡선을 완만하게 만들어라

캘리포니아에 위치한 스탠포드 대학교 캠퍼스에는 연속 혈당 모니터 연구를 전문으로 하는 연구팀이 있다. 2018년 그들은 모든 위대한 과학자들이 하는 일을 했다. 추정적 믿음에 도전한 것이다. 구체적으로 말하자면, 당뇨병 환자가 아니라면 혈당 수치를 걱정하지 않아도 된다는 일반적으로 받아들여지는 믿음을 시험하기로 한 것이다. 이보다 논쟁의 여지가 더 큰 두 번째 도전은 문화적 규범이 된 관행을 시험하기로 한 일이었다. 아침 식사로 시리얼을 섭취하는 것이 몸에 좋다는 사실 말이다.

남녀 합쳐서 20명의 참가자가 모집됐다. 그들 중 누구도 2형 당뇨병 진단을 받은 적이 없었다. 그들의 의사가 1년에 한 번 측정하는 공복 혈당은 정상 범위에 있었다. 그들은 실험에 참여하기 위해 평일 아침에 실험실에 도착했다. 연속 혈당 모니터를 착용한 상태에서 우유와 함께 콘플레이크 한 그릇을 먹는 것으로 실험이 구성되었다.[34]

연구 결과는 놀라웠다. 시리얼 한 그릇이 건강한 사람들의 혈당 수치를 당뇨병 환자만 도달할 수 있다고 생각되는 조절이 불가능한 영역으로 보내버린 것이다. 20명의 참가자 중 16명은 혈당 조절에 문제가 있다는 신호를 보내는 당뇨병 전단계 기준인 140mg/dL 이상의 혈당 스파이크를 경험했으며, 심지어 일부는 2형 당뇨병 범위인 200mg/dL 이상의 혈당 스파이크를 경험했다. 물론 이 결과가 참가자들이 당뇨병에 걸렸다는 것을 의미하지는 않았다. 그들은 당뇨병이 없었다. 그러나 건강한 사람들도 당뇨병 환자만큼 혈당이 급증할 수 있고 혈당 스파이크가 일으키는 해로운 부작용을 겪을 수 있다는 점만은 확실했다. 획기적인 발견이었다.

시리얼 한 그릇이 혈당 스파이크를 일으킨다는 사실은 경험적으로 이해가 간다. 시리얼은 정제된 옥수수나 정제된 밀 알갱이를 고온 가공 처리한 다음, 납작하게 밀거나 다양한 모양으로 부풀려 만든 것이다. 남는 것은 섬유질이 전혀 없는 순수한 녹말이다. 녹말은 그 자체로 맛있는 것은 아니기 때문에 포도당과 과당으로 만든 자당인 설탕이 첨가된다. 비타민과 미네랄도 섞여 있지만 이것이 다른 구성 요소의 해로움을 능가하지는 못한다.

미국에서만 매년 총 27억 상자의 시리얼이 판매된다.[35] 가장 인기 있는 브랜드는 허니넛 치리오스 Honey Nut Cheerios이며, 이것은 스탠포드 연구에서 사용된 시리얼보다 3배 많은 설탕을 함유하고 있다.[36] 연구팀이 관찰한 놀라운 결과는 일반적으로 발생하는 혈당 스파이크에 비해 보수적일 가능성이 높을 수도 있다.

6천만 명의 미국인이 아침 식사로 매일 허니넛 치리오스 같은 시리얼을 먹으며,[37] 혈당, 과당 및 인슐린 수치를 위험한 수준으로 올리고 있는 셈이다. 동시에 6천만 명의 미국인이 몸에 자유 라디칼 무리를 생성하고, 췌장에 부담을 주고, 세포에 염증을 일으키고, 지방 저장소를 늘리고, 침대에서 일어난 직후부터 음식 갈망으로 가득 찬 하루를 만들고 있는 것이다.

솔직히 그들의 잘못이 아니다. 시리얼은 싸고, 맛있고, 비몽사몽인 순간에도 쉽게 먹을 수 있다. 내 어머니는 오랫동안 매일 그래왔다. 그러나 비록 시리얼이 무해해 보일지라도 진실은 그렇지 않다는 것이다. 그래놀라도 마찬가지이다.

오늘날 우리가 먹는 방식 때문에 이른 아침 혈당 스파이크가 정상인 것처럼 느껴질지도 모른다. 시리얼, 잼을 바른 토스트, 크루아상, 그래놀라, 패스트리, 스위트 오트, 비스킷, 과일 주스, 팝 타르트, 과일 스무디, 아사이 볼, 바나나 빵 등 서구 국가의 일반적인 아침 식사는 대부분 녹말과 설탕으로 구성된다. 엄청난 양의 포도당과 과당이다.

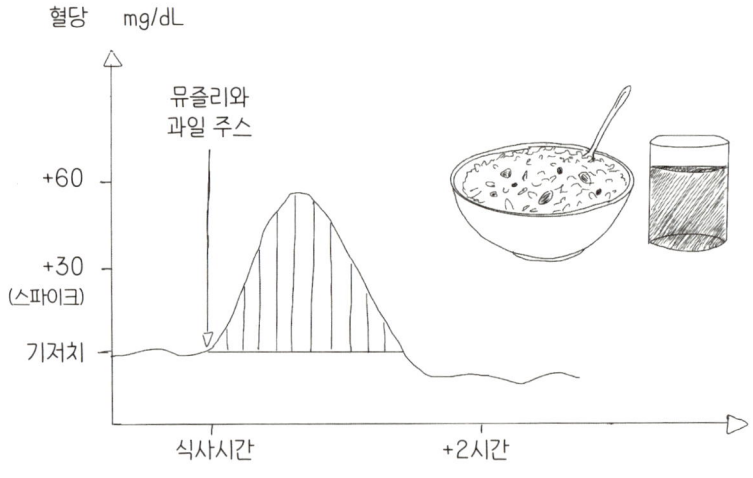

미국에서 일반적인 아침 식사는 시리얼과 과일 주스이다. 엄청난 혈당 스파이크이다.

아침 식사로 단 음식을 먹으면 에너지를 얻을 수 있기 때문에 좋다는 것은 널리 퍼진 생각이다. 나도 어린 시절 매일 아침 크레페에 누텔라를 바르면서 이렇게 생각했다 그러나 실제로는 옳지 않다. 단 음식을 먹으면 기분이 좋아지지만 에너지를 얻는 좋은 방법은 아니다.

왜 그런 걸까? 포도당을 섭취하면, 인슐린 생성이 시작된다. 인슐린은 포도당의 맹공격으로부터 우리를 보호하고자 하므로 순환 시스템에서 포도당을 제거한다. 새로 소화된 분자는 연료로 사용되기 위해 순환 시스템에 머무는 대신 글리코겐이나 지방으로 저장된다.

과학 실험들이 이를 확인해준다. 두 가지 식단을 비교하면, 탄수화물이 많은 식단은 소화 후 사용 가능한 순환하는 에너지가 더 적다.[38] 아침 식사에 탄수화물이 많다는 것은 사용 가능한 에너지가 더 적다는 것을 의미한다. 그러나 이것이 내가 여기서 밝히려는 전부가 아니다.

"아침 식사는 하루 중 가장 중요한 식사"라는 말을 아는가? 이 말은 사실이지만, 당신이 생각하는 방식으로는 아니다.

아침 식사가 당신을 은밀하게 통제하는 방법

침실에서 춤추다가 옷장 모서리에 발을 세게 부딪치면 통증을 느낀다. 아프다. 나는 한번 그러다가 발가락을 부러뜨렸다. 다친 부위를 얼음으로 덮고 감싸도 평소 신던 신발을 신을 수 없을 정도로 심하게 부을 수도 있다. 당연히 기분이 나빠진다.

"무슨 일 있어?"

동료나 가족이 묻는다면 이유를 명확하게 설명할 수 있다.

"오늘 아침에 발가락을 다쳐서 기분이 안 좋아요."

인과관계가 명확하다. 음식이 우리에게 미치는 영향에 대해서는 연관성이 모호하다. 우리는 혈당 스파이크가 큰 아침 식사가 우리에게 주는 악영향을 즉시 느끼지 못한다. 만약 시리얼 한 그릇을 먹자마자 발작을 일으켜 식탁에 쓰러진다면 즉시 그 연관성을 알 수 있을 것이다. 그러나 신진대사 과정이 진행되면서 분해되고 시간이 지나 합쳐지며, 하루에 일어나는 다른 모든 일과 섞이는데 몇 시간이 걸리기 때문에 인과관계를 밝히기 위해서는 약간의 탐정 능력이 필요하다. 적어도 그것을 이해할 때까지는.

큰 혈당 스파이크를 일으키는 아침 식사는 우리를 더 빨리 배고프게 할 것이다.[39] 게다가 하루 종일 혈당 수치에 악영향을 끼치기 때문에 점심과 저녁 식사에도 큰 스파이크를 만들 것이다.[40] 이것이 스파이크를 일으키는 아침 식사가 혈당 롤러코스터로 가는 직행 티켓인 이유이다. 반면, 스파이크를 일으키지 않는 아침 식사는 점심과 저녁 식사를 더욱 안정적으로 만들 것이다.[41]

아침에 일어나자마자 공복 상태일 때 우리 몸은 혈당에 가장 민감하다. 위가 비어 있는 상태이기 때문에 위에 도착하는 모든 것들이 빠르게 소화된다. 아침에 설탕과 녹말을 섭취하는 일이 종종 하루 중 가장 큰 스파이크로 이어지는 것이다. 아침은 설탕과 녹말만 먹기에 최악의 시간이지만 대부분의 사람들이 설탕과 녹말만 먹는 시간이기도 하다. 설탕은 식사 후 디저트로 먹는 것이 훨씬 좋다. 이것에 대해서는 [꿀팁 6] '달달한 간식보다 디저트를 먹어라'에서 더 자세히 설명하겠다.

──── 시도해보기 ────

평소 아침 식사 재료를 적어보자. 어떤 것이 녹말인가? 어떤 것이 설탕인가? 당신은 아침으로 설탕과 녹말만 먹고 있는가?

내가 주로 먹는 것은…	설탕	녹말	단백질, 지방, 또는 섬유질
예시 오렌지 주스	✓		
예시 귀리		✓	
예시 버터			✓

혈당 수치를 더 안정적으로 유지하기 위해 식단을 바꾼 사람들과 대화를 나누면서, 아침 식사 꿀팁이 중요하다는 것을 느꼈다. 아침 식사를 잘 선택하면 하루 종일 몸 상태가 좋다. 에너지가 많아지고, 음식 갈망이 억제되고, 기분이 좋아지고, 피부가 깨끗해진다. 이뿐만이 아니다. 혈당 롤러코스터가 아니라 조종석에 앉게 된 느낌이 들 것이다. 올리비아가 발견한 것은 바로 이것이었다. 비록 발견하기까지 시간은 조금 걸렸지만, 한번 발견한 후에는 다시는 이전으로 돌아가지 않았다.

좋은 설탕, 나쁜 설탕, 그리고 올리비아

조절되지 않는 혈당의 증상은 모든 연령대에 영향을 줄 수 있다. 아르헨티나의 부에노스아이레스 인근 마을에 사는 18세 올리비아는 둘세 드레체*와 같은 단 음식에 대한 갈망, 이마에 나는 심한 여드름, 불안, 저녁이 되면 피곤하지만 잠에 들지 못하는 증상 등 벌써부터 여러 가지 증상들을 겪고 있었다.

올리비아는 탄소 발자국을 줄이기 위해 2년 전 16세 때 채식을 시작했다. 한 접시의 음식이 채식(또는 비건 또는 글루텐 프리 또는 유기농)이라는 사실이 꼭 좋다는 것을 의미하지는 않는다. 식단에 관계없이 우리 모두는 혈당 수치에 대해서도 생각해야 한다.

그녀가 친구들에게 자신의 증상에 대해 이야기했을 때 그들은 아침에 비타민이 들어 있는 건강한 음식을 먹어야 한다고 말했다. 그리

---

* 캐러멜로 만든 아르헨티나의 전통 디저트

고 올리비아가 평소에 먹는 잼을 바른 토스트와 핫초코 대신 과일 스무디를 먹을 것을 제안했다. 그들은 초콜릿에는 '나쁜 설탕'이 들어 있고, 과일에는 '좋은 설탕'이 들어 있다고 설명했다.

올리비아는 친구들의 말을 듣고 바나나, 사과, 망고, 키위를 갈아 만든 과일 스무디로 매일 아침을 시작했다. 많은 사람들이 어떤 음식은 좋지만 어떤 음식은 해롭다고 생각한다. 예를 들면 과일에 든 설탕은 좋지만 사탕이나 케이크에 들어 있는 설탕은 해롭다는 식이다.

우리도 한때 그 아이디어에 세뇌되었다. 한 세기 전, 미국의 오렌지 생산자를 대표하며 이후에 선키스트라고 불리게 된 캘리포니아 과일 재배자 거래소는 오렌지 주스에 대해 이렇게 주장했다.

"건강에 도움이 되는 비타민과 희귀한 소금과 산이 들어 있습니다."

그리고 오렌지 주스의 일일 섭취량을 홍보하는 전국적인 캠페인을 만들었다.[42] 그러나 그들은 과일 주스가 몸에 매우 해롭다는 사실과 수십 가지 다른 음식에서 오렌지 주스보다 더 좋은 비타민과 항산화제를 얻을 수 있다는 사실을 언급하는 것을 잊었다. 불행하게도 올리비아의 친구들도 이와 비슷한 이야기에 빠져 있었다. 그들은 과일로 만든 모든 것이 건강한 선택이라고 생각했던 것이다.

그러나 이것은 설탕의 본질을 오해한 것이다. 설탕은 다 같은 설탕이기 때문이다. 옥수수나 사탕무에서 얻어져 백색 가루로 결정화되어 만들어진 설탕이나, 오렌지에서 액체 형태로 유지된 상태로 과일 주스로 만들어진 설탕은 동일하다. 어떤 식물에서 왔는지 상관없이 포도당과 과당 분자는 몸에 동일한 영향을 미친다. 그리고 과일 주스에 들어 있는 비타민 때문에 과일 주스가 해롭다는 사실을 부정하는 것은 위험한 생각이다.

하지만 우리가 설탕을 먹어야 한다면 과일을 통째로 먹는 것이 최고의 방법이다. 첫째, 생과일에는 설탕이 소량으로 존재한다. 그리고 한번에 사과 3개나 바나나 3개를 먹기는 힘들다. 이것은 스무디에 들어 있는 양이다. 만약 당신이 사과 3개나 바나나 3개를 먹었더라도 스무디로 마시는 것보다 과일로 먹는 데 더 오랜 시간이 걸리기 때문에 포도당과 과당도 훨씬 더 천천히 소화된다. 둘째, 생과일에는 설탕과 함께 섬유질이 동반된다. 섬유질은 혈당 스파이크를 크게 줄여 준다.

과일 조각을 갈면 섬유 입자가 더 이상 보호 기능을 수행할 수 없는 작은 입자로 분쇄된다.[43] 우리가 씹을 때는 이런 일이 일어나지 않는다. 인간의 턱은 초당 400회 회전하는 믹서기의 금속 칼날만큼 강력하지 않다. 과일을 갈고, 짜내고, 말리고, 당을 농축하고 섬유질을 제거하자마자 그것은 우리 몸에 빠르고 강하게 영향을 미친다. 이것은 혈당 스파이크로 이어진다.

과일이 원래 형태를 잃어버릴수록 몸에 해로워진다. 사과는 사과 소스보다 좋고, 사과 소스는 사과 주스보다 낫다. 과일이 주스로 만들어지고, 건조되고, 설탕에 절여지고, 통조림이 되거나 잼으로 만들어지는 즉시, 케이크 조각을 대하듯 디저트로 대해야 한다. 갓 짜냈거나, 구입했거나, 과육이 있거나 없든 간에 오렌지 주스 한 캔에는 설탕 24그램이 들어 있다.[44] 이것은 섬유질이 전혀 없는 오렌지 3개에 들어 있는 농축된 설탕 양으로[45] 코카콜라 한 캔에 들어 있는 설탕 양과 같다.[46] 오렌지 주스 한 캔으로 미국심장학회에서 정한 하루 동안 섭취해야 하는 설탕 양의 한계에 도달한 것이다(미국심장학회에서는 여성의 경우 25그램, 남성의 경우 36그램 이하를 권장한다).[47]

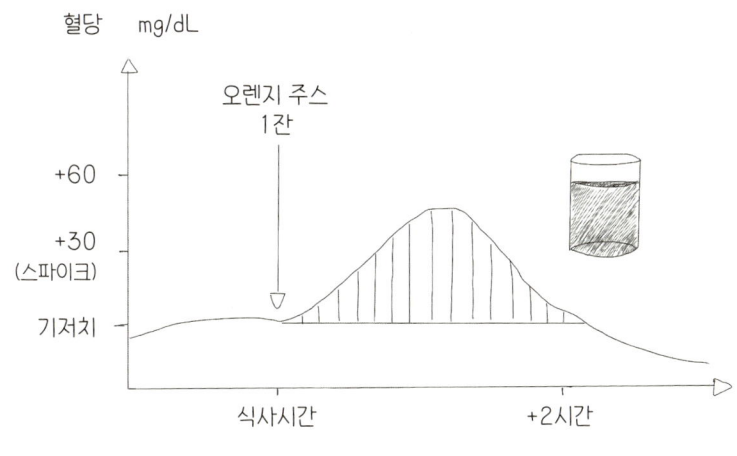

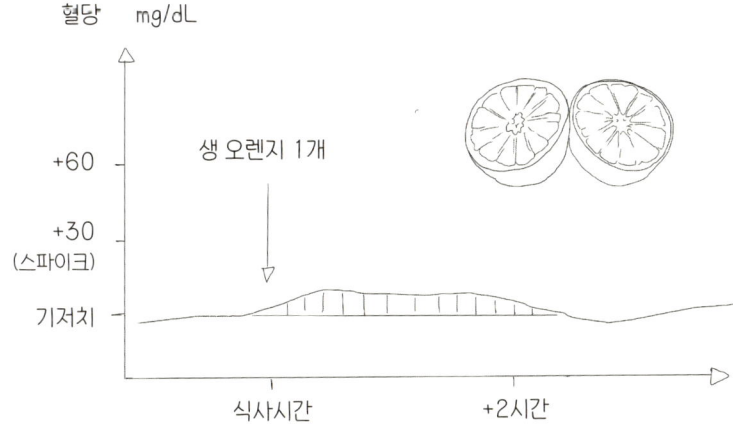

과일 주스에는 비타민이 들어 있다. 하지만 비타민 때문에 과일 주스를 마시는 것은 와인에 들어 있는 항산화제 때문에 술을 마시는 이유인 것과 같다.

아침 식사를 바꿨음에도 불구하고 올리비아의 상태는 개선되지 않았다. 하지만 그녀는 계속해서 스무디를 매일 마셨다. 결과는 어땠을까? 여드름이 악화되고, 에너지가 감소하고, 불안이 증가하고, 밤에 잠들기가 더욱 힘들어졌다. 올바르게 먹기 위해서 그 어느 때보다 열심히 노력했는데도 왜 몸 상태가 더 나빠진 것처럼 느껴졌을까? 과일 스무디가 예전에 먹던 아침 식사보다 더 큰 혈당 스파이크를 만들었기 때문이다.

다행히도 올리비아는 '글루코스 여신' 인스타그램 계정을 발견했고 자신이 혈당 스파이크 증상을 겪고 있다는 것을 알았다. 현명한 선택이라고 생각했던 과일 스무디가 실제로 그렇지 않다는 것을 알게 된 것에 크게 안도했다. 그녀는 이후에 어떤 행동을 했을까? 덜 달게 먹기로 결심했다.

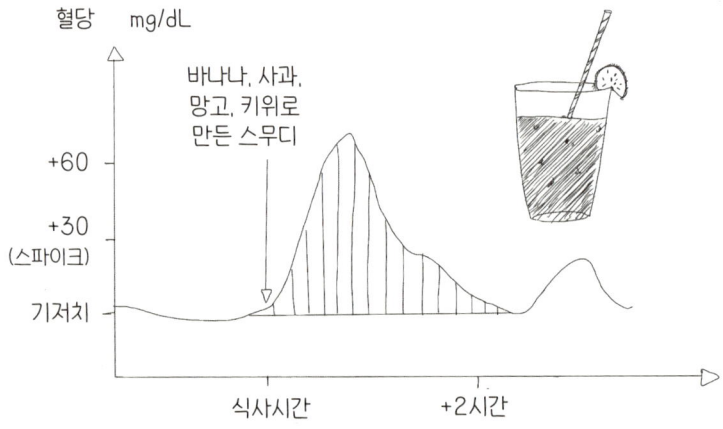

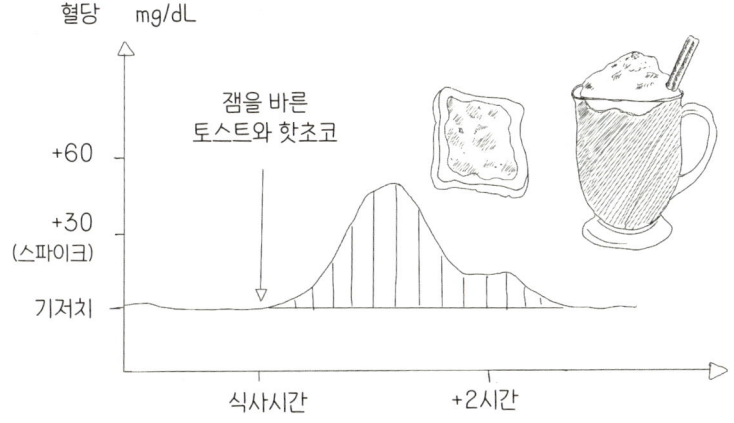

핫초코 한 잔과 함께하는 아침 식사보다 과일 스무디가 더 건강하다고 생각할 것이다. 그러나 가공된 과일은 초콜릿보다 나을 것이 없다. 스무디에 과일과 함께 다른 재료를 넣으면 보다 건강한 음료로 만들 수 있다. 이상적인 스무디 레시피에 대한 자세한 내용은 몇 페이지 뒤에 나와 있다.

풍미를 즐겨라

혈당 곡선을 완만하게 만들기 위해 할 수 있는 가장 좋은 방법은 아침 식사를 풍미 있게 먹는 것이다. 대부분의 국가에 풍미를 즐기며 먹는 옵션이 존재한다. 일본의 경우 메뉴에 항상 샐러드가 있으며 터키는 고기, 채소, 치즈를 메뉴에서 찾아볼 수 있다. 스코틀랜드에는 훈제 생선이 있다. 그리고 미국은 오믈렛이 있다.

이 꿀팁은 정말 강력해서 아침을 풍미 있는 것으로 먹으면 나중에 단 음식을 먹어도 부작용이 거의 없을 정도이다. 뒤에 나올 꿀팁들에서 그 이유를 알려주겠다.

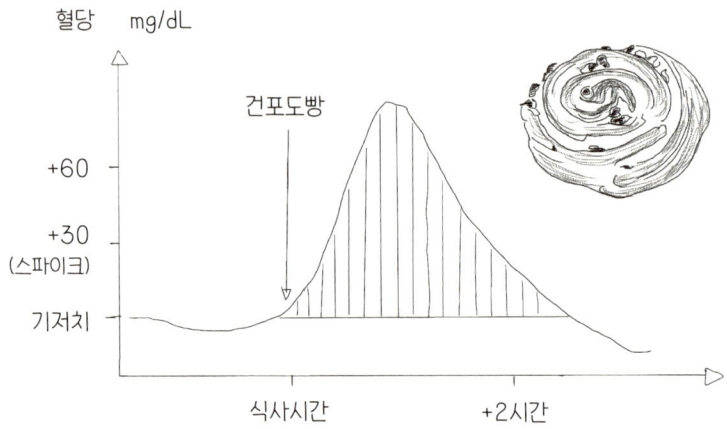

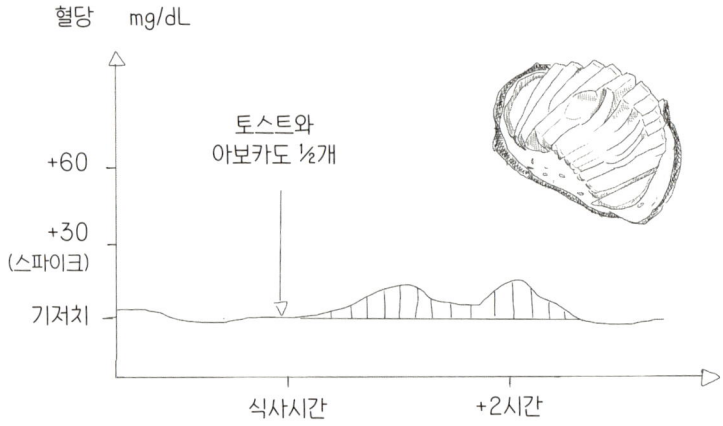

건강한 아침 식사를 만들고 싶다면 풍미 있는 것으로 먹어라. 칼로리가 동일한 2개의 아침 식사는 혈당 수치와 인슐린 수치에 매우 다른 영향을 미친다. 위쪽 그래프를 보면 녹말과 설탕으로 만들어진 아침 식사는 체중 증가와 염증으로 이어지고, 식후에 포만감이 빨리 없어진다. 아래쪽 그래프를 보면 녹말과 지방으로 만들어진 아침 식사는 그러한 부작용들이 전혀 없다.

◇ **나만의 풍미 있는 아침 식사를 만들어보자**

안정적인 혈당 수치를 위한 이상적인 아침 식사에는 적당한 양의 단백질, 섬유질, 지방, 그리고 옵션으로 마지막에 먹는 것이 좋은 녹말과 과일이 포함된다. 카페에서 아침 식사를 해결한다면, 초콜릿 크루아상이나 잼을 바른 토스트보다 아보카도 토스트, 계란 머핀, 또는 햄 치즈 샌드위치를 사라.

◇ **당신의 아침 식사에 단백질이 포함되도록 신경 써라**

이것은 매일 아침 날달걀 10개를 먹어 치우는 것을 의미하지 않는다. 단백질은 그릭 요거트, 두부, 고기, 콜드 컷, 생선, 치즈, 크림치즈, 단백질 파우더, 견과류, 견과류 버터, 씨앗류, 계란 스크램블, 구운 계란, 수란, 또는 반숙 계란에 들어 있다.

◇ **지방을 추가하라**

버터 또는 올리브유를 이용하여 계란 스크램블을 만들고 아보카도 몇 조각을 추가하거나 그릭 요거트에 아몬드, 치아 씨앗, 또는 아마 씨앗 5개를 넣어라. 무지방 요거트는 절대 먹지 마라. 그것은 포만감에 도움이 되지 않는다. 이유는 나중에 설명하겠다. 5퍼센트 레귤러 요거트나 그릭 요거트로 바꿔라.

◇ **섬유질이 들어 있으면 더욱 좋다**

아침에 섬유질을 먹는다는 것은 아침부터 채소를 먹는 것을 의미하기 때문에 어려울 수 있다. 아침에 섬유질을 먹지 않는다는 이유로 누구도 뭐라고 하지 않을 것이다. 하지만 할 수 있다면 시도해보자. 나는 계란 스크램블에 시금치를 섞거나, 토스트 위에 있는 얇게 썬 아보카도 밑에 시금치를 넣는 것을 좋아한다. 말 그대로 시금치에서 버섯, 토마토, 애호박, 아티초크, 자우어크라우트[*], 렌틸 콩, 양상추에 이르기까지 모든 야채가 가능하다.

◇ **맛을 위해서 녹말이나 생과일을 넣어라**(선택 사항)

귀리, 토스트, 쌀, 감자 또는 모든 종류의 생과일이 될 수 있다. 가장 좋은 옵션은 베리이다. 올리비아는 풍미 있게 먹는 아침 식사 꿀팁을 시도해 보기로 결심했다. 다음 날, 그녀가 가장 먼저 한 일은 계란을 사는 것이었다. 접시에 추가로 넣을 음식에 대한 아이디어를 얻기 위해 가장 좋아하는 점심과 저녁 식사 재료를 떠올렸는데 결과적으로 맛있는 요리를 완성할 수 있었다. 아보카도, 해바라기 씨, 올리브 오일, 그리고 약간의 천일염을 넣은 오믈렛이었다. 얼마 지나지 않아 그녀는 몸에 나타난 변화를 느꼈다. 몸이 더 가볍고, 덜 붓고, 건강하고, 에너지로 가득 차 있다고 느꼈다.

---

[*] 양배추를 싱겁게 절여서 발효시킨 독일식 김치

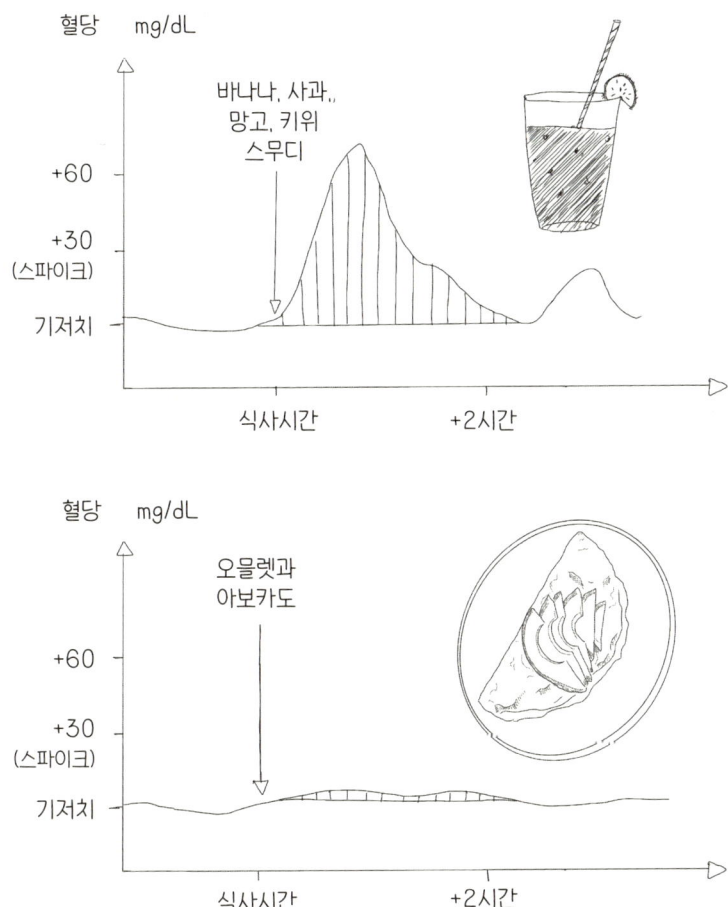

아침 식사가 달아야 한다는 전통은 완전히 잘못되었다. 포만감과 안정적인 에너지를 위해서 아침 식사를 단백질, 지방, 그리고 섬유질로 채워보자.

변한 것은 그녀의 몸뿐만이 아니었다. 그녀의 뇌도 달라졌다. 집중력이 더 날카로워졌고(그녀는 디자인 학교 2학년이다), 성적도 올랐다. 과학자들은 다양한 아침 식사가 인지 테스트 수행에 어떤 영향을 미치는지 측정하려고 노력했다. 그리고 설탕이 뇌 활동을 좋게 만드는지에 대한 대답은……. 38개의 연구를 검토한 결과 결정적인 결론을 내릴 수는 없었지만 혈당 곡선을 완만하게 만드는 아침 식사가 인지 능력을 향상시킬 수 있다는 것이 밝혀졌다.[48]

하루의 첫 끼가 만드는 혈당 곡선이 하루의 나머지 시간에 영향을 준다. 혈당 스파이크가 없으면 올리비아가 배운 것처럼 당신은 포만감을 느끼며 안정적인 에너지로 하루를 잘 보낼 것이다. 혈당 스파이크가 솟구치면 저녁까지 지속되는 음식 갈망, 배고픔, 그리고 에너지 저하의 연쇄 반응이 일어날 것이다. 이러한 연쇄 반응은 날이 갈수록 심해진다. 일상적인 식습관의 한 측면만 개선하고자 한다면 최대의 효과를 보기 위해 혈당 곡선을 완만하게 만드는 것을 먹는 것이 좋다. 몸에 즉각적으로 변화가 나타날 것이다.

정말이지 이것은 바꿀 수 있는 가장 실용적인 변화 중 하나이다. 미리 계획하는 것이 가능하다. 당신의 의지는 아침 시간에 최고이다. 그리고 보통 그 시간대에는 계획을 포기하게 만드는 친구들이 옆에 없다. 약속하건대 혈당에 좋은 아침 식사는 시리얼 한 그릇처럼 쉽게 만드는 것이 가능하다.

5분짜리 풍미 있는 아침 식사

여러 가지를 조합해서 먹어도 된다.

◉ 요리가 필요 없는 메뉴

1. 크림치즈를 넣은 베이글, 토핑으로는 상추 몇 잎과 칠면조 조각
2. 참치 캔 하나, 피칸과 올리브 몇 개, 올리브 오일 조금
3. 호두와 체다 치즈 몇 장을 곁들인 사과
4. 과일 조각, 타히니* 조금, 소금을 곁들인 전지방 요거트
5. 견과류 버터 2큰술, 블루베리 한 줌을 넣은 그릭 요거트
6. 후무스 3큰술, 레몬 즙, 올리브 오일, 소금을 곁들인 아보카도 반 개
7. 섬유질과 단백질이 많이 들어간 견과류 위주로 된 집에서 만든 그래놀라 또는 시리얼 (만드는 방법은 책 뒤의 치트 시트 참조)
8. 슬라이스 햄을 올린 크래커
9. 훈제 연어 몇 장과 아보카도, 토마토
10. 아몬드 버터를 바른 토스트
11. 으깬 아보카도를 올린 토스트
12. 올리브 오일을 조금 넣은 토마토와 모짜렐라
13. 내가 제일 선호하는 것: 어제 저녁에 먹고 남은 음식! (가장 빠른 옵션이다!)

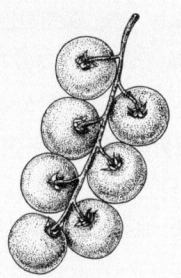

* 중동에서 널리 쓰는 참깨 소스

🍳 요리가 필요한 메뉴

1. 검정콩과 뭉툭 썬 아보카도로 채워진 또띠야
2. 영국식 아침 정식(계란, 소시지, 베이컨, 콩, 토마토, 버섯, 토스트)
3. 핫 소스와 아보카도를 곁들인 완숙란
4. 팬에 구운 할루미 치즈, 토마토, 샐러드
5. 볶은 채소와 수란
6. 계란 후라이를 얹은 퀴노아 죽
7. 소시지와 구운 토마토
8. 으깬 염소 치즈를 곁들인 계란 스크램블
9. 계란 후라이를 올린 토스트
10. 계란 후라이를 올린 따뜻한 렌틸 콩

여전히 달달한 아침

달달한 아침과 작별할 준비가 되지 않았다면, 아침에 일어나자마자 팬케이크를 만드는 것을 좋아하는 까다로운 이모와 지내는 경우라면, 다음과 같이 하면 된다. 달지 않은 것을 먹은 뒤에 단 음식을 먹는 것이다. 우선 첫 번째로 단백질, 지방, 그리고 섬유질을 먹는다. 계란, 전지방 요거트 몇 스푼, 또는 위에 적힌 '5분짜리 풍미 있는 아침 식사'에 나온 모든 음식 조합이 가능하다. 그리고 이후에 단 음식을 먹는다. 시리얼, 초콜릿, 프렌치 토스트, 그래놀라, 꿀, 잼, 메이플 시럽, 패스트리, 팬케이크, 설탕, 설탕이 첨가된 커피 음료 등 무엇이든 좋다.

만약 일어나자마자 초콜릿을 조금 먹고 싶다면(뭐라고요? 실제로 있는 일이다!), 나는 계란과 시금치 한 접시를 먹은 뒤에 초콜릿을 먹는다. [꿀팁 1] '음식을 올바른 순서대로 먹어라'에 나온 싱크대 이론을 기억하는가? 이미 다른 것이 들어 있는 위는, 당신이 먹은 초콜릿이나 설탕 그리고 녹말의 영향을 줄여줄 것이다.

달달한 아침 치트 시트

달달한 것 없이는 아침을 보낼 수 없는가? 단 것을 먹어도 혈당 스파이크를 줄일 수 있는 다양한 방법을 소개하겠다.

◎ 귀리

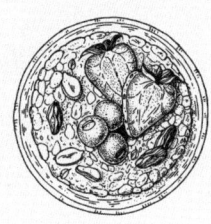

녹말인 귀리를 좋아한다면, 귀리와 함께 견과류 버터, 단백질 파우더, 요거트, 씨앗, 그리고 블루베리를 먹어 보자. 갈색 설탕, 메이플 시럽, 꿀, 열대 과일 또는 말린 과일을 넣는 일은 피하자. 이것 대신 치아 푸딩을 시도해볼 수도 있다. 치아 씨앗을 코코넛 버터 한 숟가락을 넣은 설탕을 첨가하지 않은 코코넛 밀크에 밤새 담가 두면 된다.

🍳 아사이 볼

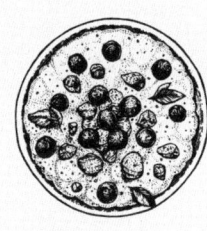

전통적인 브라질 음식이었지만 현재 전 세계에서 소비되는 아사이 볼은 기본적으로 그래놀라, 과일 그리고 다른 재료를 얹은 걸쭉한 블루베리 스무디이다. 과일로 만들어졌기에 건강한 음식처럼 보이겠지만, 이제는 아니라는 것을 알았을 것이다. 아사이 볼은 완전히 설탕과 녹말로 이뤄져 있다. 먹고 싶다면 귀리와 동일한 가이드라인을 따라야 한다.

만약 아가베*와 꿀, 그리고 이들이 저칼로리 감미료와 비교되는 이유가 궁금하다면 다음에 나올 [꿀팁 5] '원하는 종류의 설탕을 먹어라. 다 같은 설탕이다'를 확인하면 된다.

---

* 데킬라의 원료가 되는 달콤한 수액을 많이 함유한 용설란 종류의 식물

◉ 스무디

아침 식사로 스무디를 즐겨도 된다. 스무디에 단백질, 지방, 그리고 섬유질이 들어 있다면 말이다. 단백질 파우더로 스무디를 시작한 다음 아마씨 오일, 코코넛 오일, 아보카도, 씨앗류 및 견과류, 시금치 한 컵의 조합을 추가해보자. 마지막으로 맛을 위해서 설탕을 약간 추가해라. 이상적인 방법으로 단맛을 추가하지만 다른 과일보다 섬유질이 상당히 많은 블루베리가 있다. 내가 가장 좋아하는 스무디 레시피는 단백질 파우더 2스푼, 아마씨 오일 1큰술, 아보카도 1/4조각, 아삭한 아몬드 버터 1큰술, 바나나 1/4개, 냉동 블루베리 1컵, 그리고 무가당 아몬드 우유 약간을 넣은 것이다.

경험에서 나온 스무디 법칙을 알려주겠다. 믹서기에 과일을 넣을 때 한번에 과일을 통째로 먹을 수 있는 양보다 많이 넣지 말자.

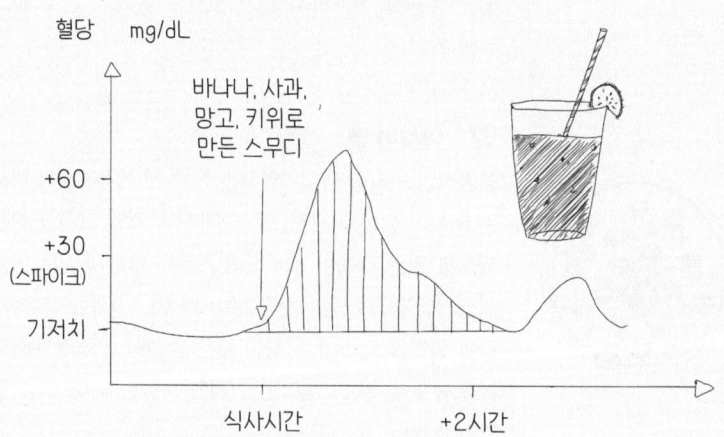

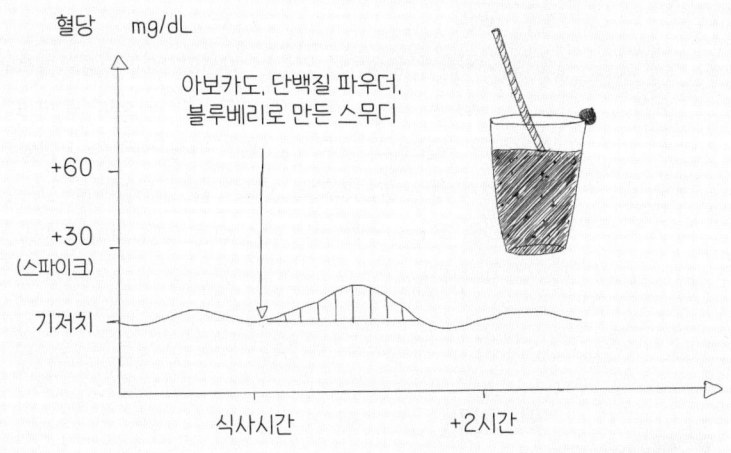

스무디에 단백질, 지방, 섬유질이 많을수록, 그리고 과일이 적을수록, 혈당 수치에 더 좋다.

🥦 시리얼과 그래놀라

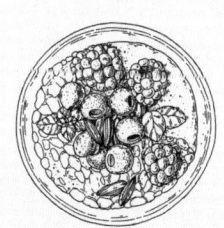

어떤 시리얼은 다른 시리얼에 비해 혈당 수치에 더 좋다. 높은 섬유질 함량과 낮은 설탕 함량을 자랑하는 시리얼을 찾아보자. 이 책의 끝부분에 있는 치트 시트에서, 가장 좋은 시리얼을 찾기 위해 포장지에 적힌 영양 성분을 읽는 방법을 알려줄 것이다. 그 다음 우유 대신 시리얼에 지방을 추가해주는 5퍼센트 요거트와 함께 먹어라. 견과류, 헴프 씨앗, 또는 치아 씨앗을 얹어서 단백질을 추가해라. 단맛을 추가하고 싶다면 설탕이 아닌 블루베리를 이용한다.

그래놀라가 더 건강하게 느껴지기도 하겠지만 시리얼만큼이나 설탕이 많이 들어 있다. 그래놀라를 좋아한다면 견과류와 씨앗류 함량이 높은 저당 그래놀라를 먹는 것이 좋다. 더 좋은 방법은 직접 만드는 것이다. 시리얼 중독자들을 위해서 말한다. 시리얼이 아침 식사의 메인이 아니라면 여전히 아침에 먹어도 된다. 한 가지 팁을 주자면, 단백질이 있는 무언가를 먹은 뒤, 시리얼을 마지막에 먹으라는 것이다.

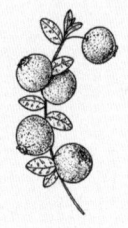

◉ 과일

혈당 수치를 안정적으로 만드는 최선의 선택은 블루블루베리, 귤 종류의 과일, 그리고 크기가 작은 타르트 사과이다. 섬유질을 가장 많이 함유하고 있고, 가장 적은 양의 당분을 갖고 있기 때문이다. 최악의 선택은 망고, 파인애플, 그리고 열대 과일이다. 이들을 먹기 전에 다른 것을 먹어야 한다는 것을 기억하자.

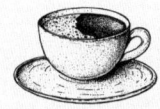

◉ 커피

설탕이 첨가된 커피 음료를 주의해야 한다. 초콜릿과 설탕이 들어 있는 모카커피보다 카푸치노가 혈당 수치에 더 좋다. 달달한 커피를 좋아한다면, 커피에 전지방 우유나 크림을 섞고 그 위에 코코아 가루를 뿌리는 것을 시도해보자. 유제품이 아닌 아몬드나 다른 견과류 우유도 가능하지만 귀리 우유는 견과류가 아닌 곡물로 만들어졌으므로 다른 우유보다 탄수화물 함량이 많아 가장 큰 혈당 스파이크를 일으킨다. 커피에 설탕을 첨가한다면 그 전에 혈당에 안정적인 음식을 먹어야 한다. 치즈 한 장만이라도 괜찮다. 어떤 감미료가 다른 감미료보다 좋은지 궁금하다면 계속 이 책을 읽어보자.

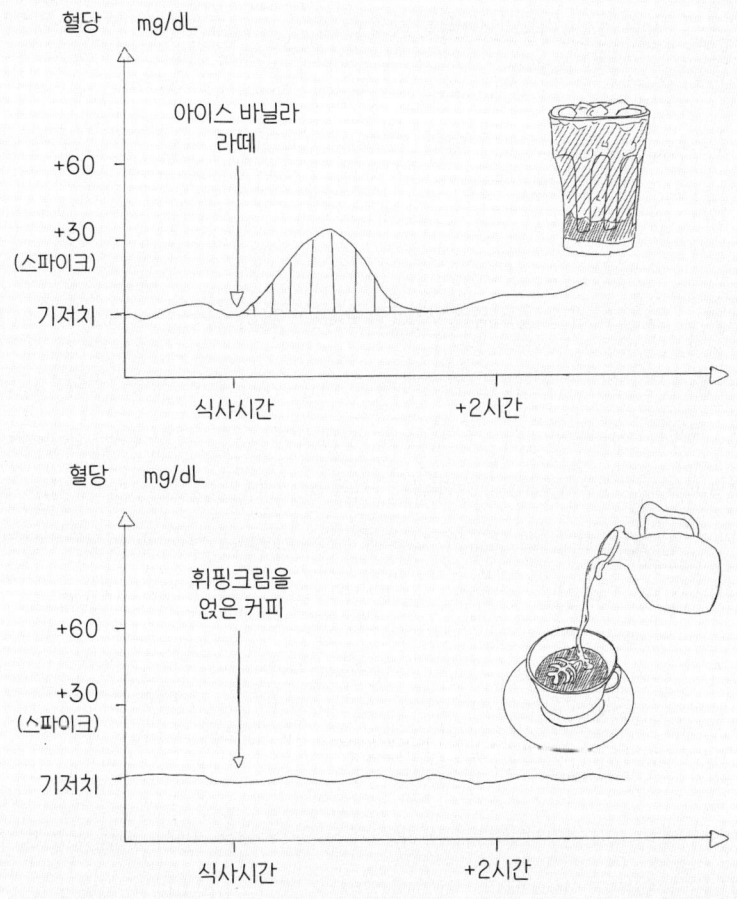

설탕이 첨가된 커피 음료는 커다란 혈당 스파이크를 유발할 수 있다. 시럽이나 설탕을 넣은 커피보다 우유만 가미한 카페라떼, 카푸치노 혹은 설탕을 넣지 않은 아메리카노를 선택해라.

Q 아침을 안 먹으면 어떡하나요?

아무 문제없다. 이 때도 똑같은 개념이 적용된다. 첫 식사가 언제든 성공적인 하루를 보내기 위해 덜 달게 먹어라.

Q 아침 식사도 올바른 순서대로 먹어야 하나요?

이상적으로는 그렇지만, 실천하기 어려운 상황에서 억지로 하지 않아도 된다. 이 책에 있는 꿀팁들은 적용하기 쉬운 상황에서 사용해야 한다. 식사가 씨앗류와 견과류로 가득한 그래놀라를 얹은 전지방 요거트 한 접시이고 이것을 한꺼번에 먹고 싶다면 그렇게 먹어도 된다. 시리얼 대신 이것을 선택함으로써 이미 좋은 선택을 한 것이다.

Q 계란이 심장에 안 좋지 않나요?

한때 과학자들은 계란처럼 콜레스테롤을 포함한 음식이 심장병 발병률을 높인다고 생각했다. 하지만 그것은 사실이 아니다. 정말로 나쁜 것은 설탕이다. 당뇨병 환자의 경우 칼로리 섭취량을 유지하면서 아침으로 귀리 대신 계란을 먹으면 염증과 심장병 발병률이 감소한다는 연구결과가 있다.[49]

시도해보기

아침 식사를 점심 식사처럼 대하고 덜 달게 먹어보자. 어떤 일이 일어나는가? 몸 상태는 어떤가?

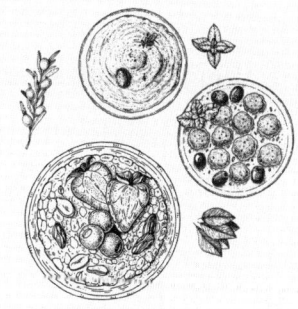

정리해보자

아침 식사로 시리얼을 먹는 것이 습관이라면 다시 생각해보자. 달달한 아침 식사는 혈당 롤러코스터로 가는 직행 티켓이다. 달지 않은 아침 식사는 다음 12시간 동안 배고픔을 억제하고, 음식 갈망을 누르고, 에너지를 주고, 정신 상태를 선명하게 한다. 아침 식사로 시리얼을 먹는 것은 이 책에서 말해줄 나쁜 습관들 중 하나일 뿐이다. 다음 습관은 설탕, 꿀, 그리고 감미료를 음식과 음료에 첨가하는 것과 관련 있다. 그리고 이들 중 무엇이 가장 '건강할지'에 대한 흔한 가정이 틀렸다는 것을 밝힐 것이다.

꿀팁 5

원하는 종류의 설탕을 먹어라. 다 같은 설탕이다

로미오와 줄리엣에 나오는 유명한 구절, "장미는 이름이 장미가 아니더라도 향기롭기는 매한가지일 것이다"를 아는가? 설탕도 이와 동일하다. 어떤 종류의 설탕이든 몸에 미치는 영향은 마찬가지이다.

Q 꿀이 설탕보다 건강에 좋나요?

[꿀팁 3] '칼로리 계산을 멈춰라'에서 배운 것처럼, 중요한 것은 칼로리가 아니라 분자 종류이다. 중요하지 않은 다른 것도 존재한다. 음식의 이름이다. 분자적 수준에서 보면 설탕과 꿀 사이에 차이점은 존재하지 않는다. 설탕과 아가베 시럽 사이에도 차이점이 존재하지 않는다. 아가베 시럽, 갈색 설탕, 백설탕, 코코넛 설탕, 파우더 슈가, 제과용 설탕, 데메라라 설탕, 졸인 사탕수수즙, 꿀, 무스코바도 설탕, 메이플 시럽, 당밀, 팜 슈가, 팔미라 나무 설탕, 가공하지 않은 터비나도 설탕 등 이 모든 것들은 포도당과 과당 분자로 이루어져 있

다. 단지 조합이 다르고, 이름이 다르고, 가격이 다르게 책정되었을 뿐이다.

꿀은 꽃의 꿀에서부터 시작하지만 설탕처럼 포도당과 과당을 포함한다. 갈색 설탕은 백설탕과 동일한 것에서 시작하지만 더 건강해 보이기 위해 설탕을 만드는 과정의 부산물인 당밀로 색을 입혔다는 차이밖에 없다(맞다, 정말로 색을 입혔다). 무스코바도 설탕이 갈색 설탕보다 색이 진한 이유도 당밀이 더 많이 들어 있기 때문이다. 백설탕과 파우더 슈가는 설탕을 더 곱게 간 것이다. 데메라라, 가공하지 않은 터비나도, 그리고 감자당이 황금색인 이유는 정제 과정에서 표백이 덜 됐기 때문이다. 코코넛 설탕은 사탕수수나 사탕무 대신 코코넛으로 만든 설탕이다. 팜 슈가(또는 팔미라 나무)는 팜 나무에서 나온 설탕이다.

목록은 계속된다. 잘못된 정보도 많다. 예를 들어, 코코넛 설탕의 대규모 생산지인 필리핀은 코코넛 설탕이 일반 설탕보다 건강하다고 주장하는 정보를 공개했는데,[50] 이것은 이후에 잘못된 것으로 판명되었다.[51] 그러니 이 사실을 꼭 기억하자. 색, 맛, 또는 원료로 사용되는 식물에 상관없이 모든 종류의 설탕은 포도당과 과당으로 이루어져 있으며, 우리 몸에 포도당과 과당 스파이크를 만들 것이다.

꿀팁 5 원하는 종류의 설탕을 먹어라. 다 같은 설탕이다

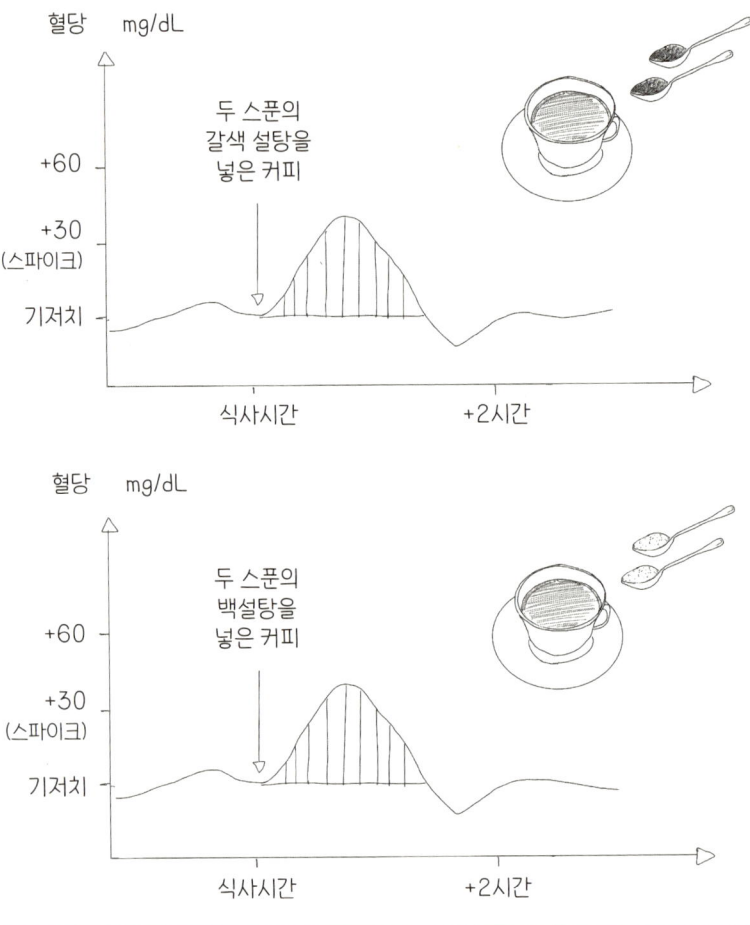

갈색 설탕이 백설탕보다 낫다고 생각하지만 사실은 둘 다 똑같다.

Q 천연 설탕이 더 좋은가요?

꿀과 아가베가 '천연' 설탕을 함유한다는 말을 들어본 적이 있을 것이다. 또한 말린 망고처럼 말린 과일은 과일에서 나왔기 때문에 '천연'

설탕을 함유한다는 말도 들어본 적 있을 것이다. 이런 음식이 설탕보다 더 낫다고 생각하는 일은 자연스러운 일이다. 하지만 곱씹어볼 문제도 있다. 모든 설탕이 천연이라는 사실이다. 왜냐하면 설탕은 식물에서만 만들어지기 때문이다. 좋은 설탕 혹은 나쁜 설탕은 없다. 어떤 식물에서 나왔든 설탕은 다 똑같다.

중요한 것은 분자들이다. 설탕이 입에 들어온 후 소장에 도착할 때쯤엔 그저 포도당과 과당일 뿐이다. 사탕무, 아가베, 망고에서 왔는지 아닌지 상관없이 우리 몸은 설탕을 똑같은 과정으로 처리한다. 과일은 가공되고 섬유질이 제거되자마자 다른 설탕과 다를 게 없어진다.

말린 과일에 약간의 섬유질이 남아있다는 것은 사실이다. 하지만 모든 수분이 제거되었기 때문에 생과일을 먹을 때보다 말린 과일 조각을 더 많이 먹게 된다. 자연이 의도한 것보다 훨씬 더 많은 설탕을 훨씬 더 빠르게 먹게 되고 결과적으로 엄청난 포도당과 과당 스파이크가 일어난다.

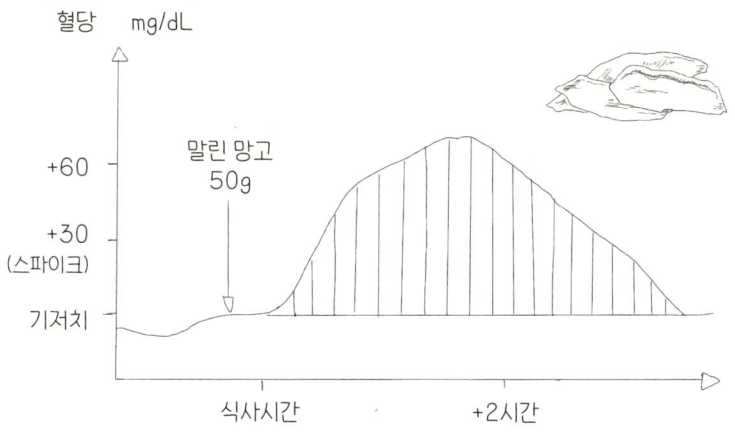

꿀팁 5 원하는 종류의 설탕을 먹어라. 다 같은 설탕이다

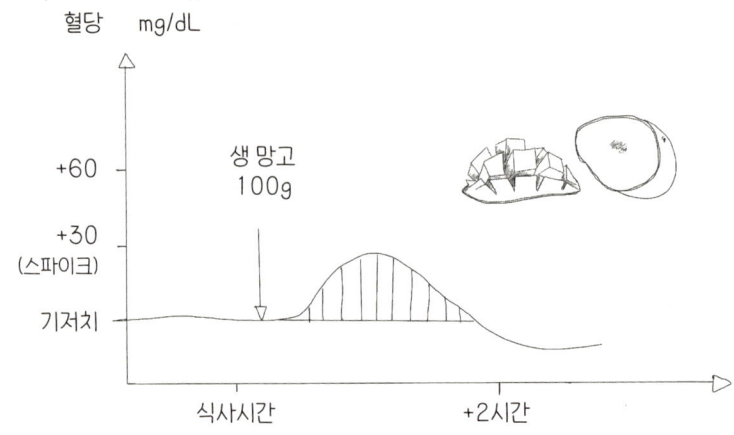

말린 과일이 건강에 좋다고 생각할 수 있지만 사실이 아니다. 말린 과일에 약간의 섬유질이 남아 있더라도 대부분의 분자들은 설탕과 동일하다. 말린 과일에 포함된 농축된 포도당과 과당이 몸에 미치는 영향은 거대한 해일과 같다.

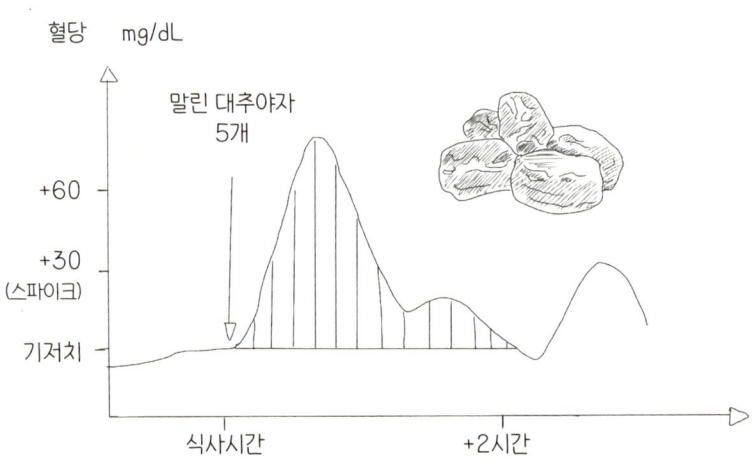

설탕은 설탕이다. 대추야자와 같은 말린 과일에는 설탕이 매우 높은 농도로 농축되어 있으며 충격적인 혈당 스파이크를 일으킨다. 말린 과일 대신 생과일을 먹어라.

아만다를 소개합니다

스스로를 '건강 중독자'로 소개하는 아만다는 20대 후반이며 자신이 무엇을 먹는지 항상 확인하고 규칙적으로 운동하는 것을 좋아했다. 첫 아이를 가졌을 때도 그녀의 생활은 변함없었다. 그렇기에 당뇨병 진단은 커다란 충격이었다. 자신과 아기에 대한 걱정으로 무서웠고 친구들과 가족들에게 좋지 않은 시선을 받고 있는 것처럼 느꼈다. 주변 사람들 또한 그녀가 당뇨병 진단을 받았다는 사실을 믿을 수가 없었다.

"뭐라고? 네가? 우린 네가 건강한 줄 알았어! 어떻게 된 일이야?"

출산일이 다가올수록 혈당 수치가 계속 증가했고 인슐린 저항성은 악화되었다. 자신이 통제 불가능한 것처럼 느껴졌다. 아만다는 정말로 자신이 건강하게 먹고 있는 줄 알았다. 설탕에 대한 갈망을 만족시키기 위해 많은 양의 말린 과일을 먹는 것이 좋다고 생각해왔던 것이다.

그녀는 나에게 '글루코스 여신' 인스타그램 계정에서 발견한 정보가 자신을 약간은 더 나은 상태로 돌아오게 해줬다는 글을 보냈다. 당뇨병 진단이 자신의 탓이 아니라는 것을 깨달았다고 했다. 인스타그램에서 읽은 포스트와 정보들은 임신성 당뇨병이 건강한 사람들에게도 나타난다는 사실을 알려주었던 것이다. 그녀는 자신의 혈당 곡선을 완만하게 만들고 약물 치료를 피할 수 있는 방법들에 대해 배우기 시작했다.

우선 매일 아침 먹던 말린 과일에서 손을 떼었다. 귀리를 계란으로 바꾸고 달지 않은 아침 식사를 먹었다. 이러한 작은 변화들이 임신 기간 동안 건강한 체중을 유지하고 약물 치료를 하지 않아도 될 정도로 임신성 당뇨병을 관리하는 데 도움을 주었다. 아만다는 아들을 낳았고, 산모도 아기도 행복하고 건강하다는 기쁜 소식을 전해주었다.

Q 아가베 시럽의 혈당 지수가 낮다고 하던데요?

아만다도 임신 기간 동안 아가베 시럽이 다른 설탕보다 혈당 지수가 낮기 때문에 좋다고 들었다. 이게 무슨 말일까? 자세히 들여다보자. 설탕은 다 같은 설탕이지만 포도당과 과당 분자의 비율이 조금씩 다르다. 어떤 설탕은 과당을 더 많이 포함하고, 어떤 설탕은 포도당을 더 많이 포함한다. 예를 들어 아가베 시럽은 '낮은 혈당 지수'로 인해 당뇨병 환자와 임신성 당뇨병을 진단받은 여성들에게 종종 권해진다. 이것은 사실이다. 아가베 시럽은 혈당 수치를 더 적게 상승시킨다. 일반 설탕보다 과당은 더 많이, 포도당은 더 적게 들어 있기 때문이다. 50퍼센트가 과당인 설탕에 비해 아가베는 80퍼센트가 과당이다. 아가베가 일으키는 혈당 스파이크가 더 적다고 하더라도 과당 스파이크는 더 크다.

과당이 포도당보다 좋지 않다는 것을 기억하는가? 과당은 간에 너무 많은 일을 시키고, 지방으로 변하고, 인슐린 저항성을 촉발하고, 포도당보다 체중을 더 많이 늘리고, 포만감이 더 적다.[52] 결과적으로 설탕보다 과당 함유량이 더 많은 아가베가 건강에 더 나쁜 것이다. 매혹적인 거짓말에 속지 않도록 하자.

Q 꿀에 들어 있는 항산화제는 어떤가요?

이것은 "과일 주스에 들어 있는 비타민은 어떤가요?"와 본질적으로 같은 질문이다. 그리고 이 질문에 대한 답도 같다. 비타민 때문에 과일 주스를 먹는 것에 논리가 없는 것처럼, 항산화제 때문에 꿀을 먹는 것에도 아무 논리가 없다. 꿀에 항산화제가 있고 과일에 비타민이 있는 것은 사실이지만 이들이 갖고 있는 엄청난 양의 포도당과 과당의 영향만큼 크지 않다. 게다가 꿀에는 항산화제가 그렇게 많이 들어 있지도 않다. 꿀 한 티스푼에 들어 있는 항산화제를 블루베리 반 개에서 다 찾을 수 있다.[53] 고작 블루베리 반 개이다!

좋은 소식: 당신이 원하는 설탕을 골라도 된다!

살아가는 데 설탕이 많이 필요한 것은 아니다. 우리 몸은 과당 없이 포도당만 있어도 되고, 포도당은 섭취하지 않아도 체내에서 만들 수 있다. 에너지를 얻기 위해 설탕이 필요하지 않은 것이다. 설탕은 오히려 에너지 수준을 낮춘다. 설탕은 즐거움을 위해 먹는 것이기에 당신이 좋아하는 어떤 종류의 설탕도 괜찮다. 그러니 적당히 즐겨라. 설탕보다 꿀을 선호한다면, 꿀을 먹어라. 갈색 설탕으로 빵을 굽는 것을 선호한다면 이 또한 괜찮다.

가능한 한, 달콤한 것이 당길 때 과일을 선택하자

달콤한 것이 당길 때 우리가 할 수 있는 최선은 과일을 통째로 먹는 것이다. 그것이 자연이 포도당과 과당을 섭취하도록 의도한 방식임을 기억해라. 적은 양으로, 너무 농축되지 않은 상태로, 섬유질과 함께 먹어야 한다. 오트밀에 설탕 대신 사과 조각을 넣고, 요거트에 꿀 대신 블루베리를 넣어라. 오트밀이나 요거트에 넣을 좋은 재료는 시나몬, 카카오 분말, 카카오닙, 잘게 썬 무가당 코코넛, 또는 무가당 견과류 버터가 있다. 견과류 버터 자체는 달콤하고, 디저트에도 어울리는 조합이다.

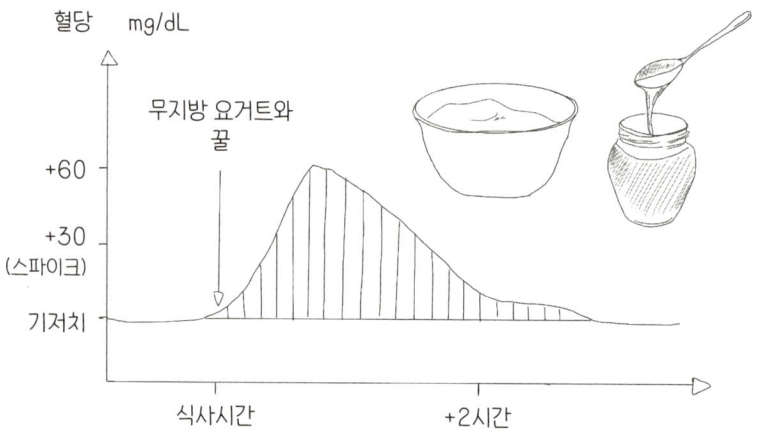

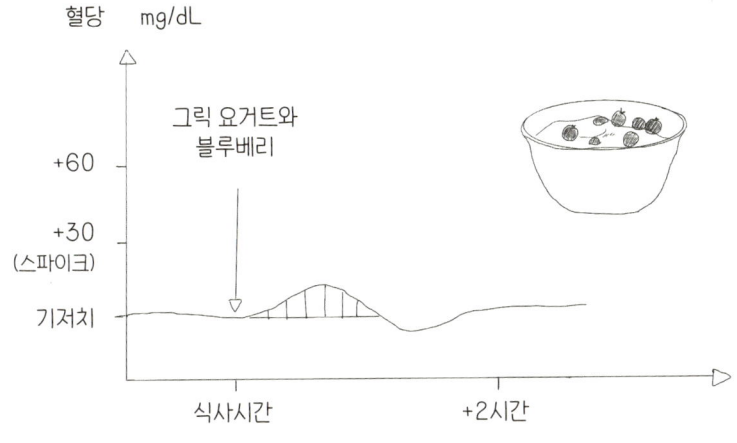

블루베리를 넣은 지방 5퍼센트 그릭 요거트는 꿀을 넣은 지방 0퍼센트 레귤러 요거트만큼 달콤하지만 혈당 곡선에는 훨씬 더 좋다.

인공 감미료

지금까지는 '천연' 설탕에 대한 설명이었다. 인공 감미료는 어떨까? 일부 인공 감미료는 인슐린 수치에 스파이크를 만든다. 인공 감미료가 우리 몸이 지방을 저장하도록 준비시키고 체중 증가를 촉진시키는 것이다. 한 연구에 따르면, 사람들이 다이어트 탄산음료를 물로 바꾸면 체중이 더 많이 감소한다. 어떤 연구에서는 6개월 동안 추가로 2파운드를 감량했는데 사람들이 섭취하는 칼로리 양에 변화가 없어도 일어난 일이었다.[54]

게다가 예비 연구에 따르면, 인공 감미료의 단맛은 설탕처럼 단 음식에 대한 우리의 갈망을 증가시킨다.[55] 인공 감미료의 칼로리가 낮아서 쿠키를 더 먹어도 괜찮다고 생각하기 때문에 갈망을 충족시킬 가능성이 더 높을 수 있다는 것이다.[56] 인공 감미료는 장내 세균의 구성을 바꿀 수도 있으며 잠재적으로 부정적인 결과를 초래할 수 있다.[57]

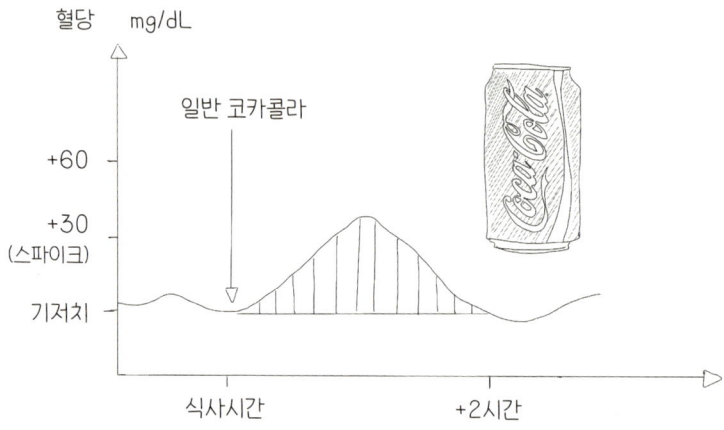

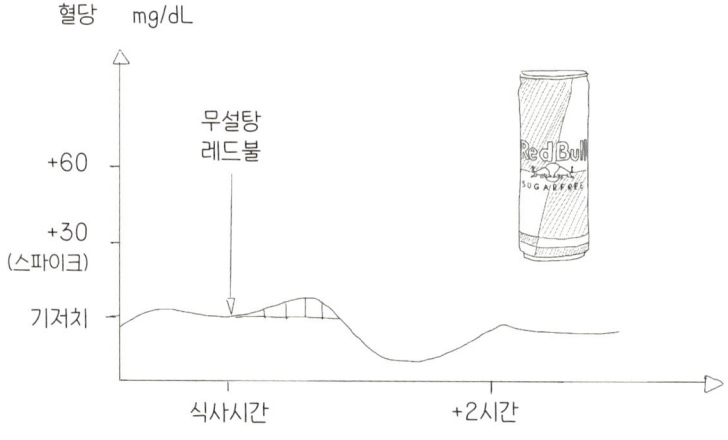

무설탕 레드불에는 아스파탐이 들어 있다. 아직 과학적인 확실한 답은 없지만 아스파탐이 인슐린 스파이크를 일으킬 수도 있다. 내가 레드불을 마시고 나서 혈당 수치에 급락이 일어난 이유는 아스파탐으로 설명 가능하다. 인슐린 급등이 혈당 급락을 유발한다.

혈당과 인슐린 수치에 부작용을 일으키지 않는 최선의 감미료들은 다음과 같다.

1 알룰로스
2 몽크프룻(나한과)
3 스테비아(일부 제품에는 혈당 스파이크를 일으키는 성분이 첨가되어 있으므로 순수한 스테비아 추출물이 좋다)
4 에리스리톨

피해야 하는 인공 감미료들도 있다. 그들은 특히 음식과 함께 섭취할 때 인슐린 수치나 혈당 수치를 높이거나[58] 다른 건강 문제를 일으키는 것으로 알려져 있다. 목록은 다음과 같다.

1 아스파탐
2 말티톨(소화 후 포도당으로 변한다)
3 수크랄로스
4 자일리톨
5 아세설팜 K

감미료는 설탕의 완벽한 대체품이 아니다. 많은 사람들은 감미료의 맛을 좋아하지 않으며 심지어 감미료를 먹으면 두통이나 복통을 호소하는 사람들도 있다. 게다가 감미료는 설탕만큼 맛이 좋지 않다. 쉐이크에 들어가는 몽크프룻은 괜찮지만 가끔은 진짜 과일이 필요하다. 예를 들어 베이킹을 할 때이다. 가장 좋은 것은 감미료를 단 맛에 대한 입맛을 떨어뜨리기 위해서 모든 음식에 사용하는 것이다. 달달한 맛은 중독적이기 때문이다.

Q 다이어트 탄산음료는 어떤가요?

다음을 분명히 하자. 다른 조건이 없다면 일반 탄산음료보다 인공적인 단맛이 첨가된 다이어트 탄산음료를 마시는 것이 낫다. 하지만 다이어트 탄산음료는 물과 다르다. 앞에서 설명한 해로운 결과 중 일부를 일으킬 수 있는 인공 감미료를 포함하고 있기 때문이다.

중독 난제

단 음식에 중독되기는 쉽다. 나도 한때 단 음식에 중독됐었다. 이러한 느낌은 우리의 탓이 아니다. 단맛은 뇌에서 중독을 다루는 부분을 활성화시킨다. 단 것을 많이 먹을수록 단 것을 더 찾게 되는 것이다. 단맛에서 조금씩 벗어나기 위해서 할 수 있는 일이 몇 가지 있다. 커피에 넣는 설탕을 알룰로스로 바꾸고 양을 점차 줄여가는 것이다. 사탕이 먹고 싶을 때 사과를 먹으려고 노력해라.

단 것에 대한 갈망이 생기면 이것을 인지하고 심호흡을 몇 번 해보자. 내 경험상, 보통 20분이 지나면 갈망이 사라진다. 하지만 여전히 갈망이 사라지지 않는다면 치즈와 같은 지방이 든 음식을 먹거나 시나몬차나 감초차처럼 자연적으로 달달한 차를 마셔도 좋다. 이것은 항상 효과가 있다. 그럼에도 여전히 단 음식을 먹고 싶다면? 아무런 죄책감 없이 먹자.

정리해보자

식단에서 설탕이 완전히 없어질 가능성은 매우 적다. 이 또한 괜찮다고 생각한다. 생일 케이크 대신 미니양배추 새순을 대접한다면 생일이 그만큼 즐겁지 않을 것이다. 단 음식을 먹지 않으려고 지나치게 애쓰기보다 단 음식을 언제 먹을지 생각하고 이것이 삶의 일부임을 '즐겁게' 받아들이면 어떨까?

어머니께서 생일 케이크를 만들어주셨을 때(바삭바삭하고 윤기가 흐르고 달달한 크러스트를 가진 초코 케이크였다), 할머니께서 초콜릿과 가당 우유로 만든 맛있는 브라질 디저트인 브리가데이로를 만들어주셨을 때, 가장 좋아하는 초콜릿 퍼지 두 숟가락을 토핑한 하겐다즈 벨기에 아이스크림을 먹고 싶을 때, 또는 초콜릿 한 조각이 너무 먹고 싶을 때(지금쯤 내가 초콜릿을 좋아한다는 사실을 눈치 챘는가?) 나는 설탕을 섭취한다. 그 외에는 달달한 것이 당길 때, 블루베리, 몽크프룻, 아몬드 버터, 또는 카카오닙을 먹는다.

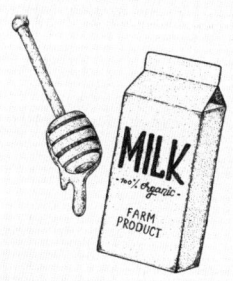

"저는 자기 전에 꿀과 우유를 먹어요. 그래도 괜찮나요?"

"팬케이크를 메이플 시럽과 먹는 것은 몸에 안 좋나요?"

종종 이런 질문을 받을 때가 있다. 내 대답은 다음과 같다.

"정말로 먹고 싶고, 이후에 일어날 혈당 스파이크보다 가치 있다면 먹으세요."

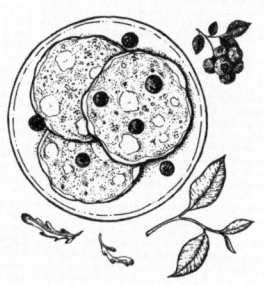

꿀팁 5 원하는 종류의 설탕을 먹어라. 다 같은 설탕이다

적당한 양의 설탕은 괜찮다

지키는 것이 불가능한 약속을 하지 않도록 노력해야 한다.

"내일부터 컵케이크를 먹지 않을 거야."
"이게 내가 구입할 마지막 초콜릿이야."

이렇게 다짐해도 생활 방식을 억지로 바꾸기 위해서 먹고 싶은 음식을 금지한다면 성공하지 못한다. 더 이상 참지 못하고 쿠키 상자를 비우게 되는 때가 오기 마련이다. 다이어트에 철저히 성공하는 것처럼 어떤 일을 완벽하게 못할 바에야 아예 하지 않는 게 낫다고 생각할 수도 있지만, 이보다 진실에서 먼 일은 없다. 최선을 다하는 것이 더 중요하다.

몸 상태가 나아지면서 단 것에 대한 갈망이 없어지고 설탕 섭취도 줄어드는 경험은 당신을 놀라게 할지도 모른다. 아침에 설탕을 먹지 않으면서도 그것을 즐기는 방법을 알려주겠다. 앞으로 나올 3가지 꿀팁을 잘 배워두면 혈당 곡선을 안정적으로 유지할 수 있을 것이다. 좋아하는 음식을 먹으면서도 체중이 많이 증가하지 않고, 주름이 깊어지지 않고, 동맥에 플라크가 추가되지 않으며, 높은 혈당 수치로 인한 단기적 장기적 결과들이 나타나지 않을 것이다. 마법처럼 들리겠지만, 과학이다.

꿀팁 6

달달한 간식보다 디저트를 먹어라

식사 후 우리는 그 다음 활동으로 빠르게 넘어가는 경향이 있다. 설거지를 하거나 다시 하던 일로 돌아가거나 또 다른 일상생활을 이어나가는 것일 수도 있다. 그러나 식사를 마치면 장기들은 이제 막 활동하기 시작한다. 우리가 마지막 한 입을 먹은 후부터 평균 4시간 동안 바쁘게 일을 하는데,[59] 이 시간을 '식후 상태postprandial state'라고 부른다.

Q 식후 상태에는 어떤 일이 일어나는가?

식후 상태는 하루 중 호르몬과 염증과 관련한 변화가 가장 크게 일어나는 시간이다.[60] 방금 섭취한 음식의 분자들을 소화하고, 분류하고, 저장하기 위해 소화계로 유입되는 혈액 양이 급증하고, 호르몬이 해일처럼 증가하고, 면역계를 포함한 어떤 시스템은 잠시 멈출 수 있는 반면,[61] 지방 저장소 같은 다른 시스템은 활성화된다. 인슐린 수치, 산화 스트레스, 그리고 염증이 증가한다.[62] 식사 후에 혈당 또는 과당 스파이크가 클수록 몸이 관리해야 하는 자유 라디칼, 당화 반응, 인슐린 분비량이 많아지기 때문에, 몸이 감당해야 하는 식후 상태가 더욱 까다로워진다.

　식후 상태는 정상적인 일이다. 그러나 몸은 힘들어한다. 식사를 처리하는 과정에 소요되는 노력은 방금 섭취한 음식의 포도당과 과당의 양에 따라 결정된다. 일반적으로 하루 24시간 중 20시간을 식후 상태로 보내는데, 평균적으로 하루에 식사를 3번 하고 간식을 2번 먹기 때문이다.[63] 예전에는 그렇지 않았다. 1980년대까지 사람들은 식사 사이에 간식을 요즘만큼 자주 먹지 않았기에 8~12시간을 식후 상태로 있었다.[64] 골반 바지처럼, 간식은 1990년대에 생겼다(우연인지 필연인지 한번 생각해볼 문제이다).

　몸이 식후 상태에 있지 않을 때 일은 조금 더 쉬워진다. 장기들은 손상된 세포를 새로운 세포로 바꾸고 시스템을 깨끗하게 만드는 청소 작업에 들어간다.[65] 우리가 몇 시간 동안 먹지 않았을 때 소장에서 느껴지는 꼬르륵 소리는 비워진 소화관이 벽을 청소하는 소리이다.[66] 몸이 식후 상태에 있지 않을 때 인슐린 수치가 내려가고 지방을 저장하는 대신 태울 수 있게 된다.

　선사시대 사람들이 필요시 장시간 먹지 않고 생활할 수 있었다는 말을 들어본 적이 있는가? 마지막 식사에서 얻은 포도당을 연료로 사용하는 것에서 지방 저장소에 있는 지방을 사용하는 것으로 빠르게 바꿀 수 있기 때문에 가능한 일이었다. 이 능력을 '신진대사 유연성metabolic flexibility'이라고 부르는데 건강한 신진대사의 주요 척도이다.

간식이 가득 든 가방을 들고 출근하던 마리는 낮은 신진대사 유연성의 대표적인 예시였다. 그녀의 세포들이 연료를 얻기 위해 몇 시간마다 포도당에 의존해야 했기 때문에 90분마다 먹어야 했다. 마리가 먹는 방법을 바꿈으로써 세포들은 포도당 대신 지방을 연료로 사용하는 방법을 훈련했다. 그 결과 먹지 않고 몇 시간을 보낼 수 있었다. 신진대사 유연성을 높인 것이다.

신진대사 유연성을 높이려면 한두 시간마다 간식을 먹지 않아도 되게끔 양이 더 많고 더 배부른 식사를 해야 한다. 이것은 '하루에 작은 식사 6번'이 두세 번의 큰 식사보다 좋다는 통념에는 어긋나지만 이것을 증명하는 연구결과가 있다.

2014년 체코의 과학자들은 2형 당뇨병 환자들을 대상으로 실험을 했다. 그들은 일일 칼로리 섭취량을 정한 다음 한 그룹의 참가자들에게는 정해진 칼로리를 두 번의 큰 식사를 통해서 섭취하게 하고, 다른 그룹의 참가자들에게는 여섯 번의 작은 식사를 통해 섭취하도록 했다. 식사를 두 번 한 그룹은 체중을 더 많이 감량했을 뿐만 아니라(3개월간 8파운드 대 5파운드), 전반적인 건강의 주요 지표가 개선되었다. 공복 혈당 수치가 감소했고, 지방간이 감소했고, 인슐린 저항성이 감소했고, 췌장 세포들이 건강해졌다.[67] 칼로리는 같지만 결과는 달랐다. 이 결과는 내가 가장 좋아하는 주제 중 하나이다. '칼로리가 전부는 아니다'라는 사실이다.

신진대사 건강을 개선하는 또 다른 방법으로 간헐적 단식 intermittent fasting이 있다. 간헐적 단식은 한 번에 6시간, 9시간, 12시간 내지 16시간 동안 단식하거나 일주일 중 며칠 동안 칼로리 섭취를 줄이는 것이다. 그러나 이 장은 간헐적 단식에 관한 것이 아니라 혈당 스파이크에 대한 최신 연구의 통찰력에 관한 것이다. 단 음식이 먹고 싶다면 빈속에 간식으로 먹는 것보다 식사 후 마지막 디저트로 먹는 것이 낫다. 식후 상태를 이해하는 것이 핵심이다.

디저트가 이기는 이유

간식을 끊으면 식후 상태에서 벗어난 채 더 오랫동안 유지할 수 있다. '청소를 할 시간'이 생기기 때문이다. 단 음식을 식사 후에 먹는 것만으로도 혈당 스파이크를 줄일 수 있다. [꿀팁 1]에서 설명한 것처럼 설탕과 녹말을 식사의 첫 번째로 먹거나, 단독으로 간식으로 먹는 대신 다른 음식을 먹은 뒤 마지막에 먹으면 싱크대에서 파이프로 더욱 천천히 이동하기 때문이다. 과일이든 스무디든 사탕이든 쿠키든 먹을 예정이라면 식사의 마지막에 먹어라.

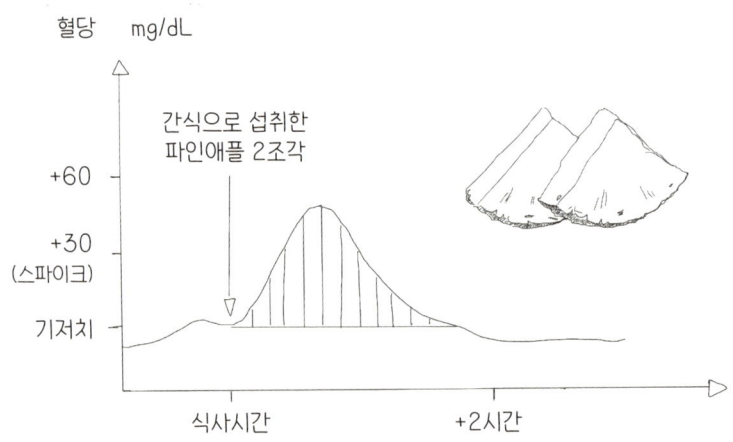

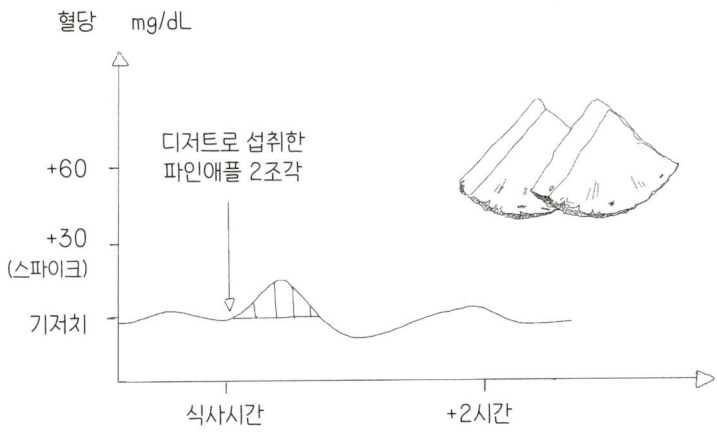

같은 파인애플이지만 다른 혈당 스파이크이다. 지방, 섬유질, 그리고 단백질을 포함하는 식사 후에 파인애플을 디저트로 먹으면 더 작은 혈당 스파이크를 일으킬 것이다. 작은 반응성 저혈당이 보이지만 파인애플을 간식으로 먹었을 때 일어나는 커다란 혈당 스파이크에 비하면 큰 문제가 아니다. 혈당 스파이크가 클수록 증상은 더 많아진다.

시도해보기

식사 사이에 단 음식을 먹고 싶은 충동이 생긴다면 냉장고나 다른 곳에 잠깐 넣어두자. 그리고 다음 식사 때 디저트로 즐기자.

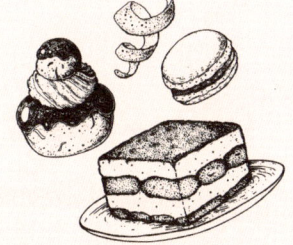

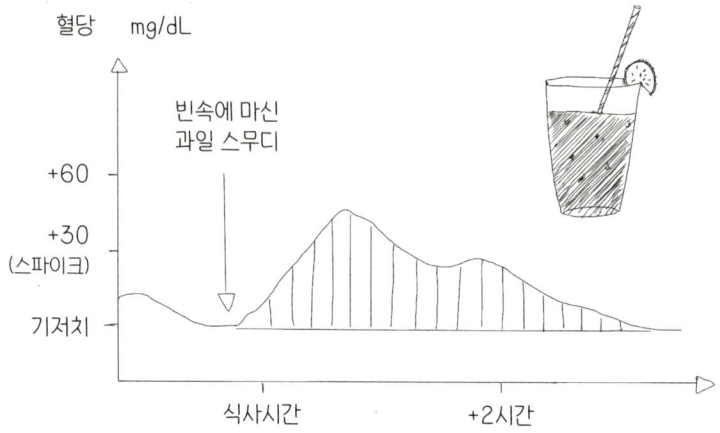

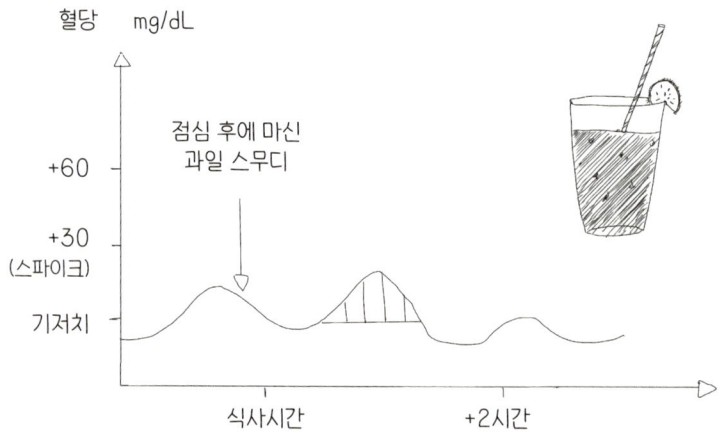

이것은 모두 혈당 변동을 줄이는 것과 관련된다. 빈속에 마시는 과일 스무디는 50mg/dL 의 혈당 스파이크를 일으켰다. 식사 후에 마셨을 때는 전반적인 변동이 더 작았다.

가디어를 소개합니다

가디어는 번역가이며 쿠웨이트에 사는 세 아이의 엄마이다. 그녀는 13세 때 첫 생리를 시작한 이후 다낭성 난소 증후군을 앓으며 여드름, 감정 기복, 체중 증가에 이르는 모든 증상들과 싸워왔다. 이보다 가슴 아픈 일도 있었다. 여러 번의 유산을 경험한 일이었다. 31세에 인슐린 저항성을 진단받았고 생리도 완전히 멈췄다.

의사는 생활 방식을 바꿀 것을 권장했다. 더 건강하게 먹고 더 많이 운동할 것. 하지만 그녀는 어디서부터 시작해야 할지 몰랐다. 대부분의 조언이 그렇듯, 막연하게 들렸고 마지못해 받아들였을 뿐이었다. 스스로 무엇을 해야 할지 알 수 없었고 자신의 행동이 현재 상태를 나아지게 할 수 있다고 믿지도 않았다. 적어도 '글루코스 여신' 인스타그램 계정을 발견하기 전까지는 그렇게 생각했다. 그러나 인스타그램 계정을 발견하고 난 후부터 달라지기 시작했다. 모든 것이 맞아떨어진 것이다.

'인슐린 저항성과 다낭성 난소 증후군은 연결되어 있고, 같은 원인을 공유한다. 조절되지 않는 혈당 수치이다.'

이 정보가 가디어의 삶을 바꿨다. 다이어트를 다시 시도하지 않고도 증상을 해결할 수 있다는 사실을 깨닫고는 뛸 듯이 기뻤다. 그동안 마치 100번처럼 느껴지는 다이어트를 해왔기에 다이어트에 지친 상태였다. 다시는 다이어트를 하고 싶지 않았다.

그래서 그녀는 몇 가지 꿀팁들을 시도해봤다. 음식을 올바른 순서로 먹기 시작했다. 과일 주스 대신 차를 마셨다. 설탕은 몽크프룻으로 대신했다. 좋아하는 초콜릿과 사탕을 먹는 것을 멈추지 않았지만, 간식으로 먹는 대신에 디저트로 먹었다. 그녀의 하루는 '세 끼와 간식' 대신 오직 '세 끼'로만 구성되어 있다.

3개월 만에 생리가 다시 시작되었다. 평균 혈당 수치가 162mg/dL에서 90mg/dL로 변했다. 20파운드 이상 감량했고, 다낭성 난소 증후군과 인슐린 저항성 증상에서 벗어났다. 감정 상태에도 변화를 느꼈다. 아이들에게 참을성이 더 많아졌다.

"제 평생 한 번도 이런 기분을 느껴본 적이 없어요. 몸 상태가 너무 좋아요. 제 몸이 이제는 친구처럼 느껴져요."

의사가 놀랐을 정도로 그녀의 변화는 정말 극적이었다.

"어떻게 했어요?"

의사의 질문에 그녀는 자신이 배운 모든 것을 얘기해주었다.

Q 하루에 한두 번만 먹으려고 노력해야 하나요?

그렇게까지 할 필요는 없다. 간헐적 단식이 잘 맞는 사람들도 있지만 잘 안 맞는 사람들도 있다. 연구에 따르면 간헐적 단식의 이점은 남성들에게 더 두드러진다.[68] 가임 연령의 여성들의 경우, 단식을 너무 오래 자주하면 호르몬 불균형과 다른 종류의 생물학적 스트레스가 생길 수 있다.[69] 하루에 식사를 세 번 하면서 상태가 어떤지 확인해보라.

Q 밤에 간식 먹는 것은 어떤가요?

평소 저녁 식사 후 몇 시간 뒤에 달달한 간식을 먹는 게 습관이라면 더 나은 대안이 있다. 식사를 마친 후 디저트로 먹는 것이다. 밤에 간식을 먹는 것이 불가피하다면 도움을 줄 다른 꿀팁들을 읽어보자.

Q 신진대사가 유연한지 어떻게 아나요?

머리가 어지럽거나, 몸이 떨리거나, 배고파서 화가 나는 느낌 없이 아무것도 먹지 않고 식사 사이 5시간을 쉽게 보내는 것이 가능한가? 그렇다면 신진대사가 유연할 가능성이 크다.

정리해보자

달콤한 것을 먹기에 가장 좋은 시간은 지방, 단백질, 섬유질이 있는 식사를 먹고 난 후이다. 빈속에 설탕을 섭취하는 일은 혈당 스파이크의 거대한 파도를 타는 일과 같다. 막판에 생일파티에 초대되었거나, 평일 빵 굽기 콘테스트에 참가했거나, 연인과의 아이스크림 데이트를 하는 경우처럼 빈속에 설탕을 넣는 일을 피할 수 없는 상황일지라도 방법이 있다. 이와 관련한 멋진 꿀팁을 더 발견하고 싶다면 이 책을 계속 읽어보자.

꿀팁 7

식사를 하기 전에
식초를 먹어라

혹시 브라우니에 식초를 뿌리고 싶은가? 그렇게 하고 싶지 않다는 것을 아니까 너무 걱정하지 않아도 된다. 제안하고 싶은 것은 그런 게 아니다. 식초를 탄 음료를 만들어서 단 음식을 먹기 전에 조금 마시는 것에 대해 말하고 싶을 뿐이다. 이것은 내가 단 음식을 디저트나 간식으로 먹을 때 이용하는 방법이다.

레시피는 간단하지만 미치는 영향은 강력하다. 많은 물과 식초 1큰술로 구성된 음료를 단 음식을 먹기 몇 분 전에 마시면 혈당 곡선이 완만해진다. 단 음식에 대한 갈망이 줄어들고, 배고픔이 조절되고, 더 많은 지방이 태워진다. 게다가 굉장히 저렴한 방법이다. 식초 한 병은 동네 마트에서 10달러 미만이며 60번 이상의 1큰술 양이 나온다. 대환영이다!

식초는 신맛이 나는 액체이다. 알코올을 아세트산으로 바꾸는 대표적인 박테리아를 이용해 알코올을 발효시켜 만든다. 이 박테리아는 주위에 항상 존재한다. 심지어 공기 중에도 있다(와인 한 잔을 식탁에 두고 몇 주만 내버려둬도 식초가 되어있을 것이다).

식초의 일반적인 종류로는 쌀 식초, 화이트 와인 식초, 레드 와인 식초, 셰리 식초, 발사믹 식초, 사과 식초가 있다. 식초는 종류가 다양하지만 특히 우리의 꿀팁에 인기 있는 식초가 하나 있다. 사과 식초이다. 일반적으로 사람들이 식초를 물에 희석했을 때 다른 식초보다 사과 식초를 더 맛있어 한다. 하지만 모든 식초는 포도당에 똑같이 작용하기 때문에 무엇이든 좋아하는 식초를 골라도 된다. 단, 레몬즙은 아세트산이 아닌 구연산을 함유하므로 효과가 다르다.

마나즈를 소개합니다

식초는 수세기 동안 건강 요법으로 여겨져 왔다. 18세기에는 당뇨병 환자에게 차 형태로 처방되기도 했다. 이란에서는 다양한 물 기반 음료. 형태로 모든 연령대의 사람들이 하루에 여러 번 섭취한다. 테헤란에 사는 '글루코스 여신' 커뮤니티 회원인 마나즈는 이렇게 설명했다.

"우리 가족은 여러 세대 동안 사과 식초를 먹어왔어요. 할머니는 직접 사과 식초를 만들고 가족들에게 나눠줘요. 사과 식초는 우리 문화의 일부이기 때문에 그것을 마시면 몸에 좋다는 것을 알고는 있었죠. 하지만 정확하게 왜 좋은지는 '글루코스 여신'을 알기 전엔 몰랐어요."

다음은 마나즈의 할머니의 레시피이다. 혹시라도 직접 발효를 해보고 싶을까 봐 적어둔다.

마나즈 할머니의 사과 식초 레시피

◎ 사과 식초 레시피

1. 달달한 사과를 깨끗하게 씻어 으깬다.
2. 통에 담는다.
3. 뚜껑을 덮고 10~12개월 동안 가만히 둔다.
4. 보관하는 장소는 온도가 높아야 한다.
5. 햇빛이 매우 좋아야 한다.
6. 곤충이 있어도 괜찮다. 좋은 식초라는 신호이다. 당황하지 않아도 된다. 그들은 단지 도움을 주고 있는 것이다.
7. 식초가 준비되면, 작은 구멍이 있는 천을 사용하여 두 번에 걸쳐 잘 걸러낸다.

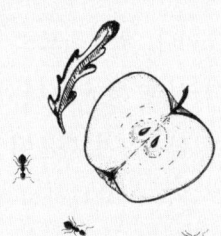
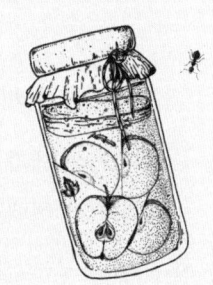

사람들은 수세기 동안이나 식초를 마셔왔지만 최근에야 과학자들이 식초가 건강에 도움이 되는 기전을 밝혀냈다. 지난 10년 동안 전 세계 수십 개의 연구팀이 식초가 몸에 미치는 영향을 연구해왔다. 대부분의 연구는 다음과 같이 진행됐다. 30명에서 수백 명의 참가자 그룹을 구성한다. 그룹의 절반에 해당하는 참가자들에게 3개월 간 식사 전에 많은 양의 물에 식초 1 또는 2큰술을 넣어 마시게 하고, 나머지 참가자들에게는 식초는 아니지만 식초 맛이 나는 위약을 준다. 그들의 체중, 혈액 표지자, 그리고 체성분을 분석한다. 두 그룹 모두 동일한 식단과 운동을 유지하도록 당부하고 그들을 관찰한다.

연구자들의 관찰 결과, 3개월 간 식사 전에 식초를 섭취한 참가자들은 2~4파운드를 감량했고, 내장 지방, 허리와 엉덩이 둘레, 중성지방 수치도 감소했다.[70,71] 한 연구에서는, 두 그룹 모두 엄격한 체중 감소 식단에 들어갔는데 식초를 섭취한 그룹이 식초를 섭취하지 않은 그룹과 마찬가지로 동일한 칼로리를 섭취했음에도 불구하고, 11파운드 대 5파운드로 체중이 2배 더 감소했다.[72] 브라질 연구팀은 식초가 지방 감소에 미치는 영향 때문에 지방을 태운다고 선전되는 다양한 열 발생성 보충제보다 식초가 더 효과적이라고 설명했다.[73]

식초의 장점은 다양하다. 당뇨병이 없는 사람, 인슐린 저항성이 있는 사람, 1형 당뇨병 환자 그리고 2형 당뇨병 환자 모두, 하루에 식초 1큰술만 먹어도 혈당 수치가 현저히 감소한다.[74,75] 다낭성 난소 증후군이 있는 여성들에게도 식초의 효과가 관찰되었다. 한 소규모 연구에서 여성 7명 중 4명은 사과 식초 음료를 하루에 한 번 마시기 시작한 뒤 40일 만에 다시 생리를 하게 되었다.[76] 물론 이 연구 결과는 반드시 반복 연구가 필요할 것이다.

이 모든 참가자들의 몸에서 일어난 일은 다음과 같다. 탄수화물이 많은 식사를 하기 전에 식초를 마셨을 때 혈당 스파이크가 8~30퍼센트 감소했다.

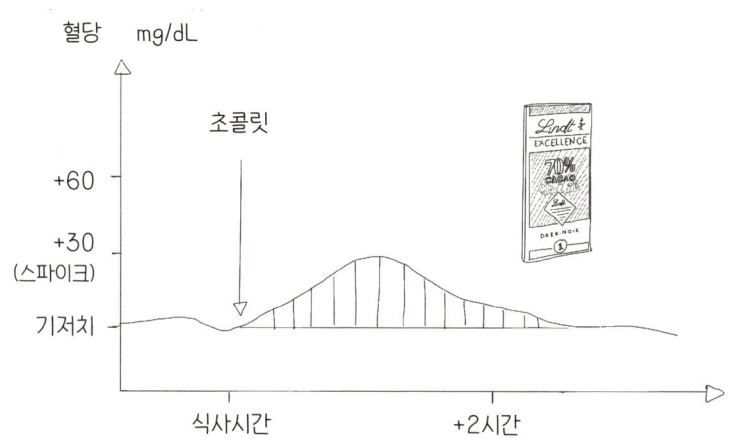

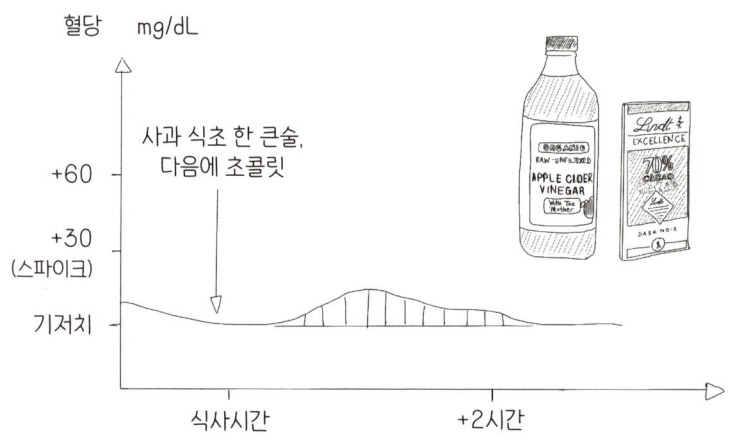

과학적 사실을 설명하기 위해 직접 테스트를 해봤다. 사과 식초는 혈당 스파이크를 완만하게 만든다.

왜 이런 일이 발생하는지 이해하기 위한 중요한 단서가 있다. 식사 전에 식초를 마시면 인슐린 양이 감소하는데 한 연구결과에 의하면 약 20퍼센트 정도이다.[77]

이 사실은 식초를 마실 때 혈당 곡선이 완만해지는 이유가 체내 인슐린 분비량이 많아졌기 때문이 아니라는 것을 보여준다. 이것은 매우 좋은 일이다. 인슐린을 누군가에게 주입하거나 더 많은 인슐린을 분비하게 하는 약물이나 음료를 제공하면 혈당 곡선이 완만해질 수 있다. 체내에 인슐린이 많을수록 간, 근육, 지방 세포들이 혈중에 있는 과잉 포도당을 제거하고 빠르게 저장하기 위해 더 많이 일하기 때문이다. 그러나 인슐린은 혈당 수치를 낮추는 대신 염증과 체중 증가를 유발한다. 우리가 정말로 원하는 것은 체내 인슐린 양을 늘리지 않고 혈당 곡선을 완만하게 만드는 것이다. 이것이 바로 식초가 하는 일이다.

그렇다면 어떤 원리로 작용하는 것일까? 과학자들은 여러 가지 요소가 함께 작용한다고 믿는다.

식초가 작용하는 원리

식물 제리와 인간이 공통으로 갖는 효소인 알파-아밀레이스를 기억하는가? 이것은 식물이 녹말을 다시 잘라 포도당으로 만들 때, 인간이 입에서 빵을 포도당으로 바꿀 때 작용하는 효소이다. 과학자들은 식초에 있는 아세트산이 알파-아밀레이스 작용을 임시적으로 비활성화 시킨다는 사실을 발견했다.[78] 그 결과 설탕과 녹말이 포도당으로 전환되는 속도가 느려지고 포도당이 우리 시스템으로 더 부드럽게 유입된다. [꿀팁 1] '음식을 올바른 순서대로 먹어라'를 통해 섬유질이 알파-아밀레이스 이러한 영향을 미친다는 사실을 떠올릴 수 있는데, 섬유질이 혈당 곡선을 완만하게 만드는 이유 중 하나이다.

일단 아세트산이 혈류로 유입되면 근육을 통과한다. 아세트산은 근육이 평소보다 더 빨리 글리코젠을 만들게 하는데,[79] 효율적으로 포도당을 흡수하게 하는 결과를 낳는다. 포도당이 체내로 방출되는 속도를 늦추고, 근육이 포도당을 받아들이는 속도를 높이는 일이 무엇을 의미하는가? 멋대로 돌아다니는 포도당이 적어지기에 혈당 스파이크도 줄어든다는 뜻이다.

아세트산은 체내에 존재하는 인슐린 양을 감소시킬 뿐만 아니라 지방 연소 모드로 전환되는 것을 돕는다. 게다가 DNA에도 놀라운 영향을 미친다. 미토콘드리아가 지방을 더 많이 태울 수 있도록 DNA가 약간의 재프로그래밍을 하도록 돕는 것이다.[80] 진짜로 그렇다.

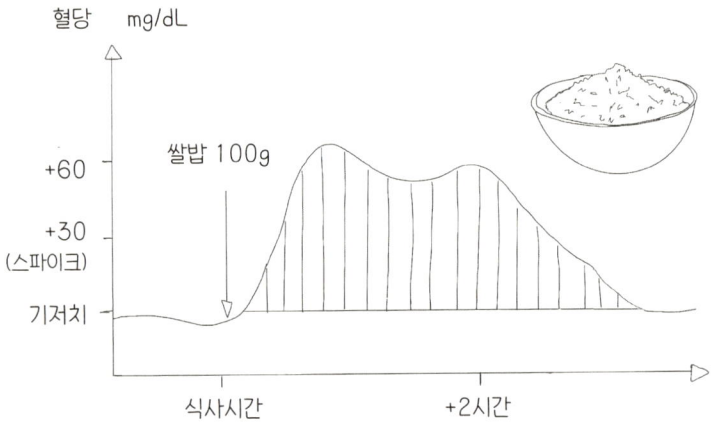

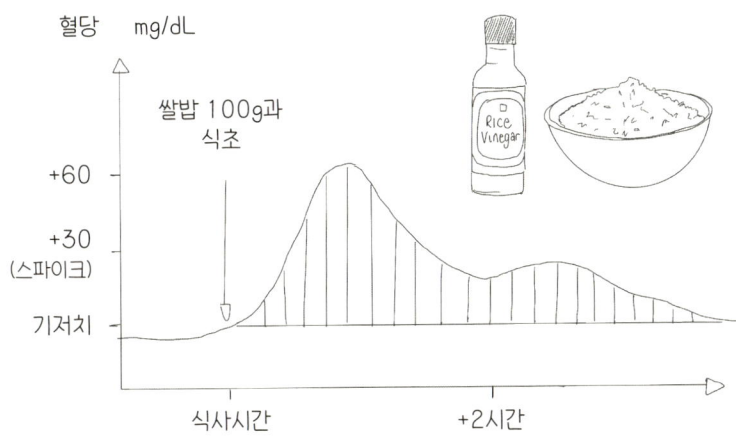

어떤 종류의 식초라도 좋다. 전통적인 일본식 기준으로 흰 쌀밥 한 그릇에 쌀 식초 1큰술은 혈당 수치 안정에 도움을 줄 것이다.

이것은 어떤 의미인가?

이 꿀팁은 단 음식과 녹말 음식 모두에 효과가 있다. 어쩌면 당신은 지금 많은 양의 파스타를 먹고 싶어질 수도 있다. 디저트로 남겨둔 체리 파이 한 조각을 이제 막 먹으려던 참일 수도 있다. 어쩌면 생일 파티에 가서 한낮에 초콜릿 케이크를 반드시 먹어야 하는 상황인지도 모른다(초콜릿 케이크 대신 미니양배추가 나오지 않은 것에 감사할 것이다). 혈당 스파이크가 일으키는 부작용들을 완화하고 싶다면 먼저 식초를 마셔라.[81]

많은 양의 물에(어떤 사람들은 따뜻한 물이 더 잘 넘어간다고 생각한다) 사과 식초 1큰술을 넣어라. 입에 잘 맞지 않는다면 처음엔 양을 적게 하고 조금씩 늘려보자. 혈당 스파이크를 유발하는 음식을 섭취하기 최대 20분 전, 또는 음식을 섭취하는 중간에, 또는 섭취 후 20분 이내에 빨대를 사용하여 다 마셔라.

이 꿀팁을 더 쉽게 이용하는 방법도 있다. 모든 식사에 녹색 스타터를 넣고 있다면 샐러드 드레싱에 약간의 식초를 첨가할 수도 있다. 식초와 혈당 스파이크에 대한 최초의 연구에서 참가자들에게 두 가지 식사가 제공되었다. 한 그룹은 올리브 오일을 넣은 샐러드를 먹은 뒤 빵을 먹었고, 다른 그룹은 올리브 오일과 식초를 넣은 샐러드를 먹은 뒤 빵을 먹었다. 드레싱에 식초가 들어 있는 참가자들의 혈당 스파이크가 31퍼센트 더 작았다.[82] 그러므로 다음부터는 랜치 드레싱 말고 비네그레트를 주문하라.

혈당 스파이크를 완만하게 만드는 식초를 언제 사용하는 것이 가장 유용할까? 당연히 식초를 쓰지 않으면 커다란 스파이크를 일으키는 식사를 할 때이다.[83] 하지만 언제나 사용해도 좋다. 자신의 의지에 따라 사용하면 된다. 다음 몇 페이지에서 이런 방식으로 식초를 사용하는 방법에 대한 더 많은 레시피를 공유할 것이다.

식초를 먹는다고 나쁜 식단을 먹어도 되는 것은 아니다. 식초는 스파이크를 완만하게 만들지만 아예 없애지는 못한다. 식단에 식초를 첨가하면 도움이 될 것이다. 하지만 식초를 먹었다고 설탕을 더 많이 먹는 일은 정당화되지 않는다. 전체적으로 고려했을 때 당신의 식단을 예전보다 더 나쁘게 만들 것이기 때문이다.

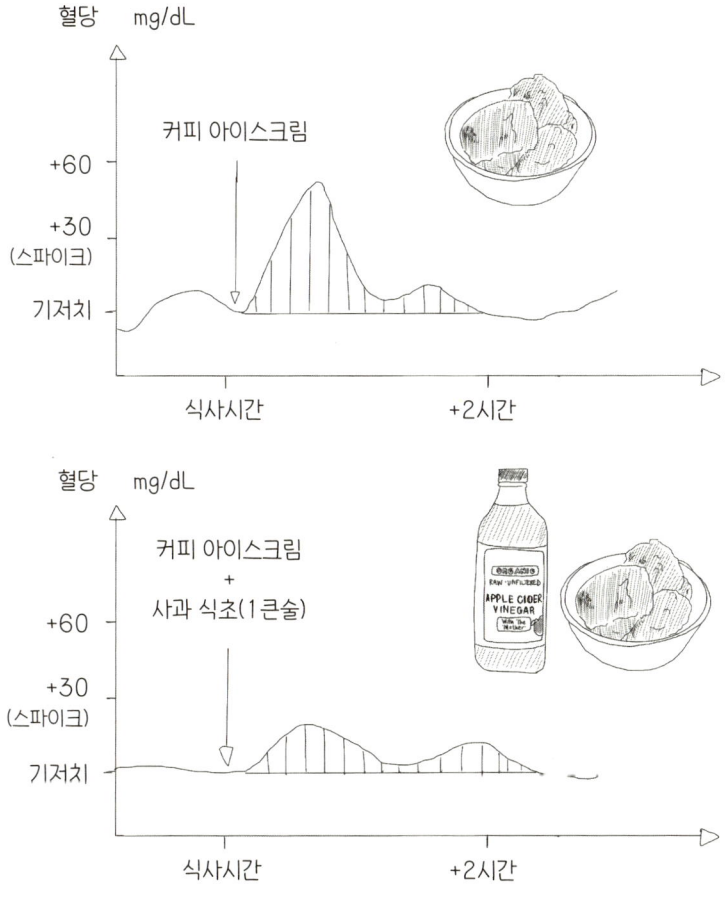

식초를 마신 결과이다. 아이스크림을 먹으면서도 건강도 챙길 수 있다.

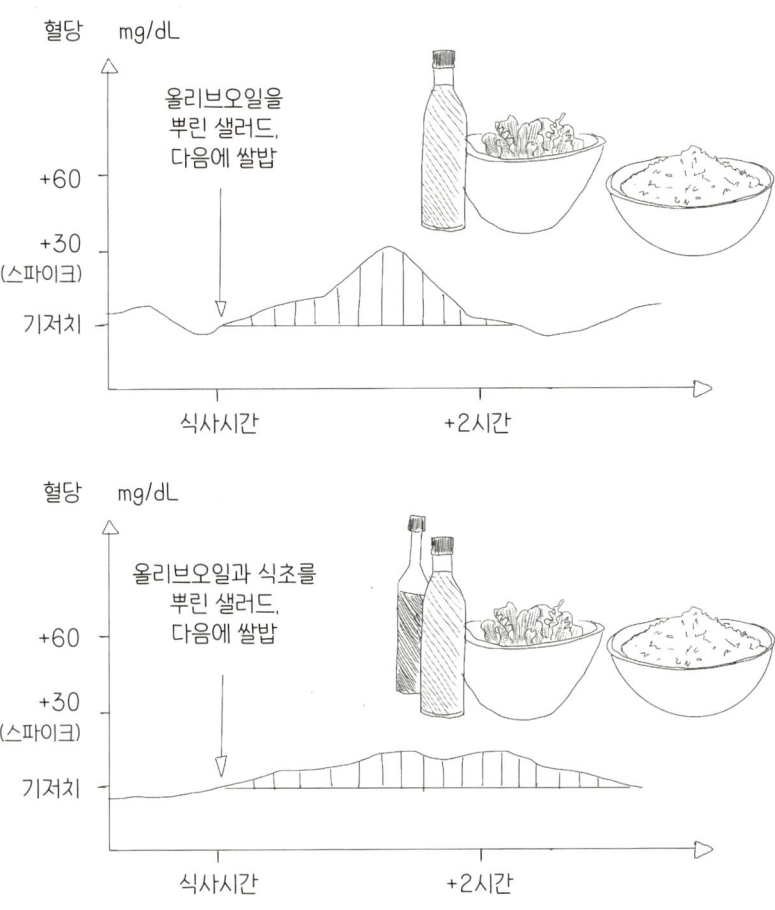

녹색 스타터에 넣을 당신의 혈당 수치를 위한 최고의 드레싱은 전통적인 비네그레트처럼 식초를 포함하는 것이다.

마나즈에게 돌아가보자

마나즈의 어머니는 16년 전, 세 번째 임신 이후 2형 당뇨병을 진단받았다. 가족의 사과 식초 생산에도 불구하고 그녀의 상태를 관리하는 일은 어려웠다. 식초를 먹는 것만으로 누군가가 당뇨병에 걸리는 것을 막을 수는 없다. 그래서 마나즈는 어머니에게 이 책에 적힌 꿀팁들을 알려줬다. 마나즈의 어머니는 음식을 올바른 순서로 먹고, 아침 식사를 덜 달게 먹기 시작했다. 그녀는 이미 물에 식초를 타서 마시고 있었기 때문에, 이것에 대해서는 원래대로 행동했다. 4개월 만에 그녀의 공복 혈당 수치는 200mg/dL에서 110mg/dL로 감소했고, 심각한 당뇨병 상태에서 정상 상태로 돌아갔다.

이 책에 있는 꿀팁들은 당신의 도구함에 있는 도구라는 것을 기억하자. 어떤 꿀팁은 다른 꿀팁보다 삶에 적용하기가 더 쉬울지도 모른다. 어떤 꿀팁은 다른 사람들보다 당신에게 더 잘 맞을지도 모른다. 그 반대의 경우라고 하더라도 그것들은 모두 유익하다. 꿀팁을 더 자주, 더 많이 사용할수록, 혈당 곡선을 완만하게 만들 수 있을 것이다.

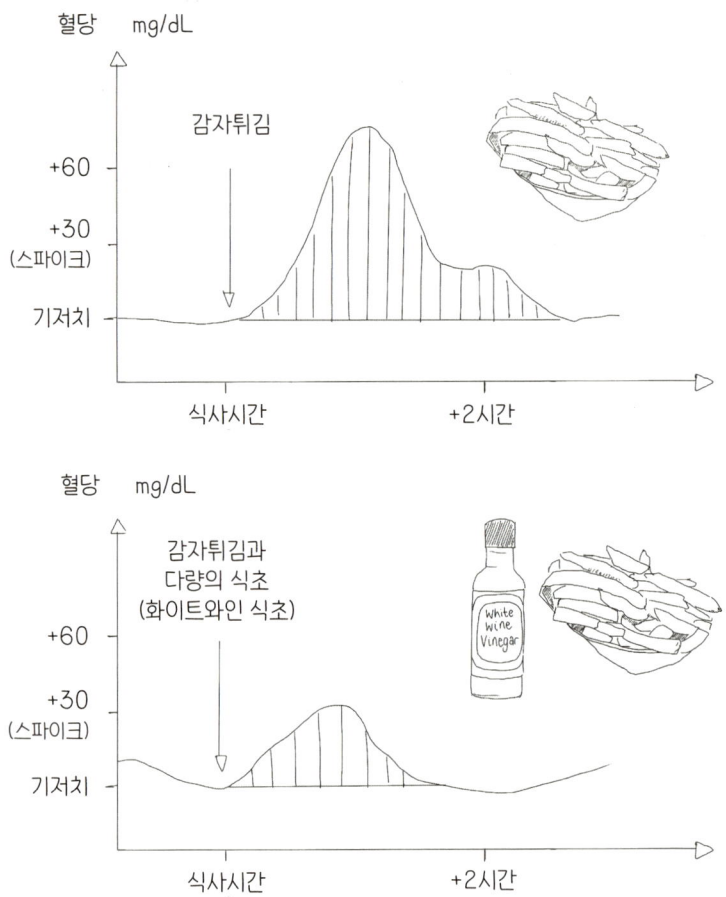

어떤 종류의 식초든 모두 효과가 있다. 여기 화이트 와인 식초가 있다. 영국인들이 옳았다!

Q 빨대가 왜 필요하나요?

희석된 식초가 치아의 법랑질을 손상시킬 만큼 산성은 아니지만 안전을 위해 빨대로 마실 것을 권한다. 절대로 병째 마시면 안 된다. 비네그레트와 같은 다른 음식의 경우는 괜찮다.

Q 사과 식초와 식사 사이에 시간 간격을 얼마나 둬야 하나요?

이상적으로는 식사 20분 전후로 마시는 것이 좋다. 식사 중 식사 후 최대 20분까지 마셔도 되며 효과는 거의 같을 것이다.

Q 부작용은 없나요?

식용 식초만 먹는 한 어떤 부작용도 겪지 않는 것이 정상이다. 산도가 5퍼센트인 식초를 마시면 된다. 청소용 식초는 산도가 6퍼센트이므로, 마트에서 걸레와 화장지 옆에 있다면 마시면 안 된다! 경우에 따라 식초는 점막을 자극할 수 있고 속 쓰림을 유발할 수 있다. 소화장애를 갖고 있는 사람들에게는 권장하지 않는데 이것은 단지 주의사항일 뿐이다. 이것에 대한 영향을 측정하는 연구는 아직 수행되지 않았다.[84] 식초는 위액보다 산도가 낮고 코카콜라나 레몬즙보다 산도가 훨씬 낮기 때문에 위 내벽을 손상시키지 않는 것으로 보인다.[85] 다시 말하지만, 당신의 선택이다. 몸에 귀를 기울이고 식초가 맞지 않는다면, 억지로 먹지 마라.

Q 마실 수 있는 양에 제한이 있나요?

그렇다. 6년 동안 매일 사과 식초 16큰술을 섭취한 29세 여성이 매우 낮은 칼륨, 나트륨, 중탄산염 수치로 병원에 입원했었다.[86] 그렇게 많이 마시면 안 된다. 그건 너무 심하다. 하루에 몇 번 정도 물에 희석해서 1큰술 정도 마시는 정도가 괜찮다.

Q 임신 중이나 모유 수유 중에도 마셔도 되나요?

대부분의 일반적인 식초는 저온 살균되어 있고 섭취하기에 안전하다. 반면, 사과 식초는 보통 저온 살균되지 않기에 임산부들에게 위험할 수 있다. 의사와 먼저 상의하자.

Q 이런, 식초 마시는 것을 까먹고 케이크 한 조각을 먹었어요. 너무 늦었나요?

아니다! 나도 항상 이런다. 가끔 케이크 조각이 너무 맛있어 보여서 식초 음료 마시는 것을 잊을 때가 있다. 걱정 안 해도 된다. 달거나 녹말이 많은 음식을 먹은 후에 아예 마시지 않는 것보다 마시는 것 (최대 20분)이 훨씬 낫다.[87]

Q 알약이나 젤리는 어떤가요?

알약이나 캡슐 형태의 식초에 대해서는 아직 확실하게 말할 수 없다.

액체 식초처럼 잘 작동할 수 있지만 확실한 것은 아니다.[88,89] 만약 먹어보고 싶다면 식초 1큰술에 들어 있는 아세트산 양(약 800밀리그램)을 얻기 위해 3개 이상의 알약을 삼켜야 할지도 모른다.

젤리는 좋은 선택이 아니다. 젤리에는 설탕이 포함되어 있는데, 젤리 1개당 약 1그램의 설탕이 들어 있다. 혈당 곡선을 완만하게 만들기는커녕 오히려 혈당 스파이크를 일으킬 수 있다. 사과 식초 젤리 브랜드가 주장하는 것에 대한 과학적인 근거를 요청하기 위해 회사에 연락을 취했지만 대답을 받지 못했다.

Q 콤부차는 어떤가요?

콤부차는 아세트산이 1퍼센트 미만이고, 집에서 만든 것이 아니면 설탕을 첨가한 경우가 많다. 혈당 스파이크를 대단히 완만하게 만들지는 못하지만 건강에는 이롭다. 발효식품이기 때문에 장에 좋은 미생물 환경을 조성하는 데 유익한 박테리아를 포함하고 있다.

Q 식초 맛을 좋아하지 않아요. 어떻게 해야 하나요?

적은 양으로 시작해서 점점 늘려보자. 사과 식초 대신 백식초를 시도해도 좋다. 어떤 사람들은 이를 더 선호한다. 식초와 물에 다른 재료를 섞어도 괜찮다. 무엇을 섞는지는 중요하지 않지만 설탕만은 예외다. 효과가 사라지기 때문이다. '글루코스 여신' 커뮤니티 회원들의 레시피를 소개한다.

글루코스 여신 회원들의 레시피

🍳 사과 식초 레시피

1 뜨거운 계피차 한 잔, 사과 식초 1큰술
2 물 한 컵, 소금 한 꼬집, 계피 한 꼬집, 사과 식초 1큰술
3 물 한 컵, 소금 한 꼬집, 아미노 간장 1 작은술, 사과 식초 1큰술
4 레몬 조각, 생강 뿌리, 사과 식초 1큰술, 알룰로스 1꼬집, 몽크프룻, 스테비아 추출물 또는 에리스리톨이 들어간 뜨거운 물 한 주전자
5 탄산수, 얼음, 사과 식초 1큰술
6 사과 식초가 가득 담긴 병에 발효된 채소

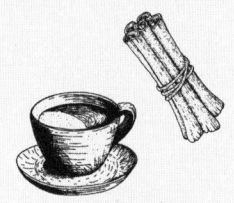

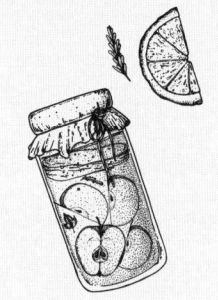

정리해보자

음료나 드레싱으로 식사에 식초를 첨가하는 것은 혈당 곡선을 완만하게 만드는 훌륭한 방법이다. 그것은 두 가지 기전으로 작용한다. 식초는 포도당이 혈류에 도착하는 속도를 늦추고, 근육이 포도당을 흡수하여 글리코겐으로 바꾸는 속도를 높인다. 근육 이야기가 나와서 말인데, 그들은 이 일을 꽤 잘하는 것 같다.

꿀팁 8

식사가 끝나면
움직여라

3~4초마다 눈꺼풀 근육은 뇌로부터 전기 신호 또는 자극의 형태로 메시지를 받는다. 그 신호들은 다음과 같은 간단한 명령을 포함한다.

"지금 눈을 깜빡여주세요. 그래야 우리가 눈을 촉촉하게 유지하고 이 재미있는 책을 계속 읽을 수 있습니다."

몸 전체에서 걷고, 기대고, 붙잡고, 들어올리는 등의 활동을 할 수 있도록 근육이 수축한다. 손가락 근육처럼 어떤 근육은 의식적으로 통제할 수 있지만 심장 근육처럼 통제하지 못하는 근육도 있다. 의식적이든 무의식적이든 근육이 더 많이 더 높은 강도로 수축하도록 지시를 받을수록 더 많은 에너지가 필요하다. 그리고 더 많은 에너지가 필요할수록 더 많은 포도당이 필요하다.[90] 근육 세포의 미토콘드리아는 지방과 같은 다른 물질로 에너지를 만들 수 있지만 포도당이 풍부하다면 이것이야말로 어떤 물질보다 빠르고 준비된 연료이다.

세포에 연료를 공급하기 위해 포도당이 연소된 재로부터 생성된 에너지에 붙여진 특별한 이름이 있다. 아데노신 3인산, 또는 ATP이다. 포도당 연소율은 우리가 얼마나 열심히 일하느냐에 따라 크게 달라진다. 즉, 우리 근육이 얼마나 많은 ATP를 필요로 하는지에 달려 있다. 소파에 앉아 TV를 볼 때보다 공원을 가로질러 뛰어가는 강아지를 잡기 위해 뜀박질할 때 1,000배 증가할 수 있다.[91]

근육이 새롭게 수축할 때마다 포도당 분자는 연소된다. 그리고 우리는 이 사실을 이용하여 혈당 곡선을 완만하게 만들 수 있다.

칼레드를 소개합니다

칼레드는 45세이다. 1년 내내 해변에서 지내는 것이 일상일 만큼 햇볕이 쨍쨍하고 더운 아랍 에미리트에서 살고 있다. 그러나 최근까지 그는 해변에 누워서 태닝을 한 적이 없었다. 대신 친구들에게 배를 숨기기 위해서 항상 티셔츠를 입었다.

변화는 어려운 일이기 때문에 우리가 할 수 있는 최선의 방법은 아주 적은 노력으로 큰 결과를 만드는 전략을 선택하는 것이었다. 칼레드는 자신이 먹는 것을 바꾸고 싶진 않았지만 다른 생각에는 열려 있었다. 코로나19 팬데믹 직전, 그는 '글루코스 여신' 인스타그램 계정을 발견했다. 그래프로 표현된 꿀팁들의 영향을 본 후부터 그의 내부에서 무언가 불타올랐다. 아버지와 형제자매들이 당뇨병을 앓고 있어서만은 아니었다. 봉쇄가 시작되었을 때 시간이 생겼고, 그는 새로운 것 하나를 시도해보기로 결심했다.

가장 먼저 시작한 것은 식사 후 걷는 일이었다. 이것은 내가 인스타그램 계정에서 말하는 꿀팁 중 하나였다. 그는 먹는 것을 바꿀 필요가 없었다. 밥과 고기로 된 점심 식사를 한 뒤 일어나서 10분 동안 동네를 산책하는 것이 전부였다. 산책하는 동안 밥에서 나온 포도당이 지방 저장소로 이동하지 않고 다리 근육으로 이동하는 것을 상상했다. 집에 돌아왔을 때 그는 놀랐다. 점심 식사 후면 늘 그랬듯이 단 것을 먹고 낮잠을 자고 싶은 기분에 사로잡히는 대신, 책상으로 돌아와 오후 내내 일을 했던 것이다. 심지어 기분마저 좋았다. 다음 날, 10분이었던 산책이 20분으로 바뀌었다. 그리고 새로운 습관을 유지했다.

'식후 100보'라는 인도 풍습이 있는 것처럼 식사 후 걷는 것을 권장하는 전통에는 그럴 만한 이유가 있다. 많은 양의 밥이나 빵을 먹어서 유입된 포도당이 몸을 덮치면 두 가지 일이 일어난다. 혈당 스파이크가 정점을 찍을 때 가만히 있으면, 세포에 포도당이 많아지고 포도당이 미토콘드리아를 압도한다. 자유 라디칼이 생성되고, 염증이 증가하고, 과잉 포도당이 간, 근육, 그리고 지방에 저장된다. 반대로, 포도당이 장에서 혈류로 이동할 때 근육을 수축하면, 미토콘드리아의 연소 능력이 높아진다. 그들은 금방 지쳐 나가떨어지지 않는다. 일하는 근육에 연료를 공급하기 위해 여분의 포도당을 사용하여 ATP를 만드는 작업으로 흥분한다. 연속 혈당 모니터 그래프에서 그 차이를 명확하게 관찰할 수 있다.

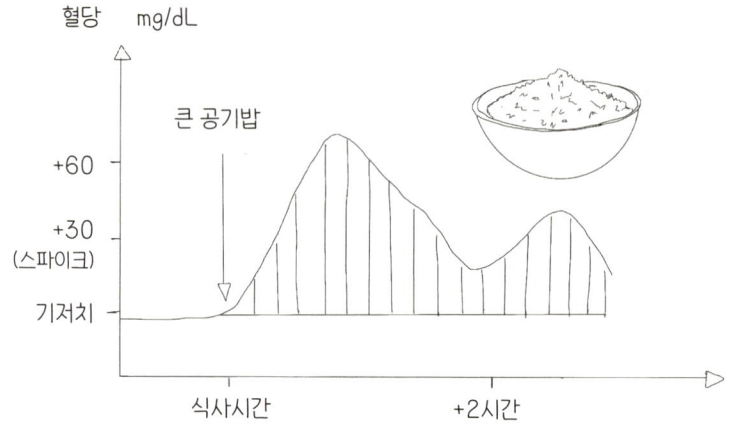

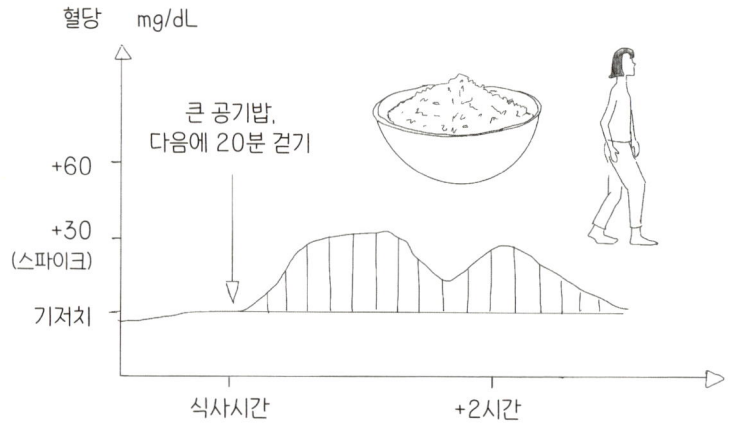

녹말이나 설탕을 먹을 때 두 가지 선택권이 있다: 가만히 있으면서 스파이크가 일어나게 두거나, 움직여서 스파이크를 완만하게 만드는 것이다.

다르게 생각해볼 수도 있다. 우리가 겨우 10분 정도 걷는 것만으로도 증기 기관차에 있는 불을 더 크고 더 뜨겁게 만들 수 있다. 할아버지(기억하리라 믿는다)는 석탄을 더 빠른 속도로 옮기고 증기 기관차는 더 빠른 속도로 석탄을 태운다. 포도당은 축적되는 대신 과잉 사용된다. 똑같은 음식을 먹고도 식후 1시간 10분 이내에 근육을 사용하면 혈당 곡선을 완만하게 만들 수 있는 것이다.

6개월 동안 칼레드는 점심 식사 후나 저녁 식사 후에 20분 동안 걷는 것을 계속 실천했다. 그러고 나서 음식을 올바른 순서로 먹기 시작했다. 그는 16파운드를 감량했다. 놀랍다는 사실을 나도 안다. 그는 기쁨에 찬 목소리로 말했다.

"어느 때보다 젊게 느껴져요. 제 또래의 다른 사람들과 비교해도 훨씬 잘하고 있고, 에너지가 넘치고 행복해요. 친구들은 제가 무엇을 했는지 물어봐요. 꿀팁들을 그들에게 알려줄 수 있어서 기뻐요. 가족 모두에게도 도움이 됐어요."

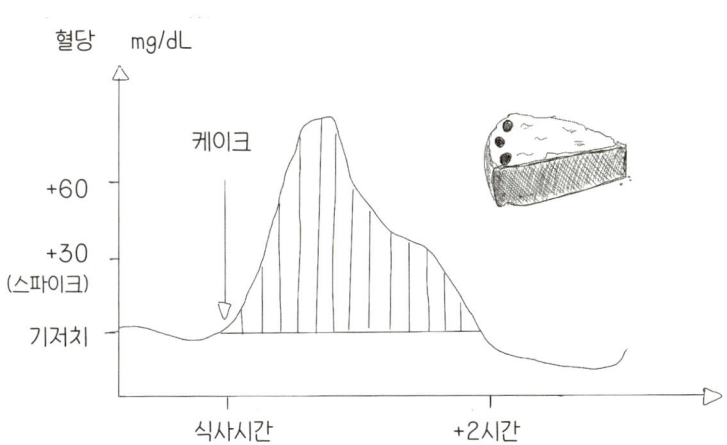

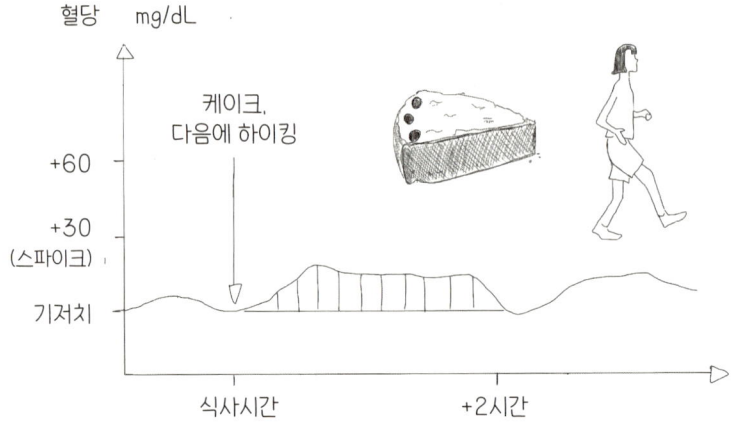

케이크를 먹고 나서 1시간 동안 의자에 앉아있으면 체내에 포도당이 축적되어 혈당 스파이크가 생길 것이다. 반면, 운동을 하면 포도당은 거의 즉시 근육에 의해 소모될 것이다. 포도당이 축적되지 않고 혈당 스파이크도 일어나지 않을 것이다.

칼레드처럼 많은 사람들이 식사 후 10~20분 동안 걸으며 만족할 만한 결과를 얻었다. 2018년 대규모 연구 리뷰에서 2형 당뇨병 환자 135명을 조사한 결과, 식사 후 유산소 운동(걷기)이 그들의 혈당 스파이크를 27퍼센트까지 줄인 것으로 나타났다.

식사 후 체육관에 간다면 훨씬 더 도움이 될 것이다. 하지만 어떤 사람들은 배부른 상태에서 하는 격한 운동을 힘들어한다. 좋은 소식은 혈당 스파이크를 완만하게 하기 위해 식사가 끝난 후 70분까지 언제든지 운동을 해도 된다는 것이다. 혈당 스파이크가 정점을 찍는 시간이 식후 70분쯤이므로 그 전에 근육을 사용하는 것이 이상적이다. 팔굽혀펴기, 스쿼트 등 모든 종류의 근력 운동을 통해 근육을 강렬하게 쓸 수 있다. 저항 운동(근력 운동)은 혈당 스파이크를 최대 30퍼센트까지 감소시키고 이후 24시간 동안 추가 혈당 스파이크의 크기를 35퍼센트까지 감소시키는 것으로 나타났다.[92] 혈당 스파이크를 전체적으로 억제할 수 있는 경우는 드물지만 상당한 양을 줄일 수 있는 것이다.

놀라운 사실은 먹고 난 후 움직이면 인슐린 수치를 증가시키지 않고도 혈당 곡선을 완만하게 만들 수 있다는 것이다. 식초의 경우와 마찬가지이다. 일반적으로 근육은 포도당을 저장하기 위해 인슐린을 필요로 하지만 근육이 현재 수축하고 있다면 포도당을 흡수하기 위해서 인슐린을 사용하지 않아도 된다.[93,94]

근육이 더 많이 수축하고 인슐린 없이 포도당을 흡수하면 혈당 스파이크가 더 작아질 것이고, 남은 포도당을 처리하기 위해 췌장에서 인슐린을 분비하는 일도 줄어들 것이다. 식사 후에 단지 10분만 걸어도 방금 먹은 음식의 부작용을 줄일 수 있다. 더 오래 운동할수록 혈당과 인슐린 곡선은 더 완만해질 것이다.[95]

당신이 저녁 식사 후 텔레비전을 봐야 하는 이유

당신은 집에서 저녁으로 파스타 한 접시를 먹었다(그 전에 그린 샐러드를 먹었을 것이라 생각한다). 소파에 앉아 가장 좋아하는 텔레비전 프로그램을 보려고 한다. 멀티태스킹이 가능하다면 화면을 보면서 스쿼트를 해보자. 벽에 등을 대고 의자에 앉는 자세를 만들거나, 소파의 가장자리를 이용하여 삼두박근 운동을 하거나, 옆으로 누운 자세로 플랭크를 하거나, 카펫 위에서 보트 자세* 를 취해보자. '글루코

---

* 엉덩이를 바닥에 대고 척추와 다리를 90도 각도로 유지하는 자세

스 여신' 커뮤니티 회원인 모니카는 특별한 운동법을 갖고 있다. 그녀는 케틀 벨*을 소파 뒤에 두고 달콤한 것을 먹은 후, 핸드폰으로 20분 타이머를 설정한다. 타이머가 울리면, 케틀 벨을 잡고 스쿼트를 30번 한다.

집이 아니라 사무실이라면 변형 버전은 다음과 같다. 식사 후 산책을 할 시간이 없어도 괜찮다. 화장실에 가는 척하며 건물 계단을 여러 번 오르내리자. 회의 중이라면 바닥에서 조용히 카프 레이즈**를 해보자. 책상에 대고 팔굽혀펴기를 하는 방법도 있다. 문제 해결이다.

시도해보기

단 것을 먹고 나서 가만히 앉은 뒤 기분을 평가해보자. 똑같은 것을 먹고 20분 동안 걸었을 때의 기분을 평가해보자. 에너지가 어떻게 다른가? 이후 몇 시간 동안 배고픔의 정도는 얼마인가?

....
....
....
....

---

* 　근육 운동을 할 때 사용하는 운동 기구. 손잡이 아래에 주전자 모양의 쇳덩이가 붙어 있다.
** 　calf raises. 종아리 근육 운동

Q 식사 후 얼마나 빨리 운동해야 하나요?

모니카는 식후 20분 후 운동하지만 식후 70분 이내에 언제든지 운동해도 효과를 볼 수 있다. 혈당 스파이크가 정점을 찍기 전에 하면 된다. 나는 식사 후 20분 후에 걷거나 텔레비전 앞에서 근력 운동을 하는 것을 좋아한다. 이와 관련해 많은 연구에서 다양한 시나리오가 시험되었다.[96] 어떤 사람들은 포크를 내려놓은 후 곧바로 걷기 시작했고, 어떤 사람들은 식사를 마친 후 10~20분 후에 걷기 시작했다. 어떤 사람들은 식사 후 45분이 지난 후에 운동하기 시작했다. 모두 결과가 좋았다.

Q 운동을 식전에 할까요, 식후에 할까요?

식사 후에 운동하는 것이 가장 좋아 보이지만 식사 전에 하는 것도 효과가 있다. 비만인 사람들을 대상으로 한 저항 운동에 대한 연구에서 서녁 식사 전에 운동을 했을 때는(운동을 끝낸 후 30분 뒤에 먹었다) 혈당과 인슐린 스파이크가 각각 18퍼센트와 35퍼센트씩 낮아졌다. 반면, 저녁 식사 후에 운동했을 때는 각각 30퍼센트와 48퍼센트씩 낮아졌다.[97]

Q 하루 중 다른 시간은 어떤가요?

아무 때나 운동해도 좋다. 그리고 운동은 혈당 스파이크를 억제하는 것 외에도 더 많은 장점들을 가지고 있다. 정신 건강 개선을 도와주고, 활력을 주고, 심장을 건강하게 유지시키고[98] 염증과 산화 스트레스를 줄여준다.[99] 공복 상태의 여부와 상관없이 새로운 신체 활동을 시작하면 근육량이 증가해서 전반적인 혈당 수치가 감소하기 시작할 것이다. 만약 일상에서 걷기 운동을 더 늘릴 수 있고 언제라도 할 수 있다면 식사 후에 더 효과적일 것이다.[100]

Q 몇 분 동안 운동해야 하나요?

몇 분이 가장 좋은지는 당신에게 달려있다. 일반적으로 10~20분간 걷거나 10분간 근력 운동을 하는 것이 좋다는 연구결과가 있다. 나는 내 혈당 수치에 변화를 주려면 약 30번의 스쿼트를 해야 한다는 것을 알아냈다.

Q 공복 운동은 왜 혈당 스파이크로 이어지나요? 몸에 안 좋나요?

아무것도 먹지 않은 상태로 운동을 하면 간은 근육의 미토콘드리아에 연료를 공급하기 위해서 포도당을 혈류로 내보낸다. 이것은 혈당 스파이크로 나타난다. 이러한 혈당 스파이크는 자유 라디칼을 늘림으로써 산화 스트레스를 일으키지만 동시에 자유 라디칼을 제거하는 능력을 높인다. 중요한 것은 자유 라디칼에 대한 방어 능력 증가가 운동이 유발한 급성 자유 라디칼 생성 증가보다 오래 남는다는 점이다. 운동의 순효과는 산화 스트레스를 줄이는 것이다.[101] 운동은 신체에 대한 호르메시스 스트레스*이며 우리 몸이 더 높은 회복력을 갖도록 돕는 스트레스의 한 종류라는 것을 의미한다.

---

* hormetic stress. 우리 몸에 약간의 스트레스로 작용하는 것이 오히려 큰 스트레스가 왔을 때 견뎌내는 힘을 길러주는 현상. 운동의 경우 산화 스트레스를 일으키지만 산화 스트레스에 대한 대응력을 높여주므로 일종의 호르메시스로 볼 수 있다.

정리해보자

달거나 녹말이 많은 음식을 먹은 후에는 근육을 사용해라. 근육은 과잉 포도당이 혈액에 도달하는 순간 포도당을 행복하게 흡수할 것이며 결과적으로 혈당 스파이크가 낮아지고, 체중 증가의 가능성이 감소하고, 에너지 침체를 피할 수 있게 될 것이다. 식후 졸림도 줄어들 것이다. 식사 전에 물에 사과 식초를 섞어서 마시면 더 좋은 효과를 볼 수 있다.

이제 당신은 몸에 커다란 혈당 스파이크를 일으키지 않고 달달한 간식을 먹을 수 있는 놀라운 조합을 안다. 식전에 사과 식초를 마시고, 식후에 운동하는 것이다.

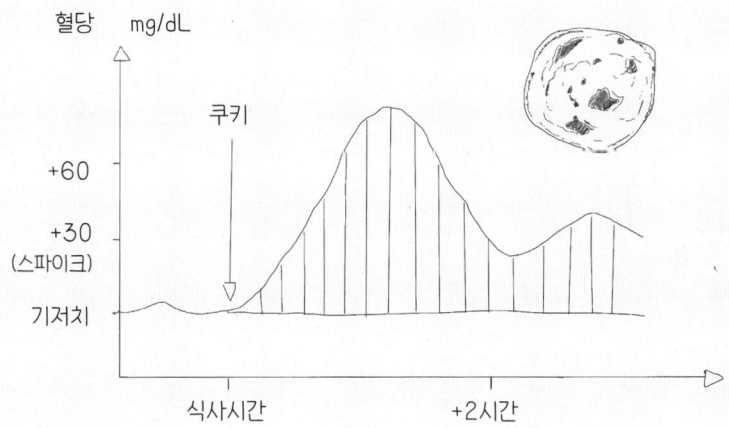

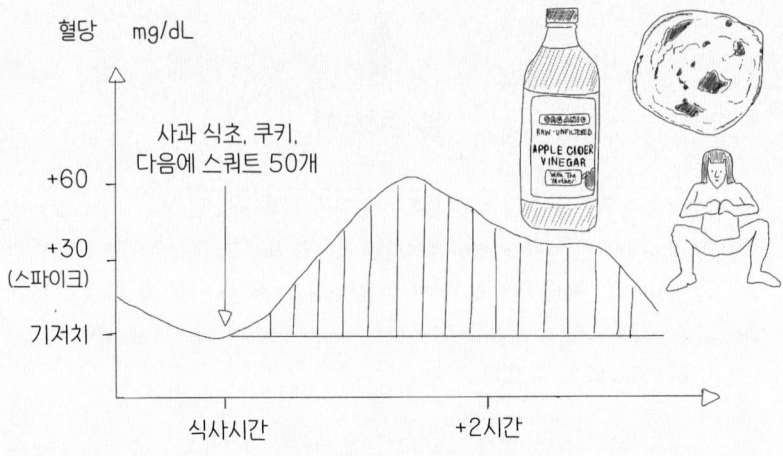

다다익선이다. 꿀팁들을 조합해서 사용하면 믿을 수 없을 정도로 강력해진다. 달달한 간식을 사이에 두고 먼저 사과 식초를 마시고 이후에 근육을 사용하면 부작용을 줄이는 데 도움이 된다.

꿀팁 9

간식을 먹어야 하겠다면, 덜 달게 먹어라

나는 이 책을 통해 포도당이 몸과 마음에 어떻게 영향을 미치는지 말해왔다. 그러나 연구를 시작했을 때는 포도당의 정신적 영향보다 신체적 영향을 알아차리는 것이 언제나 더 쉬웠다. 코에 여드름이 난 이유 또는 살이 찐 이유를 알게 된 것도 어느 날 도넛을 먹은 후 혈당 모니터의 데이터를 확인했을 때였다.

19세에 겪은 사고 이후, 나는 '분리' 또는 '분리된 느낌'으로 고생했다. 임상적으로는 '이인증depersonalization'이라고 부르는 증상이다. 부분적으로 몸을 떠난 것 같은 느낌으로 거울을 봐도 자신을 인식하지 못한다. 손을 보면 다른 사람의 손인 것처럼 느껴진다. 눈앞이 흐려진다. '나'에 대한 통일된 감각을 잃고 실존적 질문에 대해 생각하며 정신이 주체할 수 없을 정도로 빙빙 돌기 시작한다. 특히 혼자 있을 때 너무 무섭다.

그 순간들을 이겨낼 수 있는 방법은 '이 모든 것들이 다 지나간다'는 것을 기억하는 것이다. 나는 대화 치료, 안구운동 민감소실 및 재

처리 요법, 그리고 바디워크*의 일종인 두개골천골요법에서 많은 도움을 받았다. 운이 좋게도 어렸을 때 나와 같은 일을 겪었던 지인을 알고 있었다. 내 사촌이다. 안심이 필요할 때마다 그에게 문자를 보내곤 했다. 그는 대답했다.

"끔찍하다는 거 알아. 나를 믿어봐. 지나갈 일이야."

일기도 많이 썼다. 수술 후 1년 내내 분리된 기분으로 살았다. 시간이 지나면서 일주일에 한 번 또는 한 달에 한 번, 몇 시간 동안 그 기분이 찾아왔다가 사라졌다. 무엇이 그 기분을 유발하고 무엇이 해결하는지 찾기 위해 모든 것을 해봤다. 깨닫지 못하는 경우가 대부분이었다.

사고가 난 지 8년 후, 그런 기분의 원인이 음식일 수 있다는 것을 깨달았다. 2018년 4월, 나와 남자친구 그리고 친구 몇 명과 일본 해안의 바닷가 도시 가마쿠라를 방문하고 있었다. 혈당 모니터를 한 달 정도 착용하고 있던 상태였다. 매우 이른 아침 식사를 먹었기에 5시간 정도 지나자 배가 고팠다. 우리는 커피와 도넛을 먹기 위해 멈춘 뒤 바닷가를 산책하러 갔다.

벚꽃 구경, 하라주쿠 방문 등 다음 일정을 얘기하면서 나는 정신 상태에 변화를 느끼기 시작했다. 너무나도 익숙한 느낌이었다. 금방이라도 '분리된 느낌'이 들 것 같았다. 눈앞이 흐려졌다. 내 것이 아닌 것 같은 손을 내려다봤다. 내가 말하고 있다는 것을 알았지만, 무

---

* 올바른 자세를 통해 인체의 구조와 기능의 효율성을 증진시켜 건강한 몸과 마음을 만드는 모든 작업

엇을 말하는지 또는 왜 말하는지 정말로 알지는 못했다. 늘 그렇듯, 친구들에게 짐이 될까봐 아무 말도 하지 않았다. 그리고 습관적으로 혈당 모니터를 확인했다. 30분 전에 먹었던 도넛들이 내가 그 때까지 본 것 중에서 가장 큰 스파이크를 일으키고 있었다. 100mg/dL에서 180mg/dL로 올라갔다.

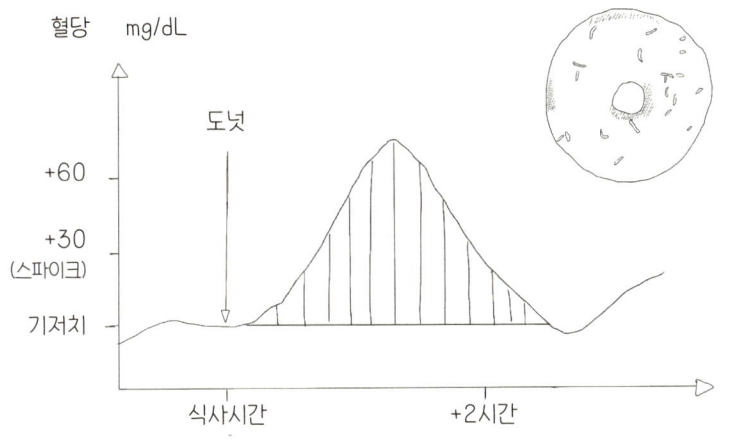

나를 분리된 상태로 만든 도넛이다.

그때 내 분리 증상의 잠재적 원인을 찾았다는 것을 깨달았다. 굉장히 가파른 혈당 급증이었다. 그리고 이후 몇 달, 몇 년에 걸쳐 그것을 증명할 수 있게 되었다. 분리된 느낌이 들 때면 그날 먹은 것을 떠올렸다. 정상적인 식사 대신 저녁으로 초콜릿 케이크를 먹거나 아침으로 쿠키를 먹을 때 발생했다.

혈당 곡선을 완만하게 만드는 것이 나의 이인증을 치료했다는 뜻은 아니다. 지금도 혼자만의 시간을 충분히 갖지 못했거나, 스트레스가 많이 쌓였거나, 여전히 이해하지 못한 다른 이유들로 인해 분리된 느낌이 든다. 큰 혈당 스파이크가 생겨도 전혀 분리된 느낌이 들지 않을 때도 있다. 하지만 이 새로운 발견은 확실히 도움이 되었다.

이후 다양하게 조사를 해봤지만 음식으로 인해 이인증이 유발되는 사례는 전혀 발견하지 못했다. 그러나 이러한 정신 증상을 갖고 있는 사람들에서 뇌의 특정 부분의 대사가 다른 사람에 비해 더 활발하다는 사실을 발견했다. 즉, 포도당을 더 많이 소비한다는 것이다.[102] 몸에 포도당이 더 많으면 뇌에도 포도당이 더 많고, 과활성 부위에도 잠재적으로 포도당이 더 많아진다. 어쩌면 그것이 문제를 일으킨 것일 수도 있다.

음식이 우리의 기분에 영향을 준다는 것은 당연한 사실이다. 과학자들에 의하면 사람들이 혈당 스파이크를 많이 일으키는 식단을 먹을 때, 칼로리는 비슷하지만 더 완만한 곡선을 갖는 식단에 비해서 시간이 지나면서 기분 저하와 우울 증상들을 보고한다고 한다.[103,104,105]

많은 커뮤니티 회원들도 설탕이 많은 음식이 그들의 불안을 증가하게 만든다고 공유했다. 피곤한 오후에는 달달한 간식을 먹고 싶은 충동을 누구라도 느낄 것이다. 그러나 달달한 것이 에너지를 줄 것이라는 생각은 미스터리이다. 달달한 간식이 달지 않은 간식보다 더 많은 에너지를 주는 것이 아니기 때문이다. 오히려 더 피곤하게 만든다. 구스타보처럼 하루 12시간씩 운전을 해야 하는 상황이라면 분명 위험한 일이다.

구스타보를 다시 소개합니다

구스타보는 우리에게 친구들과 저녁을 즐기면서 혈당 곡선을 완만하게 만들 수 있는 '멋진 스테이크-하우스-가기-전-브로콜리-먹기 팁'을 알려주었다. 그는 멕시코에서 새로운 정보를 가지고 돌아왔다.

구스타보는 영업직이었기에 주와 주 사이를 장시간 운전하는 일이 많았다. 길 위에서 6~12시간을 보내기도 했다. 예전에는 피곤한 상태로 주유소에 들러 '에너지를 얻기 위해서' 사탕이나 그래놀라 바를 사곤 했다. 그의 신진대사가 유연할 확률은 매우 적었다. 그의 몸은 지방을 연료로 사용하는 상태로 바꿀 수 없었고, 그런 만큼 녹말이나 설탕을 자주 먹어야 했다. [꿀팁 4]의 내용을 기억하는가? '아침 식후 혈당 곡선을 완만하게 만들어라'에서 배웠듯이 인슐린이 작동하는 방식 때문에 사탕 또는 그래놀라 바에 있는 포도당이 연료로 사용되기보다 저장소로 가는 경향이 있다는 것을 그는 알지 못했다.[106] 단 것을 먹을 때는 달지 않은 것을 먹을 때보다 소화 후 체내에 있는 에너지가 더 적기에 간식을 먹어도 잠깐의 에너지를 느꼈을 뿐 한 시간 후면 피곤을 느끼고 다시 먹어야 했다. 그리고 가까웠던 사람들이 2형 당뇨병 합병증으로 사망한 후에야 생활 방식을 바꾸기로 결정했다.

구스타보는 혈당을 안정적으로 유지하기 위해 아침으로 시리얼 대신 아마씨, 노팔(부채선인장), 그리고 마카 뿌리(먹을 때 나는 소리에 비해 맛있다고 그가 말했다)로 만든 스무디를 먹었다. 식사 후 바로 앉던 습관을 버리고 걷기 시작했다. 스스로 변화를 만든 후부터 길에서 먹는 간식도 더 똑똑하게 먹었다. 주유소에서 파는 사탕이나 그래놀라 바 대신 당근, 오이, 그리고 땅콩버터가 훨씬 더 좋은 선택이라는 것을 알게 된 것이다. 이제 그는 항상 이렇게 먹는다.

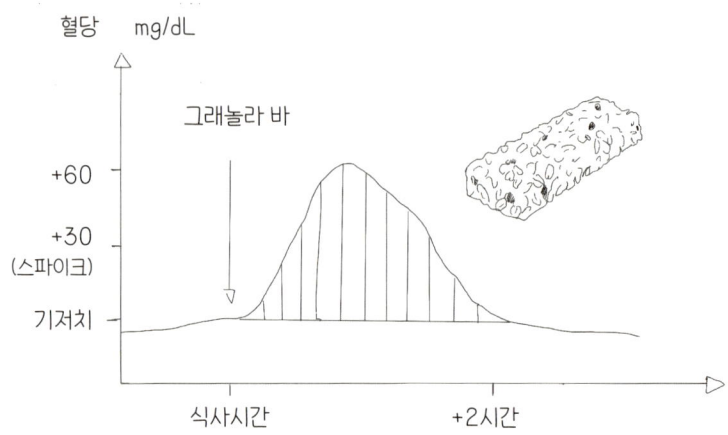

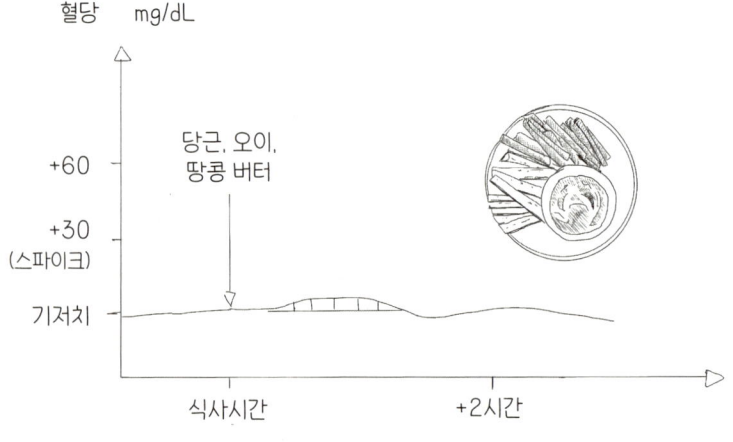

안정적인 에너지를 위해서 혈당 수치에 스파이크를 만들지 않는 간식을 골라라.

요즘엔 구스타보의 혈당 곡선이 더 완만해졌다. 이제는 더 이상 고속도로 중간에서 낮잠을 자고 싶은 주체할 수 없는 욕구를 느끼지 않는다. 운전하는 내내 에너지는 안정적이다. 그는 88파운드를 감량했고, 우울증 약을 줄였으며, 브레인 포그도 없어졌다.

당신이 에너지를 얻고 싶다면, 직관에 반대된다는 것을 알지만, 달달한 간식을 멀리 하라. 대신 달지 않은 간식을 먹어라. 달지 않더라도 녹말은 포도당으로 변하기 때문에 녹말이 많은 간식은 선택하지 않는 것이 좋다. 다음은 내가 자주 먹는 간식 리스트이다.

30초 간식 리스트

◎ **30초 만에 만드는 혈당 스파이크가 없는 달지 않은 간식 리스트**

1. 견과류 버터 한 스푼
2. 피칸 한 줌을 얹은 5퍼센트 그릭 요거트 한 컵
3. 견과류 버터를 섞은 5퍼센트 그릭 요거트 한 컵
4. 베이비 당근 한 줌과 후무스 한 스푼
5. 마카다미아 한 줌과 90퍼센트 다크 초콜릿 한 조각
6. 치즈 한 조각
7. 사과를 곁들인 치즈 한 조각
8. 견과류 버터를 바른 사과 조각
9. 과카몰리 한 스푼에 찍어 먹는 피망 조각
10. 견과류 버터를 바른 셀러리
11. 돼지 껍데기 과자 한 줌
12. 핫 소스를 곁들인 완숙란
13. 가볍게 소금에 절인 코코넛 조각
14. 치즈 한 조각을 곁들인 씨앗을 뿌린 크래커
15. 햄 한 장
16. 소량의 소금과 후추를 곁들인 반숙란

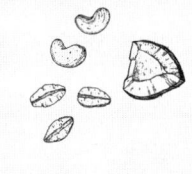
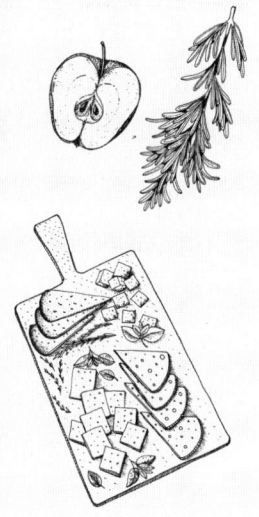

꿀팁 10

당신의 탄수화물에 옷을 입혀라

당신은 어떤지 모르겠지만, 내 경우 항상 앉아서 식사를 할 수 있는 것은 아니다. 배고플 때 건강한 음식이 주위에 없는 경우도 자주 있다. 회의 시간이 가까워졌는데 주변에 편의점밖에 없거나, 비행기에 탑승하기 전 공항 게이트에 있는 커피숍밖에 발견하지 못할 때도 있다.

이 꿀팁은 이런 때를 위한 것이다. 실생활에서 이동 중 식사를 해야 할 때, 버스 타러 가는 길에 무언가를 먹어야 할 때, 파티에 참석했을 때나 비즈니스 아침 식사를 할 때, 일을 마치고 귀가를 서두를 때, 또는 도로에 멈춰 있어야 할 때. 아침으로 케이크 조각을 먹는 것은 그럴 때를 위한 것이다. 왜냐하면 지금 배가 고프고, 눈앞에 케이크가 있으니까.

이러한 상황에 대한 해결책은 간단하다. 녹말과 설탕을 지방, 단백질, 또는 섬유질과 결합하는 것이다. 꿀팁은 다음과 같다. 탄수화물이 벌거벗고 돌아다니게 놔두지 말고 약간의 '옷'을 입혀라. 탄수화물에 입힌 옷이 체내에서 포도당이 흡수되는 정도와 속도를 감소시킬 것이다.

친구 집에서 브라우니를 먹되 그릭 요거트도 요청하라. 비즈니스 미팅에서 베이글을 먹되 훈제 연어도 같이 먹어라. 카페에서 점심을 포장하여 먹되 시내 가게에서 산 재료들을 추가해라. 방울토마토와 약간의 견과류만으로도 충분하다. 쿠키를 만드는 중이라면 반죽에 견과류를 추가해라. 애플 크럼블을 서빙하고 있다면 토핑으로 크림을 추가해라.

탄수화물을 즐긴다면(그럴 것이고, 그래야 한다), 섬유질, 단백질, 지방을 추가하는 것을 습관화하고 가능하다면 그들을 먼저 먹자.[107] 달지 않은 간식들도 녹말을 함유하고 있을 수 있기에 옷이 필요하다. 토스트에 아보카도와 치즈를 추가하고, 쌀케이크에 견과류 버터를 바르고, 크루아상을 먹기 전에 아몬드 몇 개를 먹어라.[108,109]

Q 식사에 지방을 추가하면 인슐린 스파이크를 증가시키기 때문에 나쁘다고 들었어요.

이 믿음은 1980년대 프랑스인 미셸 몽티냑Michel Montignac에 의해 유명해졌다. 하지만 가장 최신의 과학은 다르게 설명한다.[110] 식사에 지방을 추가해도 식사가 일으키는 인슐린 스파이크가 증가하지 않는다. 다시 말한다. 식사에 지방을 추가해도 인슐린 스파이크가 증가하지 않는다. 그것은 우리 몸에 인슐린 분비량을 늘리라고 말하지 않는다. 탄수화물이 풍부한 식사 전에 지방을 먹으면 식사에 반응하여 분비되는 인슐린 양이 줄어든다.[111]

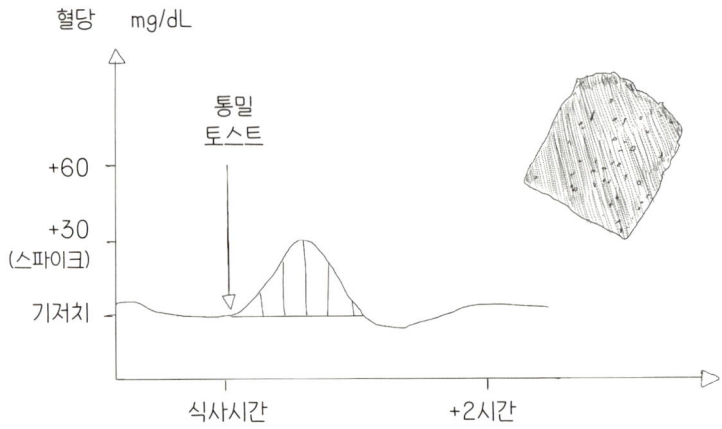

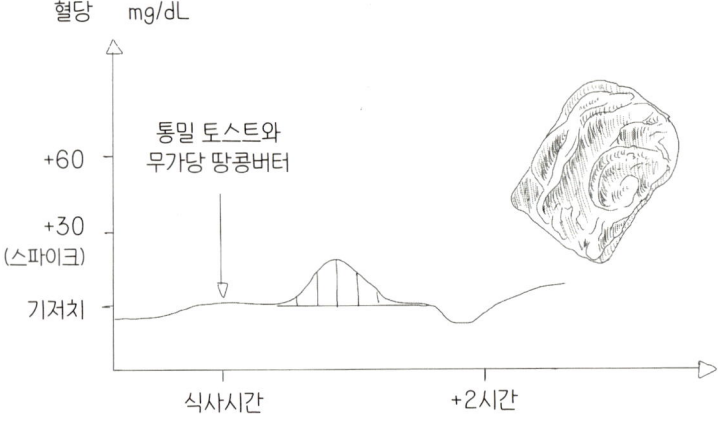

종종 탄수화물에 옷을 입히는 것이 탄수화물의 맛을 더 좋게 만들기도 한다.

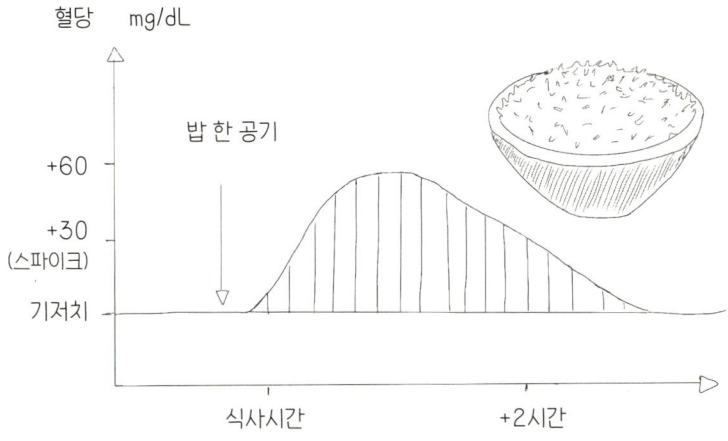

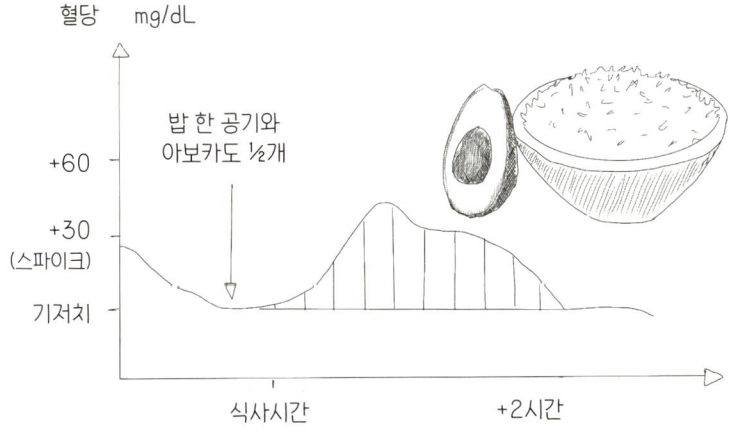

쌀은 옷을 입었을 때 혈당에 더 좋다.

 탄수화물만 먹는 것은 혈당 수치에만 나쁜 것이 아니라, 배고픔 호르몬에도 큰 피해를 준다. 배부른 상태에서 배고픈 상태로 매우 빠르게 변하기 때문이다.[112] 탄수화물에 옷을 입히면 배고픔의 고통을 피할 수 있다. 또한 행그리(hangry, 배가 고파서 화난 상태)한 상태도 피할 수 있다. 나는 청소년 시절에 거의 매일 행그리한 기분을 경험했었다.

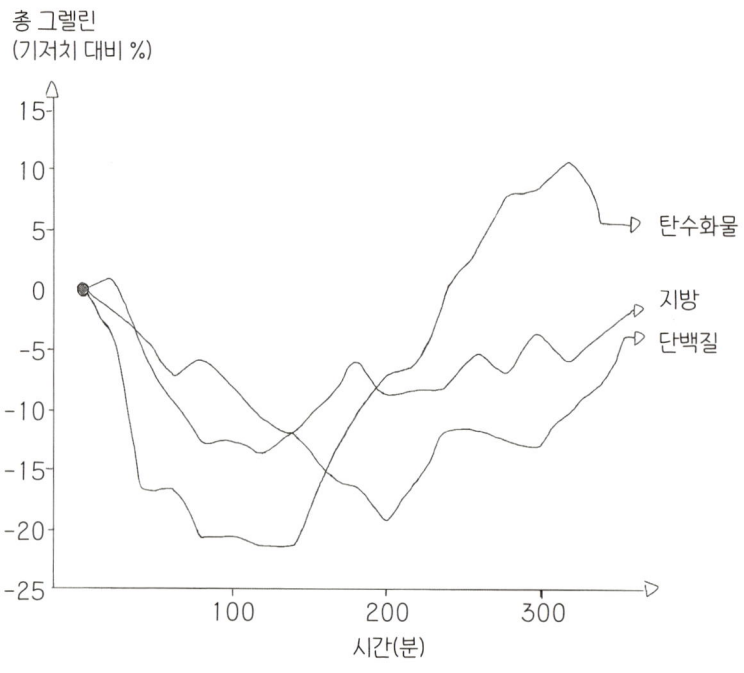

탄수화물만 먹으면 우리에게 먹으라고 지시하는 호르몬인 그렐린이 급격하게 요동치고 식사를 하기 전보다 더 배고픔을 느낀다. 탄수화물은 롤러코스터처럼 우리의 배고픔을 위아래로 몰아가는 반면, 지방과 단백질은 그렇지 않다.[113]

루시와 그녀의 성질머리를 소개합니다

"스스로 저의 모든 관계들을 하나씩 파괴할까 봐 걱정했어요."

이 고백은 영국에 사는 7종 경기 선수인 24세 루시의 입에서 나왔다. 루시는 부모님에게 딱딱거리고 친구들에게 못된 말을 하고 다녔다. 그녀의 행동이 '같이 있고 싶지 않은 사람'으로 만들고 있었다. 그녀가 나중에 깨달은 것은, 그녀의 잘못이 아니었다는 것이다. 벌거벗은 탄수화물 탓이었다.

수천 가지 과학 연구가 혈당 스파이크가 어떻게 우리 몸에 해를 끼치는지 보여주고 있지만, 혈당과 정신 상태의 흥미로운 연관성은 여전히 연구되는 중이다. 식단에 혈당 스파이크가 많을수록 우울과 불안 증상도 더 많이 느낀다는 사실을 증명하는 연구는 이미 앞에서 설명했다. 하지만 흥미로운 최근 연구 덕분에 혈당 스파이크를 일으키는 아침을 먹으면 주변 사람들에게 화를 낼 가능성이 더 높아진다는 사실도 알았다. 보복적이고 공격적인 행동으로 이어질 수도 있는 것이다.[114]

루시의 고백이 극단적으로 보일 수 있지만 그녀의 혈당 스파이크 또한 매우 극단적이었다. 루시가 1형 당뇨병 환자이기 때문이다. 1형 당뇨병 환자들은 충분한 인슐린을 만들 능력이 없다. 인슐린 없이는 혈당 스파이크가 올 때 포도당이 세포로 제대로 이동할 수 없게 된다. 세포들이 에너지를 갈망하는 동안 포도당이 혈류에서 장기간 고농도로 머무르게 되는데, 이것이 커다란 문제들을 일으킨다. 15세에 당뇨병을 진단받기 전, 루시는 포크를 들어 올릴 힘조차 없었다.

1형 당뇨병 환자로 보내는 첫 번째 날에, 병원의 간호사들이 루시에게 옷을 입지 않은 파스타 한 접시를 먹으라고 줬다. 그리고 나서 복부에 주사기로 인슐린을 주입하는 방법을 가르쳐줬다. 인슐린은 그녀의 몸 전체로 확산되어 파스타에서 나온 포도당이 세포로 이동하는 것과 파스타로 인한 혈당 스파이크를 꺾는 것을 도왔다. 간호사는 루시에게 설명했다.

"매 식사마다 탄수화물을 먹고 매 식사마다 인슐린을 주입해야 해. 네가 방금 먹은 식사에서 나온 혈당 스파이크가 클수록 더 많은 인슐린이 주입되어야 하거든."

당뇨병이 없는 사람에게는 간단하게 들릴 수 있지만 정확한 인슐린 용량을 맞추려면 과학이 필요하다. 다음 1시간 동안 혈당 수치가 어디에 있을지 끊임없이 계산해야 하고 무서운 급증과 급락을 피하기 위해서 항상 미리 계획을 세워야 한다. 먹는 것, 낮잠 자는 것, 운동하는 것이 모두 수학 문제로 변한다. 커다란 혈당 스파이크와 급락은 대부분의 당뇨병 환자들에게 게임과 같다. 진단을 받고 인슐린을 사용하면서 루시의 혈당 수치는 매일 300mg/dL까지 올라갔다가 70mg/dL로 떨어졌다가 250mg/dL까지 다시 올라갔다가 70mg/dL로 다시 떨어졌다. 당뇨병이 아니었던 내 경우 가장 큰 혈당 스파이크는 100mg/dL에서 180mg/dL로 공복에 도넛을 먹었을 때였다. 그리고 그때 부작용을 뼈저리게 느꼈다.

루시는 부작용을 더욱 뼈저리게 느꼈다. 매일 아침 숙취에 시달리는 기분으로 일어났다. 그녀의 혈당 수치가 높을 때마다 어머니에게 예민하게 굴었다. 자신의 기분을 통제하지 못했고 후회감에 자주 울었다. 집은 하나의 문제에 불과했다. 학교에서도 동료들이 그녀를 피하기 시작했다. 루시의 혈당 스파이크가 통제 불가능한 분노를 일으켰다. 그녀는 꽉 막힌 기분을 느꼈지만 그저 이렇게 살아가야겠다고 생각했다.

루시는 1형 당뇨병 환자 포럼을 통해 자신의 증상에 대처하는 방법에 대한 조언을 듣기 시작했다. 다른 1형 당뇨병 환자들이 혈당 곡선을 완만하게 하는 것에 대해 얘기하고 있었고 내 인스타그램 계정도 언급되었다.

루시는 인스타그램에서 도움이 되는 몇 가지 정보를 발견했다. 첫째, 그녀는 나처럼 당뇨병이 없는 사람도 180mg/dL 이상의 혈당 스파이크를 겪을 수 있다는 것을 알게 되었다. 그것은 그녀에게 충격을 주었다. 당뇨병이 없는 사람들은 혈당 수치가 하루 종일 70~80mg/dL로 원만하게 유지된다고 생각했기 때문이었다. 그러나 사실을 알게 되자 덜 외롭게 느꼈다. 혈당 곡선을 완만하게 유지하는 것은 모두에게 어려운 일이었기에.

둘째, 그녀는 내가 혈당 모니터를 착용하는 것을 보았다. 그녀는 말했다,

"필요하지 않는데도 당당하게 착용하는 모습을 보면서 용기가 생겼어요. 부끄럽게 여기지 않게 생각하는데 도움이 됐어요."

마지막으로, 그녀는 무엇을 먹는지에 따라 정말로 혈당 곡선을 완만하게 할 수 있다는 사실을 알게 되었다. 지친 기분, 몸, 정신, 그리고 영혼에 대해 자신이 무언가를 할 수 있다는 것을 깨달은 것이다.

그녀는 내분비전문의와 만나 계획을 세웠다. 반복해서 말하지만

인슐린 주사를 맞고 있거나 어떤 종류의 약을 복용하고 있다면, 먹는 방식을 바꾸기 전에 의사와 이야기하는 것이 매우 중요하다. 위험할 수 있는 상호작용을 일으키지 않기 위해서이다.

루시는 매 식사마다 탄수화물을 섭취하라는 말을 항상 들어왔다. 아침 식사의 경우 특히 더 그랬다. 내분비전문의의 관리 아래 그녀가 처음으로 시도한 것은 아침 식후 혈당 곡선을 완만하게 만드는 것이었다. 오렌지 주스와 좋아하지도 않는 크루아상 대신 연어, 아보카도, 아몬드 우유를 먹는 것으로 바꾸었다. 한때는 아침 식사 이후 혈당 스파이크가 300mg/dL까지 치솟기도 했지만 지금은 거의 일정하다.

아침, 점심, 저녁 식사는 바꾸기 쉬웠지만 간식은 어려웠다. 훈련양이 많았기에 배가 자주 고팠고 바나나 초콜릿 바를 먹는 것을 좋아했다. 그녀가 새로 배운 것은 무엇일까? 탄수화물에 옷을 입히는 것이다! 바나나에 견과류 버터를 추가했고, 초콜릿 바를 먹기 전에 완숙란을 먹었다. 루시의 팁이다. 매주 계란 한 꾸러미를 완숙으로 삶은 후 냉장고에 보관하자.

이러한 꿀팁들로 루시의 당화혈색소 HbA1c 수치가 3개월 만에 7.4에서 5.1로 떨어졌다. 5.1은 당뇨병이 없는 사람에게서 흔히 나타나는 일반적인 수치이다. 지금은 예전에 주사했던 인슐린의 10분의 1을 주사한다. 그리고 예전보다 10배 정도 더 행복해졌다.

탄수화물에 옷을 입히면 우리 몸이 포도당과 벌이는 테트리스 게임이 레벨 10에서 레벨 1로 바뀐다. 산화 스트레스가 감소하고, 자유 라디칼이 줄어들고, 염증도 감소한다. 그리고 인슐린도 감소한다. 완만해진 혈당 곡선으로 몸 상태가 좋아지고 기분도 안정적이게 된다.

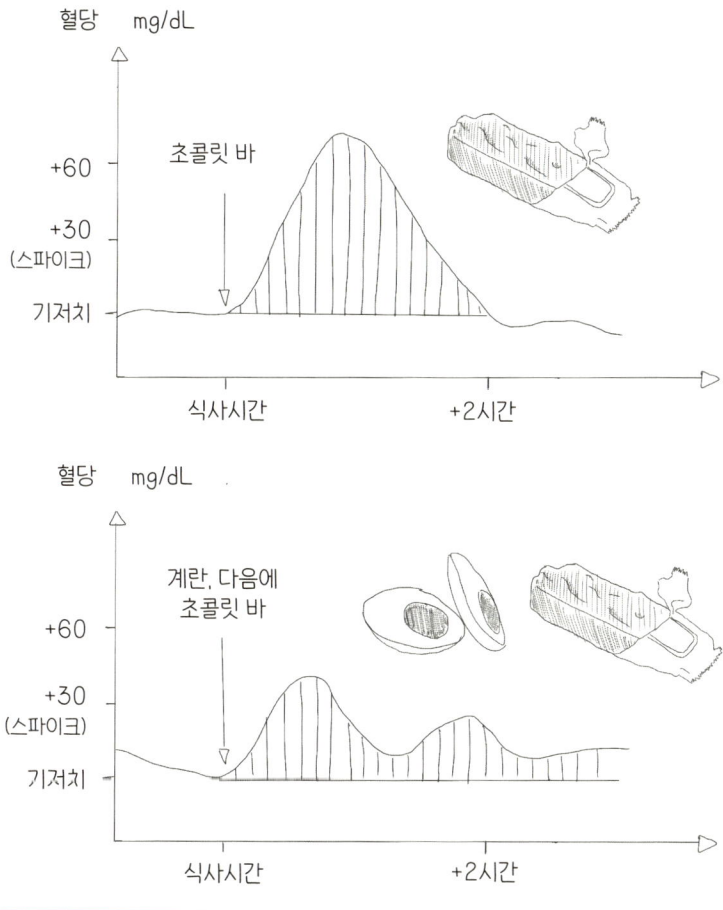

달달한 것을 먹는 중이라면 거기에 약간의 섬유질, 지방, 단백질 옷을 입혀라.

이제 루시는 숙취가 있는 느낌 대신 상쾌한 기분으로 일어난다. 간단해 보이지만, 때로는 가장 작은 것이 가장 의미 있는 법이다. 웃는 얼굴로 주방으로 걸어가 예민하지 않은 태도로 어머니에게 커피를 내려줄 수 있는지 묻는다. 더 이상 과도하게 화내지 않는다. 부모님이나 팀원들에게 못되게 군 뒤 울지도 않는다. 요즘엔 예전보다 덜 못되게 굴기 때문이다. 많은 관계들이 원하던 대로 돌아왔다.

"안정적인 혈당 수치가 내가 바라는 좋은 사람이 될 수 있게 해줘요. 그것이 가장 중요하죠."

이렇게 말한 사람이 루시만이 아니다. 완만해진 혈당 곡선은 아이들에게 더 많은 인내심을 갖게 하고, 파트너를 한층 사랑하게 하고, 동료들에게 더욱 힘이 되는 사람이 되게 해준다.

시도해보기

행그리한 적 있는가? 사랑하는 사람들에게 말하는 방식에 대해 후회한 적 있는가? 이와 같은 상황이 발생했을 때 마지막으로 먹었던 것이 무엇인지 떠올려보라. 기억을 거슬러 올라가보면 벌거벗은 탄수화물이 나올 수도 있다.

....

....

....

....

Q 과일은 어떤가요?

오늘날 먹는 과일들은 더 많은 포도당과 과당, 더 적은 섬유질을 포함하도록 몇백 년에 걸쳐 개량되었다. 생과일을 먹는 것은 설탕을 섭취하는 가장 건강한 방법이지만 한 단계 더 나아가서 혈당 수치를 완만하게 해주는 지방, 단백질, 섬유질을 결합함으로써 자신을 더 도울 수 있다. 여기 기억해야 할 몇 가지 팁이 있다.

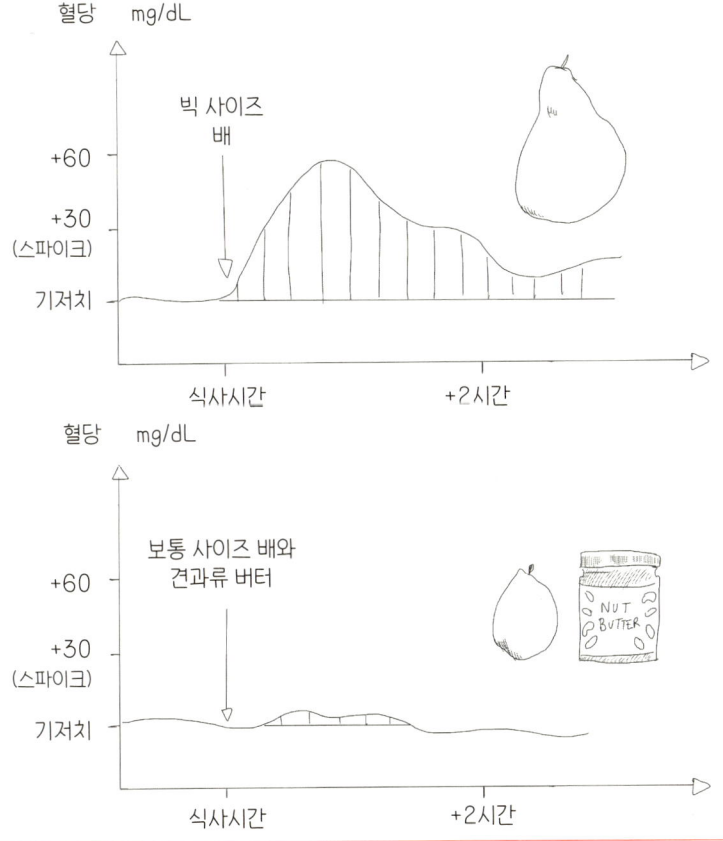

과일을 다른 것과 결합하라. '글루코스 여신' 커뮤니티에서 가장 사랑받는 파트너는 견과류 버터, 견과류, 전지방 요거트, 계란, 그리고 체다 치즈이다.

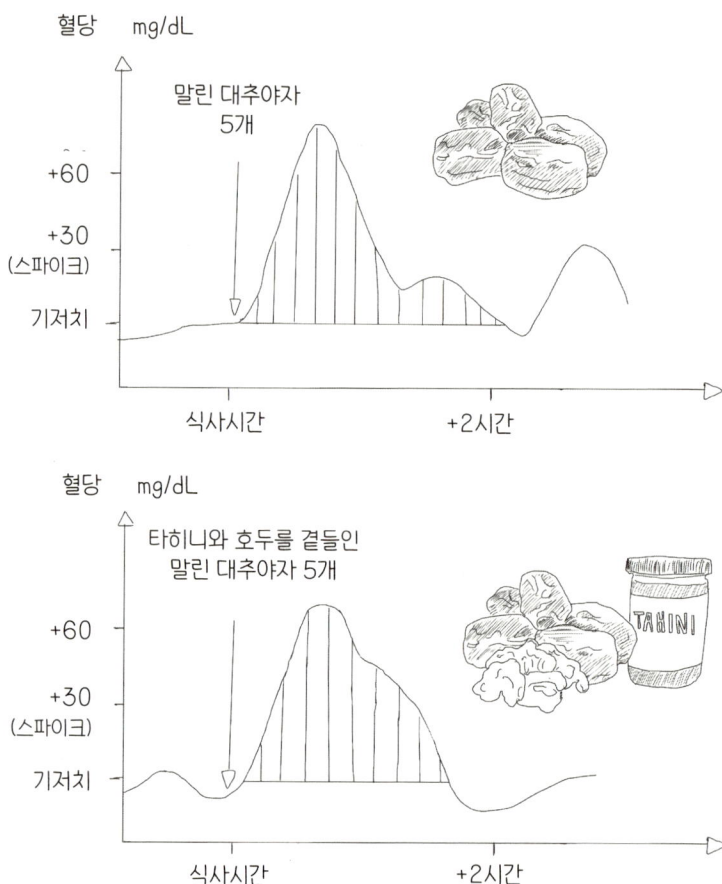

말린 대추야자는 과일 왕국에서 가장 큰 혈당 폭탄 중 하나이다. 그럼에도 당뇨병 관리에 도움이 된다고 알려져 있다. 정말 이해가 안 된다. 되도록 피하거나 소량으로 먹는 것이 좋다.

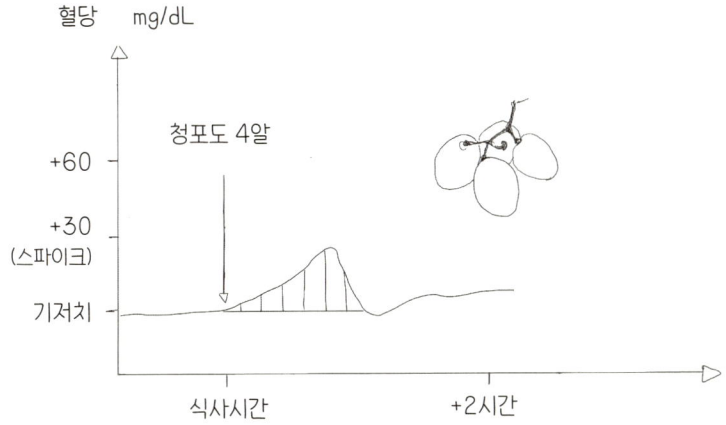

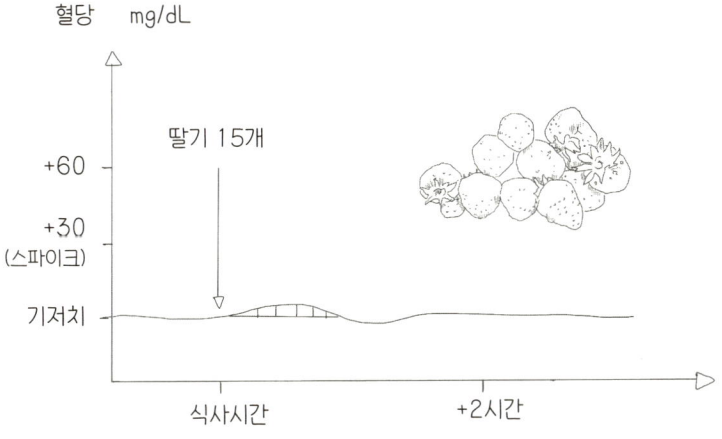

다양한 과일 중에서 선택한다면 가장 좋은 선택은 베리 종류이다. 열대 과일과 포도는 당도가 높으므로 마지막에 디저트로 먹거나 옷을 입혀 먹어라.

Q 통곡물도 옷이 필요한가요?

현미, 브라운 파스타 등 통곡물이 좋긴 하지만 약간 더 좋을 뿐이다. 녹말은 여전히 녹말이다. 포장지에 '통곡물'이라고 자랑스럽게 쓰여 있어도 파스타나 빵은 가공식품이다. 섬유질이 일부 없어졌다는 의미이다. 유익한 섬유질이 들어 있는 빵을 원한다면 씨앗 종류가 들어간 빵이나 독일식 호밀빵처럼 어두운 흑빵을 골라라.

현미든 백미든 쌀은 쌀이다. 쌀을 벌거벗은 채로 놔두지 마라. 민트, 파슬리, 그리고 딜 등 잘게 썬 신선한 허브와 아몬드, 피스타치오 같은 구운 견과류를 섞어서 구운 연어나 닭고기와 함께 즐겨라. 짜잔, 당신의 탄수화물 옷차림이 끝내주지 않은가? 보기에도 더 좋다.

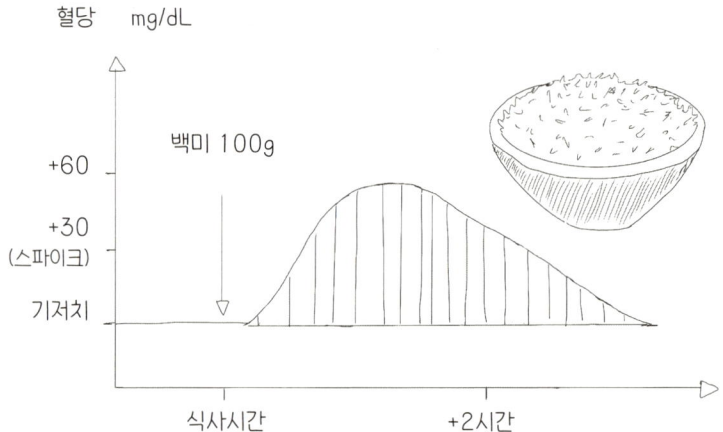

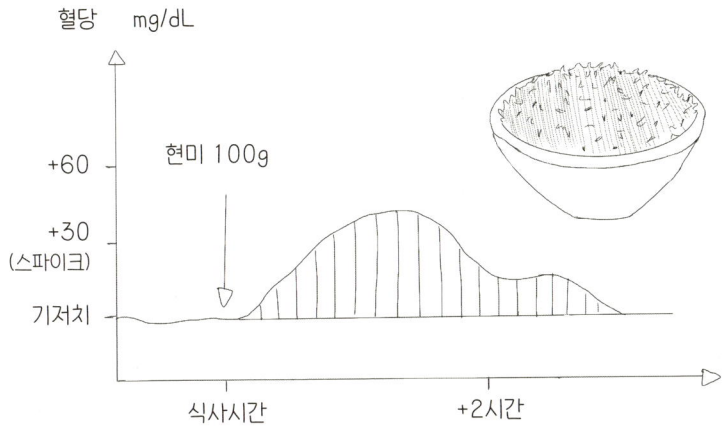

현미가 백미보다 혈당에 더 좋지만 여전히 쌀이다. 완만한 혈당 곡선을 위해 약간의 옷을 입혀보자.

반면, 콩류는 다르다. 이들은 쌀보다 좋다. 왜냐하면 쌀(또는 파스타 또는 빵)은 100퍼센트 녹말이지만 콩류에는 녹말, 섬유질, 단백질이 들어 있다. 기억해둘 것은 포도당을 다른 분자들과 결합하면 당뇨병 유무에 상관없이 몸이 포도당을 더 자연스럽게 감당 가능한 속도로 받아들이며 혈당 스파이크를 억제할 수 있다는 사실이다.[115]

Q 어떤 지방을 넣어야 하나요?

설탕의 경우 좋은 설탕이나 나쁜 설탕 같은 것은 없다. 어떤 식물에서 나왔는지에 상관없이 모든 설탕은 다 똑같다. 그러나 지방은 설탕과 다르다. 어떤 지방은 다른 지방보다 더 좋다. 포화지방이나 동물성 지방, 버터, 단일 불포화지방(아보카도, 마카다미아, 올리브처럼 과일이나 견과류에서 나온 지방)이 좋은 지방이다. 요리할 때는 포화지방을 이용하는 것이 좋다. 열로 인해 산화될 가능성이 적기 때문이다.

당신이 탄수화물만 먹고 있다면

빵, 옥수수, 쿠스쿠스, 파스타, 폴렌타, 쌀, 토띠야, 케이크, 초콜릿 바, 시리얼, 쿠키, 크래커, 과일, 그래놀라, 핫초코, 아이스크림, 또는 그 외의 달달한 음식들을 섬유질, 지방, 단백질과 결합하라. 모든 종류의 채소, 아보카도, 콩, 버터, 치즈, 크림, 계란, 생선, 그릭 요거트, 고기, 견과류, 씨앗과 함께 먹어라.

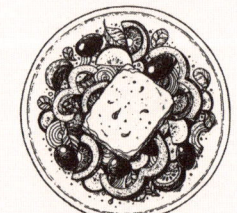

올리브와 아보카도 같은 단일 불포화지방은 포화지방만큼 열을 잘 견디지 못하기에 열을 가하지 않는 요리에 적합하다.

나쁜 지방은 콩기름, 옥수수기름, 카놀라유, 홍화유, 미강유, 튀긴 음식, 그리고 패스트푸드 등의 가공된 기름에서 발견되는 고도 불포화지방과 트랜스지방이다. 나쁜 지방은 염증을 일으키고, 심장 건강을 해치고, 내장 지방을 늘리고, 인슐린 저항성을 증가시킨다. 씨앗에서 짜낸 기름 중 그리 나쁘지 않은 것은 아마씨 기름이다.

식단에 지방이 있으면 포만감을 느끼지만, 이것을 기억하자. 지방을 지나치게 섭취하면 혈당 스파이크가 억제되지만 체중이 증가할 수 있다. 한 번의 식사에 1~2큰술 정도로 약간의 지방을 추가해라. 올리브유 병 전체를 파스타에 부으면 안 된다.

마지막으로 저지방이 좋다는 생각을 버리자. 5퍼센트 그릭 요거트는 저지방 요거트보다 혈당 곡선에 훨씬 더 큰 도움을 준다.

Q 섬유질은 어떻게 추가하나요?

햇빛 아래에서 자란 모든 채소들은 섬유질을 제공한다. 견과류나 씨앗과 마찬가지로 섬유질은 가장 좋은 옷이다! 심지어 차전자피로 만든 섬유질 알약을 먹어도 좋다.

Q 단백질은 어떻게 추가하나요?

단백질은 계란, 고기, 생선, 유제품, 그리고 치즈와 같은 동물성 제품과, 견과류, 씨앗류, 그리고 콩과 같은 다양한 식물에서도 발견된다. 단백질 파우더를 사용해도 좋지만 단백질 원료로 한 가지 성분만 들어 있는 것을 골라라. 나는 주로 헴프 씨앗이나 유청 단백질 그리고 콩 단백질 파우더를 고른다. 감미료가 첨가되지 않았는지 꼭 확인하라.

Q 1형 당뇨병 환자입니다. 무엇을 해야 하나요?

혈당 곡선을 완만하게 만들기 위해서 먹는 방식을 바꾸고 싶다면 먼저 내분비 전문의와 상의할 것을 권한다. 약물을 조정하지 않은 채 식단을 조정하면 예상하지 못한 혈당 급증과 급락이 일어날 수 있으며 일이 잘못될 수 있다.

Q 2형 당뇨병 환자입니다. 무엇을 해야 하나요?

현재 인슐린에 의존적이거나 약물을 복용 중이라면 식단에 변화를 주기 전에 담당 의사와 먼저 상의해라. 제대로 된 도움을 통해 많은 사람들은 2형 당뇨병을 되돌릴 수 있었다. '글루코스 여신' 커뮤니티의 많은 회원들이 자신의 경험이 담긴 이야기를 알려줬다. 57세 로라는 혈당 곡선을 완만하게 만드는 모험을 몸무게가 300파운드였을 때 시작했다. 그녀는 2형 당뇨병 약인 메트포르민과 글리메피리드를 복용 중이었다. 인스타그램 계정에서 배운 방법을 통해 먹는 방법을 바꾸고 의사와 긴밀히 협력하면서 50파운드를 감량했고 아직도 감량 중이다. 당화혈색소HbA1c 수치가 9에서 5.5로 감소했으며, 약 복용량이 줄었다.

나는 가끔 파리에서 지낸다. 파리에선 자주 아침 산책을 나간다. 베이커리 가게 앞을 지날 때면 정말로 바게트가 먹고 싶어진다. 배가 고플 땐 벌거벗은 탄수화물이 굉장히 유혹적으로 느껴진다. 그러나 배가 더 고플수록, 내 위는 더 비어있으며, 벌거벗은 탄수화물이 더 큰 스파이크를 일으킨다는 사실을 기억하고 있다. 아침 식후 혈당 곡선을 완만하게 만드는 것이 너무나도 중요한 이유이다. 그래서 나는 바게트에 옷을 입히는 습관을 만들었다. 바게트를 먹기 전 길거리 가게에서 산 아몬드를 간식처럼 먹고, 집에 돌아와 바게트에 약간의 가염 버터를 발라서 먹는다.

이 책에 있는 꿀팁들은 '글루코스 여신' 커뮤니티 회원들의 삶에 큰 차이를 만들었다. 당신이 그것들을 이용해보기 시작할 것을 생각하니 너무 설렌다. 꿀팁들을 이용하면서 기억해야 할 것이 있다. 항상 해야 하는 것은 아니다. 일상에 조금만 추가해도, 이용하기 쉬울 때만 해도, 당신의 건강에 도움이 될 것이다.

치트 시트

어려운 상황에서도 '글루코스 여신'이 되는 법

다음은 사람들이 나에게 조언을 구한 특정 상황들에 대한 몇 가지 팁이다.

음식 갈망이 찾아올 때, 바에 있을 때, 그리고 식료품점에 있을 때 적용해보자.

음식 갈망이 찾아올 때

지금까지 설명한 꿀팁들을 실행하면서도 가끔은 단 음식을 먹고 싶은 갈망이 찾아올 수도 있다. 이것을 이겨낼 수 있는 방법은 다음과 같다.

1. 음식 갈망에 20분 동안 휴식 시간을 줘라. 수렵 채집기 시절, 혈당 수치의 감소는 우리가 오랜 기간 먹지 않았다는 신호였다. 그에 대한 반응으로 뇌는 고칼로리 음식을 선택하도록 우리에게 지시했다. 오

늘날 혈당 수치의 감소는 일반적으로 마지막으로 먹었던 음식으로 인한 혈당 스파이크 때문에 발생한다. 그런데도 뇌는 우리에게 같은 것을 하도록 지시한다. 굶지 않았어도 고칼로리 음식을 선택하도록 하는 것이다. 우리에게는 에너지 저장소가 있다. 혈당 수치 감소 이후 (20분 이내에) 간이 빠르게 작동하여, 저장소에 저장된 포도당을 혈류로 분비하고, 혈당 수치를 정상으로 되돌린다. 그 시점에 갈망은 보통 사라진다. 쿠키를 집고 싶어지면 타이머를 20분에 맞춰라. 만약 당신의 갈망이 혈당 감소로 인한 것이었다면 알람이 울릴 때쯤 사라질 것이다.

2 20분이 지났는데도 여전히 쿠키가 먹고 싶다면 다음 식사 때 먹을 디저트로 남겨라. 그러는 동안 음식 갈망 상태에 있다는 것을 의식적으로 알아차리고, 그것을 이전에도 경험했고 곧 지나갈 것이라는 것을 스스로에게 상기시켜라. 그리고 다음과 같은 방법을 시도해보자: 감초 뿌리 차 또는 코코넛 오일 한 스푼을 넣은 커피. 시도해볼 다른 방법: 페퍼민트 차, 피클 주스, 껌, 소금 큰 꼬집을 넣은 많은 양의 물. 양치를 하거나 걷는 것도 도움이 된다.

3 다음 식사 때까지 기다리지 못하겠고, 당신이 지금 갈망하는 것을 미리 먹는다고 결정했다면 많은 양의 물에 사과 식초 1큰술을 넣어서 마셔라(아니면 당신의 취향대로 1큰술에 가깝게 마셔도 된다).

4 그러고 나서 탄수화물에 옷을 입혀라. 계란, 견과류 한 줌, 지방 5퍼센트 그릭 요거트 몇 스푼, 구운 브로콜리 등을 당신이 먹고자 하는 것 전에 먹어라.

5 이제 원하는 음식을 먹어라. 즐겨라!

6 1시간 이내에 근육을 사용하고 움직여라. 산책을 나가거나 스쿼트를 몇 개라도 해라. 무슨 운동이든 도움이 될 것이다.

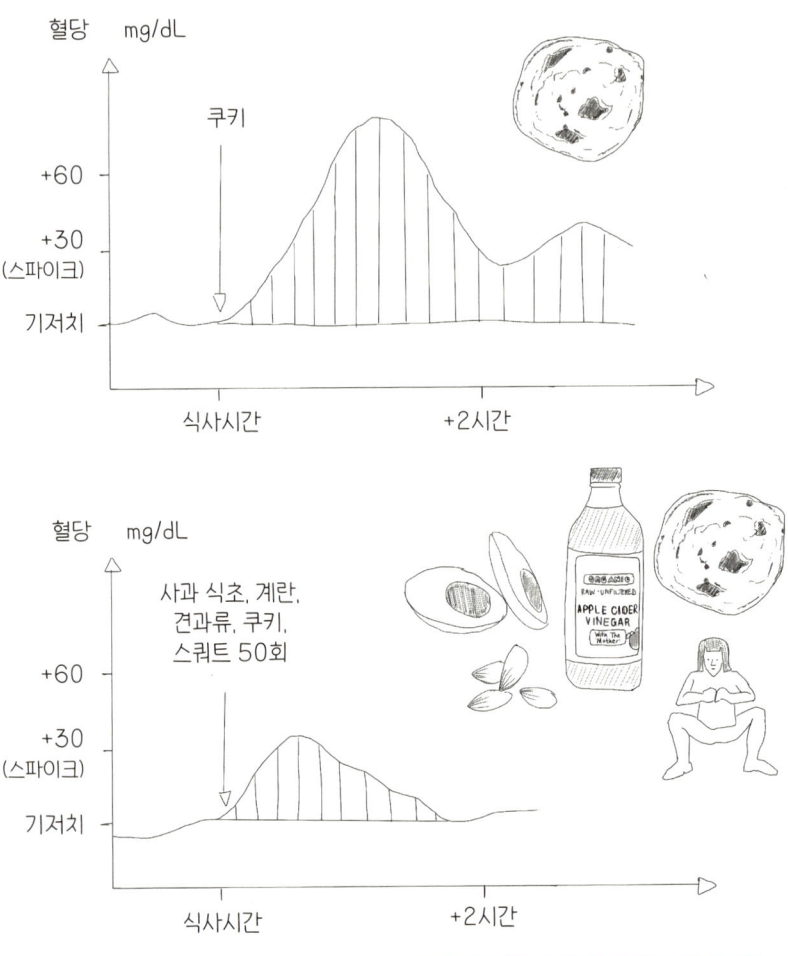

여기 갈망을 해결해줄 궁극적인 방법들이 있다.

바에 있을 때

바에서 음료를 주문한다고 혈당과 과당 스파이크를 함께 주문할 필요는 없다. 간이 감당하기에 벅찬 양이다. 마셔도 혈당이 유지되는 알코올은 와인(레드, 화이트, 로제, 스파클링)과 스피리츠(진, 보드카, 테킬라, 위스키, 그리고 심지어 럼)이다. 빈속에 마셔도 괜찮고 혈당 스파이크를 일으키지도 않는다. 단, 첨가되는 것을 조심해야 한다. 과일 주스, 달달한 재료, 또는 토닉을 혼합하면 혈당 스파이크가 일어난다. 알코올을 탄산수나 소다수, 또는 약간의 라임이나 레몬즙과 함께 온더락으로 마셔라. 맥주는 탄수화물 함량이 높아 혈당 스파이크가 일어나는데 흑맥주보다 에일이나 라거가 더 좋다. 더 좋은 것은 탄수화물이 적게 든 맥주를 마시는 것이다. 에피타이저를 먹고 있다면 견과류와 올리브를 선택하라. 혈당 수치 안정에 도움이 된다. 가능하다면, 감자칩은 혈당 스파이크를 일으키므로 먹지 않도록 하자.

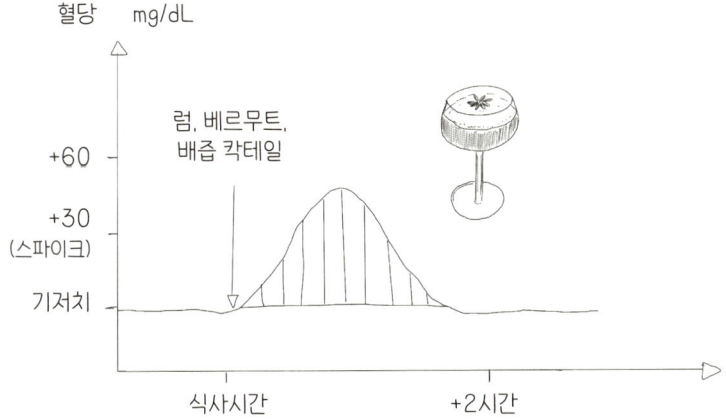

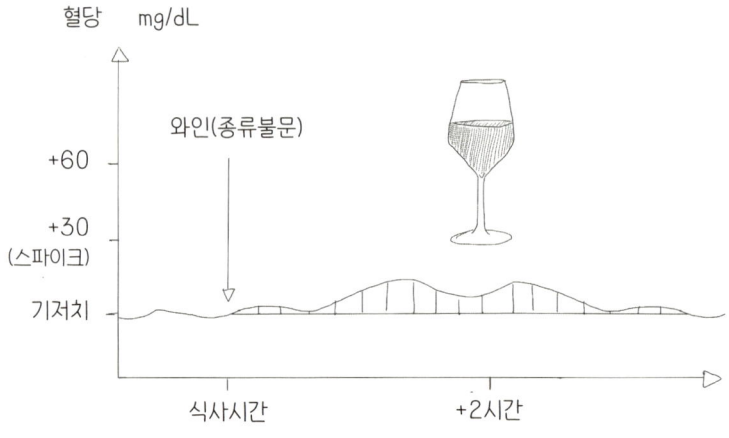

만일 술을 마시려면, 와인이 칵테일보다 좋은 선택지이다.

식료품 쇼핑을 할 때

가공식품을 끊으면 자연스럽게 혈당 곡선이 완만해지지만 꼭 사야 할 경우를 대비해 기억해둘 것을 알려주겠다. 마트에 진열된 물건들은 정직함으로 상을 받지 않는다. 오히려 반대이다. 가공식품이 혈당 스파이크를 일으킨다면 포장지 앞면에 적혀있지 않을 것이다. 오히려 비밀로 숨긴 채 '무지방', '무설탕 첨가' 같은 말로 헷갈리게 할 것이다. 이 말은 건강한 음식이라는 의미가 아니다. 어떤 가공식품이 혈당 스파이크를 일으키는지 앞이 아니라 뒤를 봐야 한다.

◇ **포장지에서 혈당 스파이크를 찾는 방법**

가장 먼저 확인해야 하는 것은 성분 목록이다. 성분은 무게에 따라

내림차순으로 정렬된다. 만약 설탕이 상위 5개 성분에 든다면, 비록 달콤한 맛이 나지 않더라도 음식의 많은 부분이 설탕으로 구성되어 있다는 것을 알아야 한다. 예를 들어 부드러운 화이트 롤이나 케첩은 혈당 스파이크를 일으킬 것이다. 설탕이 상위 5개 성분에 든다면, 그 음식은 달콤할 것이고, 당신은 이것이 무엇을 의미하는지 알 것이다. 숨겨진 과당 스파이크가 있다는 것이다.

제조업체들이 설탕을 다양한 이름으로 부르는 것에 매우 능숙해졌기에 무엇이 무엇인지 알아내기가 더 어려워졌다. 조금 지루하겠지만 혈당 스파이크를 일으킬 모든 성분을 확인하기 위해 한 번쯤 목록을 끝까지 읽어보는 것을 추천한다.

◇ **성분명 목록에 표시된 설탕의 다양한 이름**

설탕의 다양한 이름을 찾아 보자. 아가베 꿀, 아가베 시럽, 보리 엿기름, 사탕무 설탕, 현미 시럽, 갈색 설탕, 사탕수수 주스 결정, 감자당, 캐러멜, 코코넛 설탕, 슈가 파우더, 콘 시럽, 고형 콘 시럽, 대추야자 설탕, 으깬 과일, 덱스트린, 덱스트로스, 사탕수수즙, 과당, 과일 주스, 농축 과일 주스, 과일 퓌레 농축액, 갈락토스, 포도당, 고형 포도당 시럽, 골든 슈가, 액상과당HFCS, 꿀, 아이싱 설탕, 맥아 물엿, 말토덱스트린, 말토스, 메이플 시럽, 무스코바도 설탕, 파넬라 설탕, 압착된 과일, 조당, 조청, 수카냇, 자당, 설탕, 터비나도 설탕.

'과일 주스', '농축 과일 주스', '과일 퓌레 농축액' 그리고 '압착된 과일'에 관해서 특별하게 언급할 것이 있다. 이 말들이 시리얼 박스, 요거트 용기, 그리고 그래놀라 박스에 점점 더 자주 나타난다는 것이다. 처음엔 과일이었더라도 변형되고 가공되고 섬유질이 제거되는 순간, 그냥 설탕이다. 주스나 스무디를 살 때도 가공식품을 대하듯 평가해라. 주요 성분이 위에 나열된 '과일 부산물'이라면 사지 마라. 대신 복숭아나 사과를 먹어라.

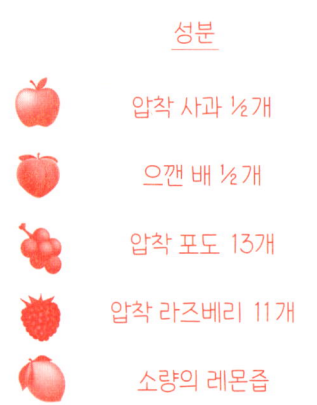

순수한 스무디에 들어 있는 성분 목록이다. 4가지 다른 이름으로 적힌 설탕과 소량의 레몬즙이 있다. 귀여워 보여도 기억해야 한다. 과일 주스는 그저 설탕일 뿐이다.

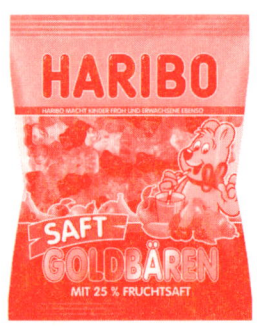

25퍼센트 과일 주스로 만들어진 젤리이다. 하지만 과일 주스에서 나온 설탕은 사탕무에서 나온 설탕과 동일하다.

> **INGREDIENTS:** WHEAT FLOUR, SUGAR, VEGETABLE GLYCERIN, FRUCTOSE, DEXTROSE, MALTODEXTRIN, VEGETABLE AND MODIFIED PALM OIL SHORTENING, PALM KERNEL AND/OR PALM OIL, MODIFIED CORN STARCH, APPLE POWDER, PALM OIL, MODIFIED MILK INGREDIENTS, STRAWBERRY PUREE CONCENTRATE, CORN STARCH, BAKING POWDER, SOY LECITHIN, SALT, ACETYLATED TARTARIC ACID ESTERS OF MONO- AND DIGLYCERIDES, COLOUR (CARROT JUICE CONCENTRATE), SODIUM CITRATE, NATURAL FLAVOUR, CELLULOSE GEL, CITRIC ACID, MALIC ACID, MONO- AND DIGLYCERIDES, CELLULOSE GUM, SODIUM ALGINATE.
> **CONTAINS WHEAT, MILK AND SOY INGREDIENTS.**

스페셜 K 과일 크리스프 바에 있는 성분들이다. 여기에 적힌 설탕의 6가지 다른 이름을 찾을 수 있겠는가?*

◇ **사실에 집중하자**

때때로 포장지의 모든 부분이 우리를 혼란스럽게 만들려는 것처럼 보인다. 하지만 객관적인 정보의 안식처가 하나 있다는 사실을 알려줄 수 있어 기쁘다. 바로 영양성분표이다.

시작하기 전에 기억할 것이 하나 있다. 최근 몇 년 동안 제조업자들은 설탕이 몇 그램이라도 덜 들어 있는 것처럼 보이게 하기 위해, 포장지에 적힌 권장 1회 제공량을 줄이고 있다. 더 적은 권장 1회 제공량은 한 번 먹을 때 설탕 섭취량이 더 적음을 의미한다. 하지만 누가 오레오를 2개만 먹겠는가? 그러니 포장지에 보이는 절대 수치가 가장 중요한 것이 아니라는 것을 알아두자. 오히려 열쇠를 쥐고 있는 것은 비율이다. 이 강력한 해독법을 설명해주겠다.

---

* 답: Sugar(설탕), Fructose(과당), Dextrose(포도당), Maltodextrin(말토덱스트린), Apple powder(사과분말), Strawberry puree concentrate(딸기 퓌레 농축액)

우선 중요한 것부터 말하겠다. 칼로리 정보는 바로 지나쳐도 된다. 맞다. 가장 크게 적힌 부분이다. 왜냐하면 제조업자들은 당신이 그것에 집중하길 바라기 때문이다. 하지만 칼로리보다 중요한 것은 분자이다. 영양성분표에서 이것을 볼 수 있다. 어디를 봐야하는지 알고 있다면.

Nutrition Facts	
Serving size	
Amount Per Serving	
Calories	**0**
	% Daily Value*
Total Fat 0g	0%
Saturated Fat 0g	0%
Trans Fat 0g	
Cholesterol 0mg	0%
Sodium 0mg	0%
Total Carbohydrate 0g	0%
Dietary Fiber 0g	0%
Total Sugars 0g	
Includes 0g Added Sugars	0%
Protein 0g	0%
Not a significant source of vitamin D, calcium, iron, and potassium	
*The % Daily Value (DV) tells you how much a nutrient in a serving of food contributes to a daily diet. 2,000 calories a day is used for general nutrition advice.	

포장지에 적힌 영양성분표에는 칼로리가 가장 크게 적혀 있을 수 있지만, 그것이 이 음식이 혈당 스파이크를 일으킬지 아닐지를 말해주지는 않는다.

Nutrition Facts			**Nutrition Facts**		
15 servings per container			15 servings per container		
Serving size		30g	**Serving size**		29g
Amount per serving			Amount per serving		
Calories		**60**	**Calories**		**100**
		% Daily Value*			% Daily Value*
Total Fat 1g		1%	**Total Fat** 0g		0%
Saturated Fat 0g		0%	Saturated Fat 0g		0%
Trans Fat 0g			*Trans* Fat 0g		
Cholesterol 0mg		0%	**Cholesterol** 0mg		0%
Sodium 110mg		4%	**Sodium** 190mg		8%
Total Carbohydrate 25g		8%	**Total Carbohydrate** 25g		8%
Dietary Fiber 14g		57%	Dietary Fiber 2g		8%
Total Sugars 0g			Total Sugars 7g		
Includes 0g Added Sugars		0%	Includes 7g Added Sugars		
Protein 2g			**Protein** 2g		
Vitamin D 2mcg		10%	Vitamin D		20%
Calcium 260mg		20%	Calcium		
Iron 8mg		45%	Iron		30%
Potassium 240mg		6%	Potassium		2%

* The % Daily Value (DV) tells you how much a nutrient in a serving of food contributes to a daily diet. 2,000 calories a day is used for general nutrition advice.

위 2개의 시리얼 라벨을 비교해보자. 왼쪽은 파이버 원이고, 오른쪽은 스페셜 K이다. 왼쪽 시리얼이 더 좋은 선택이다. 식이섬유dietary fiber 대 탄수화물total carbohydrate 비율이 더 높기 때문이다(총 탄수화물 25그램당 식이섬유 14그램 대 총 탄수화물 25그램당 섬유질 2그램).

쿠키, 파스타, 빵, 시리얼, 시리얼 바, 크래커, 그리고 칩과 같은 건조식품을 평가할 때 총 탄수화물 부분을 보라. 총 탄수화물과 총 당류 옆에 적힌 그램 수는 혈당 스파이크를 일으키는 분자들을 알려 준다. 녹말과 설탕이다. 이들의 그램 수가 더 많을수록 포도당, 과당, 인슐린 수치의 증가를 더 많이 유발할 것이며 단 음식에 대한 갈망을 계속 만드는 연쇄 반응을 일으킬 것이다.

이 부분은 또한 식이섬유 정보를 나타내는데 섬유질은 우리 몸이 분해하지 않는 유일한 탄수화물이다. 음식에 섬유질이 많을수록 먹은 후에 혈당 곡선이 완만해진다. 팁 하나를 주자면, 건조식품의 경우 식이섬유에 대한 총 탄수화물의 비율을 봐야 한다.

총 탄수화물 5그램당 식이섬유 1그램에 가장 가까운 성분을 가진 음식을 선택하라. 다음과 같이 하면 된다. 총 탄수화물 옆에 적힌 숫자를 찾아서 5로 나눈다. 이렇게 해서 구한 양(또는 최대한 가까운 양)만큼의 식이섬유를 가진 음식을 찾는다. 왜 5일까? 임의적인 기준이지만 베리 종류와 같은 과일에서 발견되는 비율과 비슷하기 때문이다. 과학적으로 정확한 값은 아니지만 음식이 이 비율에 가까울수록 혈당 곡선이 완만하다는 사실을 발견했다.

빵을 사러 간다고 가정해보자. 쇼핑 리스트를 들고 식료품점으로 간다. 혈당 스파이크를 낮게 유지할 음식을 찾기 위해서 옵션들을 비교해라. 상위 5개 성분에 설탕이 있는 빵들은 모두 내려놓고 남은 빵 중에서 총 탄수화물 그램 당 식이섬유가 가장 많은 것을 골라라. 성공이다!

시도해보기

당신이 자주 먹는 음식을 집어라. 박스를 뒷면으로 돌려서 혈당 스파이크를 일으킬 확률이 높은지 확인해라. 상위 5개 성분에 설탕이 있는가? 총 탄수화물 5그램당 최소 1그램의 식이섬유가 있는가?

Q **이 음식들을 다른 음식의 단백질과 섬유질과 결합해도 되나요?**

그렇다, 정말로 그래도 된다. 스파이크를 일으킬 수 있는 음식을 언제나 사도 괜찮다. 다만 먹을 때 섬유질, 단백질, 지방도 같이 먹어라. 예를 들자면, 오레오를 그릭 요거트와 먹는 것이다. 하지만 그 자체로도 혈당 수치를 일정하게 유지시켜주는 성분으로 시작하는 것이 더 쉬울 것이다.

Q **혈당 스파이크를 일으키거나 상위 3개 성분에 설탕이 있는 음식은 절대 금물인가요?**

아니다, 그것은 너무 가혹하다! 중요한 것은 혈당 스파이크를 일으키는 것과 일으키지 않는 것을 제대로 아는 것이다. 아이스크림을 사는 것은 엄청나게 많은 설탕이 있는 음식을 사는 것이다. 그것은 분명히 혈당 스파이크를 일으킬 것이다. 그래서 나는 매일 아이스크림을 먹는 대신 가끔 먹는다. 매일 먹는 요거트, 시리얼, 빵의 경우 혈당 수치가 일정하게 유지된다는 것이 확인된 종류로 구입한다.

거짓말을 조심하라

여기, 재미있는 탐정놀이 몇 가지가 있다. 포장지 앞면에 멋진 말이 있어도 이것이 몸에 좋다는 것을 의미하진 않는다. 화려한 마케팅 문구와 포장은 소비자들이 제품을 사도록 하기 위한 것이다. 글루텐 없음, 비건, 유기농이라는 표기조차 그 음식이 혈당 스파이크를 일으키지 않는다는 것을 의미하지 않는다.

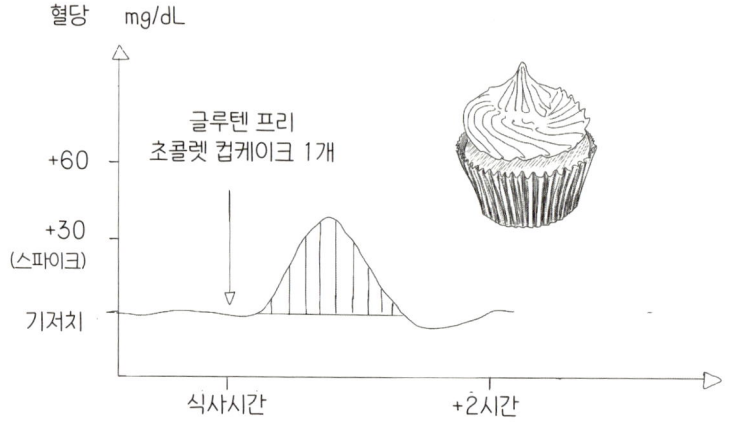

'글루텐 프리'가 '건강하다'를 의미하지 않는다. 단지 밀로 만들어지지 않았다는 뜻이다. 다른 녹말이나 많은 양의 설탕을 포함하고 있을 수 있다.

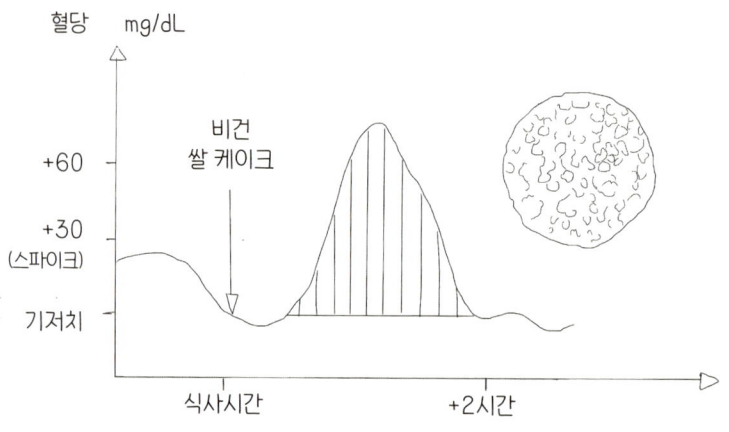

'비건'이 '건강하다'를 의미하지 않는다. 단지 동물성 제품을 포함하지 않는다는 뜻이다. 글루텐 프리와 마찬가지로 많은 양의 녹말과 설탕을 포함하고 있을 수 있다.

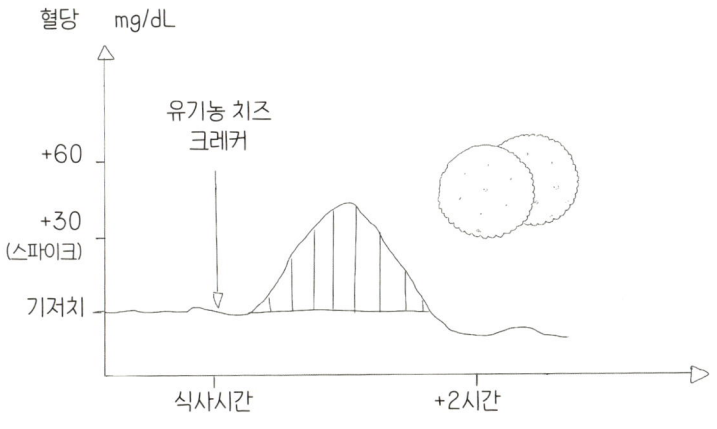

'유기농'이 '건강하다'를 의미하지 않는다. 여전히 많은 양의 녹말과 설탕을 포함하고 있을 수 있다.

시도해보기

식료품점에 가면 가장자리 쪽에 머물러라. 가장자리에서 물건을 고르면 과일, 채소, 유제품, 고기, 생선을 찾게 될 것이다. 이들은 모두 최소한으로 가공된 음식이다. 진열대 안쪽으로 들어가면 가공식품을 제대로 고르는 방법을 꼭 기억하자. 당신의 뇌가 혈당 스파이크를 찾아내는 기계가 될 것이다.

그리고 마지막 팁 하나! 절대로 배고플 때 쇼핑하지 말 것. 배고 픔은 우리의 뇌를 엉망으로 만든다. 나는 배고플 때면 모든 채소가 맛없어 보이고 진열대에 놓인 온갖 초콜릿 가득한 상품들이 내 이름을 부른다.

'글루코스 여신'의 하루

이 책에 있는 꿀팁들을 이용하면 글루코스 신 또는 여신으로 살 수 있는 다양한 방법들을 알게 된다. 여기 내 삶의 예시가 하나 있다. 나는 이 책의 꿀팁들을 이용하여 내 혈당 곡선을 완만하게 만든다.

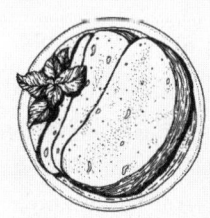

◉ 아침

탈지유가 아닌 전지유를 넣은 커피를 마셨다. 더 높은 지방 함량이 혈당을 일정하게 유지시켰다. 버터, 바다 소금, 계란 2개로 만든 스크램블과 사이드로 후무스 몇 큰술을 먹었다. 그리고 버터와 함께 구운 진한 색의 호밀빵 한 개를 먹었다. 그리고 외출하기 전 단 것이 먹고 싶어서 80퍼센트 다크 초콜릿 한 조각을 집었다. 예전처럼 오전 11시에 따로 먹는 것보다 식사의 마지막에 먹는 것이 좋다.

◇ 내가 이용한 꿀팁들

- 꿀팁 4   아침 식후 혈당 곡선을 완만하게 만들어라
- 꿀팁 6   달달한 간식보다 디저트를 먹어라

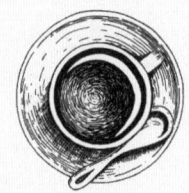

🍳 직장에 있을 때
홍차를 마셨다. 보통 녹차를 마시지만, 그때 마침 똑 떨어졌다.

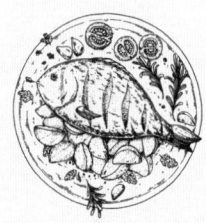

◉ 점심
전날 밤에 남은 음식을 전자레인지에 돌렸다. 깍지콩, 타히니를 이용한 대구 구이, 그리고 줄wild rice을 순서대로 먹었다.

◇ 내가 이용한 꿀팁들

- 꿀팁 1   음식을 올바른 순서대로 먹어라

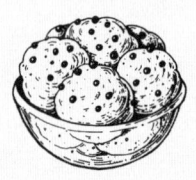

🍳 오후
산책하다가 세상에서 제일 맛있어 보이는 쿠키와 마주쳤다. 그래서 내 도구 상자에서 도구를 꺼냈다. 쿠키를 샀지만 그 자리에서 먹지 않았다. 사무실로 돌아와서, 사과 식초 1큰술을 넣은 물을 마시고 아몬드 5개를 먹은 후 쿠키를 먹었다. 약 20분이 지난 후 혈당 곡선을 억제하기 위해 화장실로 가서 스쿼트 30개와 팔굽혀펴기 10개를 세면대에 기대서 했다.

◇ 내가 이용한 꿀팁들

- 꿀팁 7   식사를 하기 전에 식초를 먹어라
- 꿀팁 10 당신의 탄수화물에 옷을 입혀라
- 꿀팁 8   식사가 끝나면 움직여라

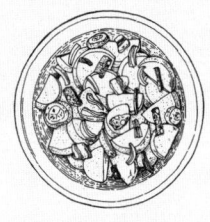

◉ 저녁

친구들을 집에 초대했다. 생 당근과 팜 하트 조각으로 된 생야채 전채를 에피타이저로 차렸다 식사를 위해 앉은 뒤 사이드로 내가 가장 좋아하는 햄 샐러드와 로즈메리를 넣어 오븐에 구운 감자를 제공했다. 친구들은 혈당 곡선을 완만하게 만들기 위해서 샐러드를 먼저 먹고 감자를 나중에 먹어야 한다는 사실을 이미 알고 있다. 디저트는 딸기와 클로티드 크림이었다. 디저트를 다 먹고 20분 후 친구들과 함께 근처 광장까지 10분 정도 걸었다. 우리가 돌아왔을 때, 손님들은 에너지가 넘쳐서 모두가 설거지를 돕고 싶어 했다!

◇ 내가 이용한 꿀팁들

- 꿀팁 1   음식을 올바른 순서대로 먹어라
- 꿀팁 2   모든 식사를 녹색으로 시작하라
- 꿀팁 10   당신의 탄수화물에 옷을 입혀라
- 꿀팁 8   식사가 끝나면 움직여라

당신은
특별합니다

이 책의 꿀팁들은 우리 모두에게 효과가 있을 것이다. 당신이 누구든 탄수화물을 마지막에 먹고 식사에 그린 스타터를 추가하는 것이 혈당 곡선을 언제나 완만하게 만들 것이다. 달지 않은 아침 식사를 하는 것이 올바른 길이다. 식초와 운동은 케이크를 먹으면서도 건강도 챙길 수 있게 해줄 것이다. 단, 디저트 같은 특정 범주의 음식은 사람마다 최선의 선택이 다를 수 있다.

2019년 나는 친구 루나가 혈당 모니터를 사용하는 것을 도와줬고, 아주 도전적인 실험에 그녀를 참여시켰다. 우리는 혈당 스파이크를 일으키지 않는 정확히 똑같은 아침과 점심을 먹었다. 낮에는 쿠키를 굽고 냉동실에서 아이스크림을 꺼내어 그녀와 같은 시간에 먹자고 했다. 이후, 정말 놀라운 일이 벌어졌다.

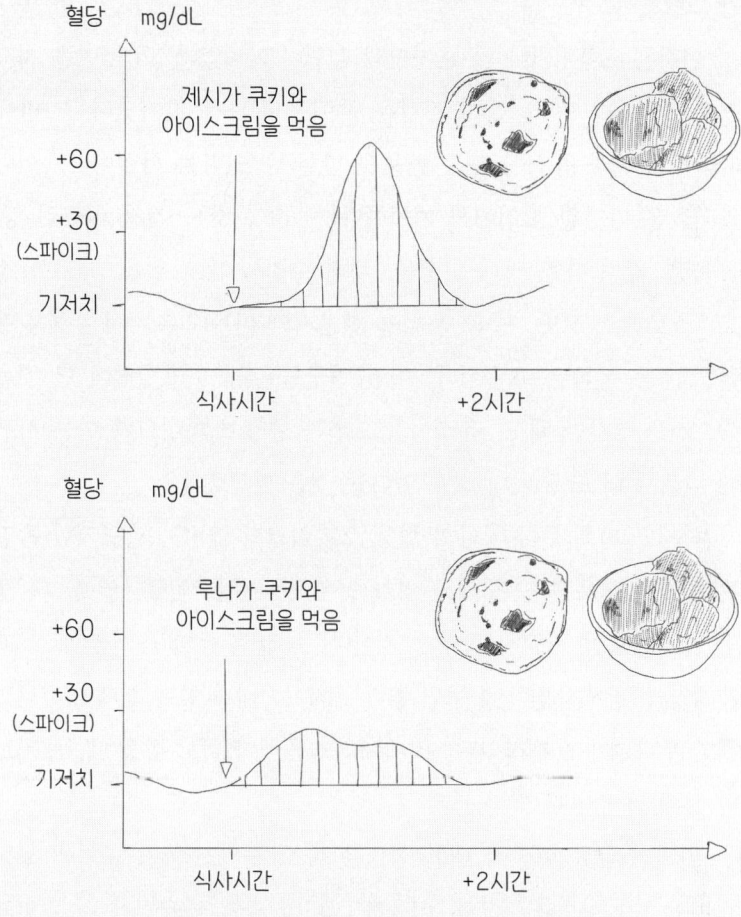

같은 음식에 대한 혈당 반응이 두 사람에게 다르게 나타날 수 있다.

나에게는 엄청난 혈당 스파이크였지만 그녀에게는 아주 작은 것에 불과했다. 우리 둘 다 식사 2시간 전과 2시간 후에 운동을 하지 않았고 식초도 마시지 않았다. 도대체 무슨 일이 일어난 걸까? 같은 쿠키가 왜 내 혈당 수치는 지붕을 뚫고 치솟게 만들고, 루나에게는 안 그랬을까?

  이것은 요행이거나 나 혼자만의 실험이 아니었다. 2015년을 시작으로 전 세계 연구팀들이 똑같은 특이한 결과를 찾아냈다. 사람에 따라서 동일한 음식이 다른 반응을 만들 수 있다는 사실이다.[1] 이런 차이들은 다양한 요인에서 기인한다. 우리가 갖는 기저 인슐린 양, 근육량, 각기 다른 장내 미생물, 체내 수분의 많고 적음, 피로한 정도, 스트레스 정도, 방금 운동을 했는지의 여부(혹은 식사 후에 운동했는지) 등 목록은 계속된다. 어떤 연구들은 심지어 당신이 단 것을 먹으려는 생각만 해도, 음식이 일으키는 혈당 스파이크가 다른 사람에 비해서 더 크게 나타날 수 있다는 것을 발견했다.[2]

  하지만 비록 루나와 나의 혈당 스파이크의 높이는 달랐지만 똑같은 원칙이 적용된다. 쿠키를 먹기 전에 견과류를 먹었다면 둘 다 혈당 스파이크가 비교적 작았을 것이다. 특정 부류의 음식을 고를 때 개개인의 차이를 염두에 두면 좋다. 쿠키는 내게 좋은 선택이 아니었지만 루나에게는 괜찮았다. 내 경우 단 음식이 먹고 싶을 때, 쿠키보다 사과 파이가 더 낫다.

  위에 언급한 현상에 대한 설명은 다소 불완전하다. 루나의 혈당 스파이크가 나보다 작았던 이유가 그녀의 몸에 인슐린이 더 많기 때문일 수도 있다. 만약 그렇다면 루나가 나보다 신진대사가 덜 건강하다는 것을 의미할 수도 있다. 이 부분은 연구할 것이 아직 남아 있다.

  이 책의 꿀팁들은 모두에게 효과가 있다. 더 자세히 알기 위해 연속 혈당 모니터를 착용할 필요는 없지만 당신이 언젠가 시도해본다면 자신에게 맞는 특정 음식들을 찾을 수 있게 될 것이다. 더 나아가 연속 혈당 모니터의 데이터를 장내 미생물과 음식에 대한 혈중 지방 변화 정보와 결합할 수도 있다. 이 책의 소개를 쓴 팀 스펙터Tim Spector는 바로 그런 일을 하는 조이Zoe라는 회사를 시작한 과학자이다. 나는 제품들을 테스트해봤다. 그것이 바로 미래라는 확신이 들었다.

마무리

매일 많은 분들의 소식을 들을 수 있어서 영광이고 운이 좋다고 생각한다. 여러분들의 메시지에서 하나의 굉장한 결론이 나왔다. 식단, 생활 방식, 나이, 사는 곳, 과거의 건강 문제와 상관없이, 꿀팁들을 적용하는 것이 삶에 큰 변화를 만든다는 사실이다. 파리에 있는 집에서 책을 끝내고 이 글을 쓰면서 이 과학적 내용을 공유할 수 있는 기회를 얻은 것에 깊은 감사를 느꼈다.

건강을 관리하는 것이 얼마나 힘든 일인지 나 또한 알고 있다. 많은 사람들이 상반된 정보로 인해 혼란스러워 하는 것처럼 나도 오랜 기간 그랬다. 우리가 요즘 듣게 되는 음식에 대한 조언에는 문제들이 많다고 여기는데, 그중의 하나가 완전히 보편적이지 않다는 것이다.

아마도 이것 때문에 당신이 실행해왔던 많은 요법들이 효과가 없다고 느꼈거나 상태를 악화시켰을 수도 있다. 어쩌면 몸이 블랙박스 같다고 느꼈을지도 모른다. 수년 간 피곤했거나 음식 갈망, 체중 증가, 만성 질환과 싸우고 있을 수도 있다. 우울하거나, 불임 문제가 있거나, 2형 당뇨병을 향해 다가가고 있을 수도 있다. 1형 당뇨병이나 임신성 당뇨병 관리에 어려움을 겪고 있을 수도 있다. 할 수 있는 게 아무것도 없다는 말을 들은 상태에서 약을 복용 중일 수도 있다.

나는 당신이 이 책을 읽고 당신이 겪고 있는 증상들이 사실은 아주 강력한 메시지라는 것을 배웠기를 바란다. 당신의 몸이 당신에게 말하고 있었던 것이다.

나의 목표는 최신의 객관적인 과학적 사실을 실천의 영역으로 가져오고, 편견 없는 연구를 현실적인 도구로 바꾸고, 당신을 몸이 어떻게 작동하는지에 대한 지식으로 무장시키고, 당신의 기분을 좋게 만드는 것이었다.

이제 당신은 무엇을 할 것인가? 몸의 이야기를 듣고, 비행기 조종실의 혈당 레버를 이해하고, 순항 고도로 다시 돌아갈 것인가? 나는 당신이 그러길 바란다. 그 과정에서 자신에게 친절해지는 것이 중요하다는 것을 기억하자. 그러고 나서 부모님, 형제자매, 자녀, 친구들, 그리고 지인들도 그렇게 할 수 있도록 도와주길 바란다. 힘을 합치면 우리는 한 번에 한 사람씩, 모든 사람들이 그들의 몸에 다시 연결될 수 있도록 도울 수 있다.

앞으로 어떻게 되어 가는지 나에게 알려주길 바란다. 당신의 모험담을 너무 듣고 싶다. 내 인스타그램 계정인 @glucosegoddess로 연락해주면 좋겠다.

감사의 말

이 책을 쓰는 동안 마을 하나를 만들어도 될 만큼 많은 사람들의 도움을 받았다. 정말 굉장한 사람들이었다! 혈당 데이터와 관련 이야기를 제공하고, 이 일에 열정을 부어주신 '글루코스 여신' 커뮤니티 회원들에게 감사의 마음을 전하고 싶다. 이 책은 우리가 함께 만들어 간 모험으로부터 탄생했다.

내 꿈의 에이전트인 수잔나 리아 Susanna Lea에게 그녀의 경험과 유머, 그리고 지혜를 내 삶에 전해 준 것에 감사의 말을 전하고 싶다. 나를 환영해준 마크 케슬러 Mark Kessler와 SLA의 모든 분들에게 감사드린다. 사이먼 앤 슈스터 Simon & Schuster의 팀과 에밀리 그라프 Emily Graff에게 그들의 열정과 헌신에 감사드린다. 쇼트 북스 Short Books, 레베카 니콜슨 Rebecca Nicolson과 오리아 카펜터 Aurea Carpenter가 보여준 힘과 헌신에 감사드린다. 멋진 삽화를 그려준 이비 던 Evie Dunne에게도 감사의 마음을 전한다. 내가 절실히 필요로 했던 피드백을 준 로버트 러스티그 Robert Lustig에게 감사드린다. 나의 첫 번째 친구이자 첫 번째

독자인 엘리사 번사이드Elissa Burnside에게 영성과 사랑에 감사의 마음을 전한다. 이 일을 가능하게 만들어 준 프랭클린 서반-슈라이버 Franklin Servan-Schreiber에게 감사드린다. 이 길을 열어준 데이비드 서반-슈라이버David Servan-Schreiber에게도 감사드린다.

최고의 친구가 되어주고 이 모험을 나와 함께해준 내 친구들에게 감사의 마음을 전하고 싶다. 다리오Dario, 당신의 조건 없는 사랑에 감사드려요. 내 삶을 도와준 세포라Sefora에게 감사의 말을 전해요. 앨리스Alice, 폴Paul, 이네스Ines, 마티유Mathieu, 아서Arthur, 재스민Jasmyn, 그리고 우리 가족 모두에게 감사드립니다. 아버지, 친절히 대해주셔서 감사해요. 어머니, 나의 여신이 되어주셔서 고마워요. 나를 믿어주고 길을 안내해준 앤 보이치키Anne Wojcicki, 케빈 라이언Kevin Ryan, 그리고 토마스 셔먼Thomas Sherman에게 감사드리고 싶습니다.

이 일의 바탕이 된 세계 각지에서 연구를 진행해준 모든 과학자들과 그 이전에 이 분야에 몰두했던 과학자들께 감사드린다. 처음부터 이 일을 믿어 준 악셀 에셀만Axel Esselmann과 로렌 코하츠Lauren Kohatsu에게 감사드린다. 과학을 접근 가능하게 만드는 방법에 대한 나의 이해를 형성해준 23andMe의 모든 분들에게 감사드리고 싶다. 이 미친 프로젝트를 시작할 수 있게 도와준 보Bo에게도 감사드린다.

책을 마무리하면서, 나 자신에게 고맙다는 말도 전하고 싶다. 자신을 믿고 영혼을 밝게 만드는 길을 따라가서 고맙다. 목표를 향해 나아갈 수 있어서 고맙다. 쉽지 않은 여정이었지만, 그 멋진 아이디어가 나를 선택해줘서 기쁘다. 그리고 내가 제대로 해냈기를 바란다.

역자 후기

이 책의 번역을 제안 받고 원서를 검토하기 위해 읽기 시작한 순간, 책을 손에서 놓을 수가 없었다. 처음부터 끝까지 읽는 내내 흥미진진했다. 생화학 시간에 배운 '탄수화물 대사'가 이렇게 실생활에(그것도 다이어트에!) 활용될 수 있다는 점이 놀라웠다. 당장 번역해야겠다고 결심했다. 동시에 어떻게 하면 독자들에게 '글루코스 여신님'의 뜻을 빠짐없이 전달할지 고민하기 시작했다.

정성을 들여 한 줄 한 줄 번역하는 동안 스토리를 더욱 깊이 들여다보면서 나도 연속 혈당 측정기를 착용해보고 싶다는 생각이 들었다. 예쁜 나비 로고가 새겨진 노란색 박스 속에 든 연속 혈당 측정기를 언박싱 하는 것도 재미있는 경험이었다. 박스를 열면 센서 삽입기구, 센서 팩, 제품 사용 설명서가 나온다. 제품 사용 설명서에 구체적인 사용법이 나와 있고 유튜브 동영상도 있어서 비의료인도 쉽게 사용할 수 있다.

저자가 측정기를 처음 착용하는 과정이 책에도 나오는데 직접 해보니 그 장면이 떠올라 무척 흥미로웠다. 솔직히 아프면 어쩌나 걱정도 들었다. 그러나 책에 적힌 것처럼 전혀 아프지 않았다. 얼마 지나지 않아 팔에 무언가가 붙어 있다는 느낌조차 사라졌다. 몸에 달라붙는 옷을 입고 벗을 때 살짝 주의해야 하는 것 외에는 아무 불편함이 없었다(심지어 샤워를 할 때도).

연속 혈당 측정기는 전철과 버스를 탈 때 스마트폰으로 결제하는 것과 같은 NFC(근접통신) 시스템이다. 센서에 8시간 분량의 데이터만 저장이 가능하기에 최소 8시간마다 한 번씩은 센서에 휴대폰을 갖다 댔는데 최대 14일 동안의 혈당 데이터를 얻을 수 있었다. 수면 시간이 8시간을 넘기거나 외부 활동이 길어졌을 땐 측정을 못할 때도 있었지만 그때도 센서 활성 상태가 94퍼센트로 충분한 데이터를 얻을 수 있었다.

지금부터 나오는 표와 그래프들은 내가 14일 동안 연속 혈당 측정기를 착용하면서 얻은 혈당 데이터이다.

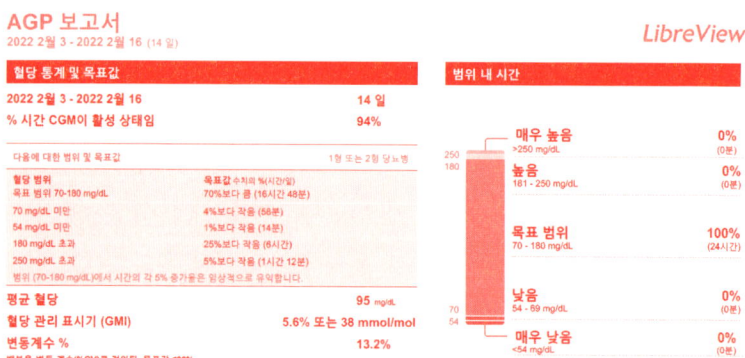

목표 혈당 범위를 70mg/dL에서 180mg/dL로 잡을 때, 내 혈당 수치는 100퍼센트가 목표 범위에 있는 완전 '정상'이었다! 다만, 책에 나와 있듯이 혈당 수치가 '정상'이라고 무조건 좋아할 수만은 없었다. 정해진 기준으로 보면 '정상'이었지만 식전 혈당 수치보다 식후 혈당 수치가 30mg/dL 이상 상승하는 혈당 스파이크가 실제로 관찰되었기 때문이다.

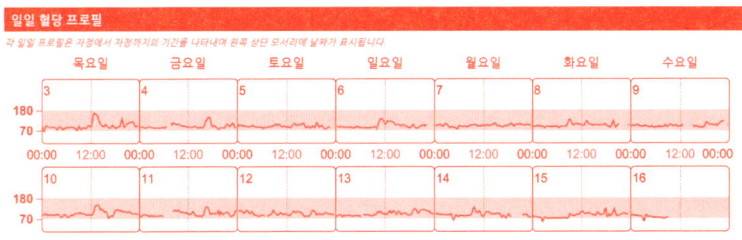

첫 번째 날인 목요일(2월 3일) 결과를 보면 점심식사 후 혈당이 거의 171mg/dL까지 올라간 것을 볼 수 있다. 그날의 기록을 좀 더 자세히 들여다보자. 연속 혈당 측정기 앱에는 먹은 음식과 운동 등을 기입할 수 있도록 되어 있다.

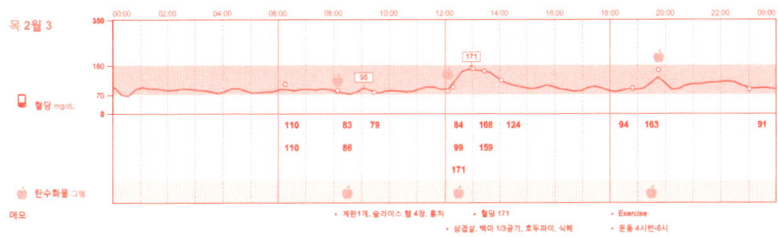

당일 점심으로 삼겹살, 쌀밥 1/3 공기를 먹었고 후식으로 호두파이와 식혜를 먹었다. 엄청난 혈당 스파이크의 원인은 호두파이와 식혜였다. 저자는 달지 않게 먹는 식습관을 가지라고 말했는데 이 말이 얼마나 중요한지 눈으로 직접 확인할 수 있었다. 호두파이와 식혜는 그야말로 '설탕 폭탄'이다. 이렇게 혈당 수치를 확인해보니 식습관에 변화를 줘야겠다는 생각이 확실하게 들었다.

혈당 스파이크를 줄이기 위해 토요일(2월 5일)에는 후식을 먹지 않았다. 아래 그래프는 토요일에 측정한 혈당 곡선이다. 커다란 굴곡 없이 거의 일정하게 유지된 모습을 볼 수 있다. 이런 그래프가 바로 작가가 강조한 '완만한' 곡선의 대표적인 예시일 것이다. 한국인의 밥상에서 절대 빠질 수 없는 탄수화물(쌀밥)을 먹었음에도 불구하고 후식을 먹지 않은 것만으로도 혈당 곡선이 눈에 띄게 완만해졌다. 점심에는 닭갈비와 쌀밥 1/4공기, 애플 사이다를 먹었지만 혈당 곡선은 완만했다. 닭갈비를 어느 정도 먼저 먹고 밥과 애플 사이다를 먹어서 혈당 스파이크가 나타나지 않은 것 같다. 당분이 상당량 들어 있는 음식이라도 먹는 순서만 바꿔도 혈당 곡선은 완만해진다는 사실을 체험하는 순간이었다.

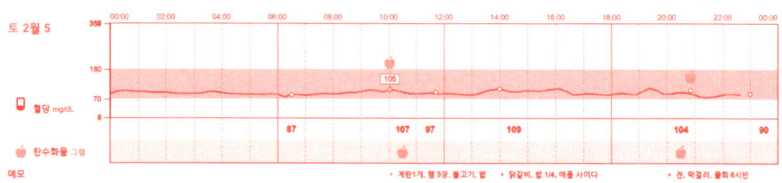

이번엔 운동 이야기를 조금 해보겠다.

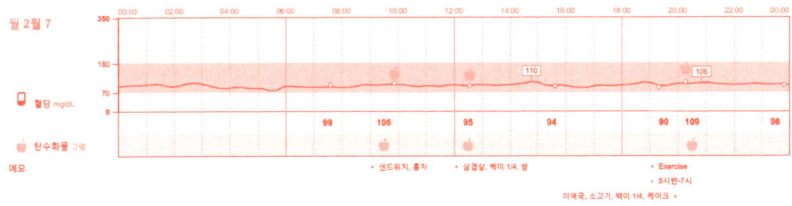

위 그래프는 월요일(2월 7)에 측정한 혈당 곡선이다. 이날 저녁으로 미역국, 소고기, 쌀밥 1/4공기, 케이크를 먹었다. 그리고 저녁을 먹기 전에 5시 반부터 7시까지 운동을 했다. 후식으로 케이크를 먹었는데도 혈당 스파이크가 일어나지 않았다. 운동을 했기 때문이다. 책에는 식사 전후 20분 동안 걷기만 해도 혈당 스파이크 완화에 큰 도움이 된다고 적혀 있다. 이 날은 1시간 30분 동안 고강도 운동을 했기 때문인지 혈당 스파이크가 전혀 일어나지 않았다.

다이어트가 우리의 주요 관심사가 된 지는 이미 오래 되었다. 건강, 멋진 스타일, 자기만족 능 이유도 다양하다. 지인들의 새해 목표에도 체중 감량이 빠지지 않고 등장하는 것을 보면 다이어트에 대한 관심이 얼마나 높은지 알 수 있다. 조금만 검색을 해봐도 다이어트에 대한 수많은 방법을 찾을 수 있다. 문제는 오래 지속하기 힘들다는 것이다.

"오늘부터 다이어트 할 거야!"

이 말을 얼마나 많이 하고 들으면서 살아왔던가. 그런데 정작 성공한 경우는 거의 보지 못했다. 평소 식습관이나 운동습관에서 크게 벗어난 경우가 많기 때문일 것이다. 체중 감량을 목표로 식사량을 줄이거나 평소와 다른 음식을 먹는 방법의 다이어트는 오래 가지 못한다 (나도 여러 번 실패한 경험이 있다). 식사량을 줄이거나 음식의 종류를 바꾸는 것도 어려운 일이지만 유산소 운동과 근력 운동을 꾸준히 하려면 엄청난 의지가 필요하다. 결국 체중을 포함한 건강관리에 가장 중요한 것은 '꾸준함'이다. 꾸준함을 기준으로 본다면 이 책에 적힌 꿀팁들은 백점 만점에 백점이다. 음식 먹는 순서 바꾸기, 식사 전후에 간단히 걷기 등 누구라도 쉽게 할 수 있는 일이다. 건강한 생활을 유지하려면 변화를 변화로 느끼지 않고 습관으로 만드는 것이 중요한데 이 책에서 알려주는 꿀팁들을 따라하다보면 어느새 익숙해져 있는 자신을 발견하게 될 것이다.

이 책의 저자는 @glucosegoddess 인스타그램 계정을 가지고 있다. 2022년 5월 기준 팔로워 수가 69만 명이 넘는다. 식후 혈당 스파이크를 없애는 꿀팁을 정기적으로 업로드하며 자신과 회원들의 실험 결과를 직접 보여주는 것이 인상적이다. 단지 스파게티와 브로콜리의 순서를 바꿔 먹은 후 혈당 곡선이 어떻게 나타나는지 보여주는 것으로 끝내는 것이 아니라 이에 대한 과학적 근거를 각종 책이나 논문을 인용하여 제시하며 신빙성을 더한다. 독자 여러분도 글루코스 여신님의 인스타그램을 팔로잉하면 좋은 꿀팁을 정기적으로 얻을 수 있을 것이다.

좋은 책을 번역하는 영광을 얻은 덕분에 많이 배울 수 있었다. 부족함이 많음에도 끝으로 믿어주신 범문에듀케이션의 유성권 대표이사님과 유지인 차장님께 깊은 감사 인사를 드린다.

2022년 5월
역자 **조수빈**

참고문헌

독자들에게

1 *What we eat affects the 30 trillion cells*: Ron Sender et al., "Revised estimates for the number of human and bacteria cells in the body," *PLoS Biology* 14, no. 8 (2016): e1002533.
2 *Our nutritional choices are influenced by billion-dollar marketing campaigns*: Rudd Center for Food Policy and Obesity, *Increasing Disparities in Unhealthy Food Advertising Targeted to Hispanic and Black Youth*, January 2019, accessed August 30, 2021, https://media.ruddcenter.uconn.edu/PDFs/TargetedMarketingReport2019.pdf.
3 *These are usually justified under*: Robert H. Lustig, *Metabolical: The Lure and the Lies of Processed Food, Nutrition, and Modern Medicine* (New York: Harper Wave, 2021).
4 *Processed foods and sugar are inherently bad*: Lustig, *Metabolical*.
5 *88 percent of Americans are likely to have dysregulated glucose levels*: Joana Araújo et al., "Prevalence of Optimal Metabolic Health in American Adults: National Health and Nutrition Examination Survey 2009–2016," *Metabolic Syndrome and Related Disorders* 17, no. 1 (2019): 46–52.
6 *Too much insulin is one of the main drivers of*: Benjamin Bikman, *Why We Get Sick: The Hidden Epidemic at the Root of Most Chronic Disease and How to Fight It* (New York: BenBella, 2020).
7 *Too much fructose increases the likelihood of*: Lustig, *Metabolical*.

내가 여기까지 오게 된 과정

1 *Your genes can increase your likelihood of developing type 2 diabetes*: Michael Multhaup et al., *The Science Behind 23andMe's Type 2 Diabetes Report*, 2019, accessed August 30, 2021, https://permalinks.23andme.com/pdf/23_19-Type2Diabetes_March2019.pdf.
2 *Top athletes started to wear CGMs, too*: Mark Hearris et al., "Regulation of muscle glycogen metabolism during exercise: implications for endurance performance and training adaptations," *Nutrients* 10, no. 3 (2018): 298.
3 *Nondiabetics could have highly dysregulated glucose levels*: Heather Hall et al., "Glucotypes reveal new patterns of glucose dysregulation," *PLoS Biology* 16, no. 7 (2018): e2005143, https://pubmed.ncbi.nlm.nih.gov/30040822/.

1장 조종석으로 들어가기

1 *Only 12 percent of Americans are metabolically healthy*: Joana Araújo et al., "Prevalence of Optimal Metabolic Health in American Adults: National Health and Nutrition Examination Survey 2009–2016," *Metabolic Syndrome and Related Disorders* 17, no. 1 (2019): 46–52, https://pubmed.ncbi.nlm.nih.gov/30484738/.
2 *Waist size is better for predicting underlying disease than BMI is*: Division of Nutrition, Physical Activity, and Obesity, National Center for Chronic Disease Prevention and Health Promotion, *Assessing Your Weight*, CDC, September 17, 2020, accessed August 30, 2021, https://www.cdc.gov/healthyweight/assessing/index.html.

2장 제리를 소개합니다

1 *Plants make extra glucose during the day*: Gregory MacNeill et al., "Starch as a source, starch as a sink: the bifunctional role of starch in carbon allocation," *Journal of Experimental Botany* 68, no. 16 (2017): 4433–53, https://pubmed.ncbi.nlm.nih.gov/28981786/.
2 *Plants also transform some of their glucose into an* extra-sweet *molecule called* fructose: M. D. Joesten et al., "Sweetness relative to sucrose (table)," in *The World of Chemistry: Essentials*, 4th ed. (Pacific Grove, CA: Thomson Brooks/Cole, 2007), 359.

3장 가족 문제

1   *Every second, your body burns*: The body uses 200 grams of glucose daily. Glucose has a molar mass of 180 g/mole. Per day, the body therefore uses 0.1111 mole of glucose. One mole has 6.02214076×1023 molecules in it. So the body uses 6.6912675e+23 molecules of glucose per day. A day has 86,400 seconds in it: 7.7445226e+18 molecules per second. Jeremy M. Berg, *Biochemistry*, 5th ed. (New York: W. H. Freeman, 2002), Section 30.2.

2   *If each glucose molecule were a grain of sand*: About 5 sextillion (5 x 10"21 grains of sand on earth). Jason Marshall, *How Many Grains of Sand Are on Earth's Beaches?* Quick and Dirty Tips, 2016, accessed August 30, 2021, https://www.quickanddirtytips.com/education/math/how-many-grains-of-sand-are-on-earth-s-beaches?page=all.

3   *Using the same enzyme that plants use*: Liangliang Ju et al., "New insights into the origin and evolution of a-amylase genes in green plants," *Scientific Reports* 9, no. 1 (2019): 1–12, https://pubmed.ncbi.nlm.nih.gov/30894656/.

4   *Fructose is a little more complicated*: Cholsoon Jang et al., "The small intestine converts dietary fructose into glucose and organic acids," *Cell Metabolism* 27, no. 2 (2018): 351–61, https://www.ncbi.nlm.nih.gov/pmc/articles/PMC6032988/#SD1.

5   *In 1969, a cohort of scientists wrote a*: IUPAC, Comm, and IUPAC–IUB Comm, "Tentative rules for carbohydrate nomenclature. Part 1, 1969," *Biochemistry* 10, no. 21 (1971): 3983–4004, https://pubs.acs.org/doi/abs/10.1021/bi00797a028.

6   *Some humans evolved in areas without*: Mindy Weisberger, "Unknown Group of Ancient Humans Once Lived in Siberia, New Evidence Reveals," *Live Science*, 2019, accessed August 30, 2021, https://www.livescience.com/65654-dna-ice-age-teeth-siberia.html.

7   *Scientists know that humans' prehistoric diet*: Marion Nestle, "Paleolithic diets: A Sceptical View," *Nutrition Bulletin* 25.1 (2000): 43–47, https://onlinelibrary.wiley.com/doi/abs/10.1046/j.1467-3010.2000.00019.x.

8   *They adapted to the unique food supply*: Peter Ungar, *Evolution's Bite: A Story of Teeth, Diet, and Human Origins* (Princeton, NJ: Princeton University Press, 2017).

4장 쾌락을 추구하다

1 *Fiber-packed seeds*: U.S. Department of Agriculture, "Wheat bran, crude," FoodData Central, 2019, accessed August 30, 2019, https://fdc.nal.usda.gov/fdc-app.html#/food-details/169722/nutrients.
2 *Starchy bread*: U.S. Department of Agriculture, "Bread, white, commercially prepared," FoodData Central, 2019, accessed August 30, 2019, https://fdc.nal.usda.gov/fdc-app.html#/food-details/325871/nutrients.
3 *This is the same chemical that is released*: Nora Volkow et al., "The brain on drugs: from reward to addiction," *Cell* no. 162.4 (2015): 712–25, https://pubmed.ncbi.nlm.nih.gov/26276628/.
4 *In a 2016 study, mice were given a lever*: Vincent Pascoli et al., "Sufficiency of mesolimbic dopamine neuron stimulation for the progression to addiction," *Neuron* 88, no. 5 (2015): 1054–66, http://www.addictionscience.unige.ch/files/8214/6037/1136/NeuronVP2015.pdf.
5 *Ancestral bananas*: Australia & Pacific Science Foundation, "Tracing antiquity of banana cultivation in Papua New Guinea," AP Science, http://www.apscience.org.au/pbf_02_3/.
6 *On the left, a peach as it was*: Genetic Literacy Project, "How your food would look if not genetically modified over millennia," GLP, 2014, https://geneticliteracyproject.org/2014/06/19/how-your-food-would-look-if-not-genetically-modified-over-millennia/.
7 *Fruit, such as cherries*: U.S. Department of Agriculture, "Cherries, sweet, raw," FoodData Central, 2019, accessed August 30, 2019, https://fdc.nal.usda.gov/fdc-app.html#/food-details/171719/nutrients.
8 *Candy, such as jelly beans*: U.S. Department of Agriculture, "Candies, jellybeans," FoodData Central, 2019, accessed August 30, 2019, https://fdc.nal.usda.gov/fdc-app.html#/food-details/167991/nutrients.
9 *Even tomatoes have been turned*: U.S. Department of Agriculture, "Tomato, roma," FoodData Central, 2021, accessed August 30, 2019, https://fdc.nal.usda.gov/fdc-app.html#/food-details/1750354/nutrients.
10 *Ketchup*: U.S. Department of Agriculture, "Ketchup, restaurant," FoodData Central, 2019, accessed August 30, 2019, https://fdc.nal.usda.gov/fdc-app.html#/food-details/747693/nutrients.
11 *Sugar has become ever more concentrated*: Robert H. Lustig, *Metabolical: The Lure and the Lies of Processed Food, Nutrition, and Modern Medicine* (New York: Harper Wave, 2021).
12 *It's hard for our brain to curb its cravings*: Kevin Hall et al., "Ultra-processed diets cause excess calorie intake and weight gain: an inpatient

randomized controlled trial of ad libitum food intake," *Cell Metabolism* 30, no. 1 (2019): 67–77, https://www.cell.com/action/showPdf?pii=S1550-4131(19)30248-7.

13　*It gives us pleasure*: Robert H. Lustig, *The Hacking of the American Mind: The Science Behind the Corporate Takeover of Our Bodies and Brains* (New York: Penguin, 2017).

5장 우리 몸 안에서 일어나는 일

1　*The American Diabetes Association (ADA) states that*: American Diabetes Association, "Understanding A1C: Diagnosis," *Diabetes*, accessed August 30, 2019, https://www.diabetes.org/a1c/diagnosis.

2　*More likelihood of developing health problems from 85 mg/dL*: Jørgen Bjørnholt et al., "Fasting blood glucose: an underestimated risk factor for cardiovascular death. Results from a 22-year follow-up of healthy nondiabetic men," *Diabetes Care* 22, no. 1 (1999): 45–49, https://care.diabetesjournals.org/content/22/1/45.

3　*More likelihood of developing health problems from 85 mg/dL*: Chanshin Park et al., "Fasting glucose level and the risk of incident atherosclerotic cardiovascular diseases," *Diabetes Care* 36, no. 7 (2013): 1988–93, https://care.diabetesjournals.org/content/36/7/1988.

4　*More likelihood of developing health problems from 85 mg/dL*: Quoc Manh Nguyen et al., "Fasting plasma glucose levels within the normoglycemic range in childhood as a predictor of prediabetes and type 2 diabetes in adulthood: the Bogalusa Heart Study," *Archives of Pediatrics & Adolescent Medicine* 164, no. 2 (2010): 124–28, https://jamanetwork.com/journals/jamapediatrics/fullarticle/382778.

5　*Studies in nondiabetics give more precise information*: Guido Freckmann et al., "Continuous glucose profiles in healthy subjects under everyday life conditions and after different meals," *Journal of Diabetes Science and Technology* 1, no. 5 (2007): 695–703, https://www.ncbi.nlm.nih.gov/pmc/articles/PMC2769652/.

6　*It's the* variability *caused by spikes that is most problematic*: Antonio Ceriello et al., "Oscillating glucose is more deleterious to endothelial function and oxidative stress than mean glucose in normal and type 2 diabetic patients," *Diabetes* 57, no. 5 (2008): 1349–54, https://diabetes.diabetesjournals.org/content/57/5/1349.short.

7　*It's the* variability *caused by spikes that is most problematic*: Louis Monnier et al., "Activation of oxidative stress by acute glucose fluctuations compared with sustained chronic hyperglycemia in patients with type 2 diabetes," *JAMA* 295, no. 14 (2006): 1681–87, https://jamanetwork.com/journals/jama/article-abstract/202670.

8   *It's the* variability *caused by spikes that is most problematic*: Giada Acciaroli et al., "Diabetes and prediabetes classification using glycemic variability indices from continuous glucose monitoring data," *Journal of Diabetes Science and Technology* 12, no. 1 (2018): 105–113, https://www.ncbi.nlm.nih.gov/pmc/articles/PMC5761967/.

9   *The smaller your glycemic variability*: Zheng Zhou et al., "Glycemic variability: adverse clinical outcomes and how to improve it?" *Cardiovascular Diabetology* 19, no. 1 (2020): 1–14, https://link.springer.com/article/10.1186/s12933-020-01085-6.

6장 기차, 토스트, 그리고 테트리스

1   *More than 30 trillion cells*: Ron Sender et al., "Revised estimates for the number of human and bacteria cells in the body," *PLoS Biology* 14, no. 8 (2016): e1002533, https://journals.plos.org/plosbiology/article?id=10.1371/journal.pbio.1002533.

2   *The Allostatic Load Model*: Martin Picard et al., "Mitochondrial allostatic load puts the 'gluc' back in glucocorticoids," *Nature Reviews Endocrinology* 10, no. 5 (2014): 303–10, https://www.uclahealth.org/reversibility-network/workfiles/resources/publications/picard-endocrinol.pdf.

3   *Free radicals*: Biplab Giri et al., "Chronic hyperglycemia mediated physiological alteration and metabolic distortion leads to organ dysfunction, infection, cancer progression and other pathophysiological consequences: an update on glucose toxicity," *Biomedicine & Pharmacotherapy*, no. 107 (2018): 306–28, https://www.sciencedirect.com/science/article/pii/S0753332218322406#fig0005.

4   *Oxidative stress is a driver of*: Picard, "Mitochondrial allostatic load," 303–10.

5   *Fructose increases oxidative stress even more*: Robert H. Lustig, "Fructose: it's 'alcohol without the buzz,'" *Advances in Nutrition* 4, no. 2 (2013): 226–35, https://www.ncbi.nlm.nih.gov/pmc/articles/PMC3649103/.

6   *Too much fat can also increase oxidative stress*: Joseph Evans et al., "Are oxidative stress-activated signaling pathways mediators of insu-

lin resistance and ß-cell dysfunction?" *Diabetes* 52, no. 1 (2003): 1–8, https://diabetes.diabetesjournals.org/content/52/1/1.short.

7   *You are* browning, *just like a slice of bread*: Jaime Uribarri et al., "Advanced glycation end products in foods and a practical guide to their reduction in the diet," *Journal of the American Dietetic Association* 100, no. 6 (2010): 911–16, https://www.ncbi.nlm.nih.gov/pmc/articles/PMC3704564/.

8   *When scientists look at the rib cage cartilage*: D. G. Dyer et al., "The Maillard reaction in vivo," *Zeitschrift für Ernährungswissenschaft* 30, no. 1 (1991): 29–45, https://www.researchgate.net/publication/21298 410_The_Maillard_reaction_in_vivo.

9   *This process is a normal and inevitable part of life*: Chan-Sik Kim et al., "The role of glycation in the pathogenesis of aging and its prevention through herbal products and physical exercise," *Journal of Exercise, Nutrition & Biochemistry* 21, no. 3 (2017): 55, https://www.ncbi.nlm.nih.gov/pmc/articles/PMC5643203.

10   *Consequences of glycated molecules range from wrinkles*: Masamitsu Ichihashi et al., "Glycation stress and photo-aging in skin," *Anti-Aging Medicine* 8, no. 3 (2011): 23–29, https://www.jstage.jst.go.jp/article/jaam/8/3/8_3_23/_article/-char/ja/.

11   *Cataracts*: Ashok Katta et al., "Glycation of lens crystalline protein in the pathogenesis of various forms of cataract," *Biomedical Research* 20, no. 2 (2009): 119–21, https://www.researchgate.net/profile/Ashok Katta-3/publication/233419577_Glycation_of_lens_crystalline _protein_in_the_pathogenesis_of_various_forms_of_cataract/links /02e7e531342066c955000000/Glycation-of-lens-crystalline-protein -in-the-pathogenesis-of-various-forms-of-cataract.pdf.

12   *Heart disease*: Georgia Soldatos et al., "Advanced glycation end products and vascular structure and function," *Current Hypertension Reports* 8, no. 6 (2006): 472–78, https://pubmed.ncbi.nlm.nih.gov/17087858/.

13   *Alzheimer's disease*: Masayoshi Takeuchi et al., "Involvement of advanced glycation end-products (AGEs) in Alzheimer's disease," *Current Alzheimer Research* 1, no. 1 (2004): 39–46, https://www.ingentaconnect.com/content/ben/car/2004/00000001/00000001/art00006.

14   *Slowing down the browning reaction in your body leads to a longer life*: Kim, "The role of glycation in the pathogenesis of aging," 55.

15   *Fructose molecules glycate things* 10 *times*: Alejandro Gugliucci, "Formation of fructose-mediated advanced glycation end products and their roles in metabolic and inflammatory diseases," *Advances in*

Nutrition 8, no. 1 (2017): 54–62, https://www.ncbi.nlm.nih.gov/pmc/articles/PMC5227984/.

16 *Inflammation-based diseases "the greatest threat to human health"*: Roma Pahwa et al., "Chronic Inflammation," (2018), https://www.ncbi.nlm.nih.gov/books/NBK493173/.

17 *Three out of five people will die of an inflammation-based disease*: Pahwa, "Chronic inflammation."

18 *Glycogen is actually the cousin of starch*: Jeremy M. Berg, *Biochemistry*, 5th ed. (New York: W. H. Freeman and Co., 2002).

19 *The liver can hold about 100 grams of glucose*: David H. Wasserman, "Four grams of glucose," *American Journal of Physiology-Endocrinology and Metabolism* 296, no. 1 (2009): E11–E21, https://www.ncbi.nlm.nih.gov/pmc/articles/PMC2636990/.

20 *That's half of the 200 grams*: Berg, *Biochemistry*, 5th ed., Section 30.2.

21 *The muscles of a typical 150-pound adult can hold about 400 grams of glucose*: Wasserman, "Four grams of glucose," E11–E21.

22 *Any glucose beyond that is turned into fat*: Lubert Stryer, "Fatty acid metabolism," in *Biochemistry*, 5th ed. (New York: W. H. Freeman and Co., 1995), 603–28.

23 *The only thing that fructose can be stored as is fat*: Samir Softic et al., "Role of dietary fructose and hepatic de novo lipogenesis in fatty liver disease," *Digestive Diseases and Sciences* 61, no. 5 (2016): 1282–93, https://www.ncbi.nlm.nih.gov/pmc/articles/PMC4838515/.

24 *It accumulates in the liver*: Bettina Geidl-Flueck et al., "Fructose- and sucrose- but not glucose-sweetened beverages promote hepatic *de novo* lipogenesis: A randomized controlled trial," *Journal of Hepatology* 75, no. 1 (2021): 46–54, https://www.journal-of-hepatology.eu/article/S0168-8278(21)00161-6/fulltext#%20.

25 *The absence of fructose means that fewer molecules end up as fat*: João Silva et al., "Determining contributions of exogenous glucose and fructose to *de novo* fatty acid and glycerol synthesis in liver and adipose tissue," *Metabolic Engineering* 56 (2019): 69–76, https://www.sciencedirect.com/science/article/pii/S109671761930196X#fig5.

26 *The more you're able to grow the number and size of your fat cells*: Benjamin Bikman, *Why We Get Sick: The Hidden Epidemic at the Root of Most Chronic Disease and How to Fight It* (New York: BenBella, 2020).

27 *When our glycogen reserves begin to diminish, our body draws on the*

fat in our fat reserves for energy: Lubert Stryer, *Biochemistry*, 5th ed. (New York: W. H. Freeman and Co., 1995), 773–74.

28　*Weight loss is always preceded by insulin decrease*: Natasha Wiebe et al., "Temporal associations among body mass index, fasting insulin, and systemic inflammation: a systematic review and meta-analysis," *JAMA Network Open* 4, no. 3 (2021): e211263, https://jamanetwork.com/journals/jamanetworkopen/fullarticle/2777423.

7장 머리부터 발끝까지

1　*Short-term symptoms associated with spikes*: Martin Picard et al., "Mitochondrial allostatic load puts the 'gluc' back in glucocorticoids," *Nature Reviews Endocrinology* 10, no. 5 (2014): 303–10, https://www.uclahealth.org/reversibility-network/workfiles/resources/publications/picard-endocrinol.pdf.

끝임없는 배고픔

2　*Constant hunger*: Paula Chandler-Laney et al., "Return of hunger following a relatively high carbohydrate breakfast is associated with earlier recorded glucose peak and nadir," *Appetite* 80 (2014): 236–241, https://www.sciencedirect.com/science/article/abs/pii/S0195666314002049.

3　*Constant hunger is a symptom of high insulin levels*: Benjamin Bikman, *Why We Get Sick: The Hidden Epidemic at the Root of Most Chronic Disease and How to Fight It* (New York: BenBella, 2020).

음식 갈망

4　*Cravings*: Kathleen Page et al., "Circulating glucose levels modulate neural control of desire for high-calorie foods in humans," *Journal of Clinical Investigation* 121, no. 10 (2011): 4161–69, https://www.jci.org/articles/view/57873.

만성 피로

5　*Chronic fatigue [. . .] people born with mitochondrial defects*: Tanja Taivassalo et al., "The spectrum of exercise tolerance in mitochondrial myopathies: a study of 40 patients," *Brain* 126, no. 2 (2003): 413–423, https://pubmed.ncbi.nlm.nih.gov/12538407/.

6　*Difficult events, whether physical or mental*: Picard, "Mitochondrial allostatic load," 303–310.

7   *Impairing the long-term ability of our mitochondria*: Picard, "Mitochondrial allostatic load," 303–310.
8   *Diets that cause glucose roller coasters*: Kara L. Breymeyer et al., "Subjective mood and energy levels of healthy weight and overweight /obese healthy adults on high-and low-glycemic load experimental diets," *Appetite* 107 (2016): 253–259, https://pubmed.ncbi.nlm.nih.gov/27507131/.

수면 장애

9   *Poor sleep*: James Gangwisch et al., "High glycemic index and glycemic load diets as risk factors for insomnia: analyses from the Women's Health Initiative," *The American Journal of Clinical Nutrition* 111, no. 2 (2020): 429–39, https://pubmed.ncbi.nlm.nih.gov/31828298/.
10 *Sleep apnea*: R. N. Aurora et al., "Obstructive Sleep Apnea and Postprandial Glucose Differences in Type 2 Diabetes Mellitus," in *A97. SRN: New Insights into the Cardiometabolic Consequences of Insufficient Sleep*, A2525–A2525, American Thoracic Society, 2020, https://www.atsjournals.org/doi/abs/10.1164/ajrccm-conference.2020.201.1_MeetingAbstracts.A2525.

감기와 코로나 바이러스 합병증

11 *Immune system is temporarily faulty*: Nagham Jafar et al., "The effect of short-term hyperglycemia on the innate immune system," *The American Journal of the Medical Sciences* 351, no. 2 (2016): 201–ß211, https://www.amjmedsci.org/article/S0002-9629(15)00027-0/fulltext.
12 *Goodbye to five-star immune responses*: Janan Kiselar et al., "Modification of β-Defensin-2 by dicarbonyls methylglyoxal and glyoxal inhibits antibacterial and chemotactic function in vitro," *PLoS One* 10, no. 8 (2015): e0130533, https://journals.plos.org/plosone/article?id=10.1371/journal.pone.0130533.
13 *Main factors that predict whether we'll survive a coronavirus infection*: Jiaoyue Zhang et al., "Impaired fasting glucose and diabetes are related to higher risks of complications and mortality among patients with coronavirus disease 2019," *Frontiers in Endocrinology* 11 (2020): 525, https://www.frontiersin.org/articles/10.3389/fendo.2020.00525/full?report=reader.
14 *More easily infected*: Emmanuelle Logette et al., "A Machine-Generated View of the Role of Blood Glucose Levels in the Severity of COVID-19," *Frontiers in Public Health* (2021): 1068, https://www.frontiersin.org/arti

cles/10.3389/fpubh.2021.695139/full?fbclid=IwAR0RS9OVCuL9q-fbW4gF7McCYfgRgNDQIVI4JjZE-59Sm1E7l1MFZ0ZGyoI.

15 *Twice as likely to die from the virus*: Francisco Carrasco-Sánchez et al., "Admission hyperglycaemia as a predictor of mortality in patients hospitalized with COVID-19 regardless of diabetes status: data from the Spanish SEMI-COVID-19 Registry," *Annals of Medicine* 53, no. 1 (2021): 103–16, https://www.tandfonline.com/doi/full/10.1080/07853890.2020.1836566.

임신성 당뇨병은 관리하기 더 어렵다

16 *Gestational diabetes*: Ursula Hiden et al., "Insulin and the IGF system in the human placenta of normal and diabetic pregnancies," *Journal of Anatomy* 215, no. 1 (2009): 60–68, https://onlinelibrary.wiley.com/doi/full/10.1111/j.1469-7580.2008.01035.x.

17 *Insulin is responsible for encouraging growth*: Chiara Berlato et al., "Selective response to insulin versus insulin-like growth factor-I and -II and up-regulation of insulin receptor splice variant B in the differentiated mouse mammary epithelium," *Endocrinology* 150, no. 6 (2009): 2924–33, https://academic.oup.com/endo/article/150/6/2924/2456369?login=true.

18 *Mothers can reduce their likelihood of needing medication*: Carol Major et al., "The effects of carbohydrate restriction in patients with diet-controlled gestational diabetes," *Obstetrics & Gynecology* 91, no. 4 (1998): 600–604, https://www.sciencedirect.com/science/article/abs/pii/S0029784498000039.

19 *Reduce the likelihood of a C-section*: Robert Moses et al., "Effect of a low-glycemic-index diet during pregnancy on obstetric outcomes," *The American Journal of Clinical Nutrition* 84, no. 4 (2006): 807–12, https://academic.oup.com/ajcn/article/84/4/807/4633214.

20 *Limit their own weight gain*: James F. Clapp III et al., "Maternal carbohydrate intake and pregnancy outcome," *Proceedings of the Nutrition Society* 61, no. 1 (2002): 45–50, https://www.cambridge.org/core/journals/proceedings-of-the-nutrition-society/article/maternal-carbohydrate-intake-and-pregnancy-outcome/28F8E1C5E1460E67F2F1CE0C1D06EE81.

안면 홍조와 야간 발한

21 *Hot flashes and night sweats*: Rebecca Thurston et al., "Vasomotor symptoms and insulin resistance in the study of women's health across

the nation," *Journal of Clinical Endocrinology & Metabolism* 97, no. 10 (2012): 3487–94, https://pubmed.ncbi.nlm.nih.gov/22851488/.
22   *A 2020 study from Columbia University*: Gangwisch, "High glycemic index and glycemic load diets," 429–39.

편두통

23   *Migraine*: A. Fava et al., "Chronic migraine in women is associated with insulin resistance: a cross-sectional study," *European Journal of Neurology* 21, no. 2 (2014): 267–272, https://onlinelibrary.wiley.com/doi/abs/10.1111/ene.12289.
24   *When sufferers' insulin levels are lowered*: Cinzia Cavestro et al., "Alpha-lipoic acid shows promise to improve migraine in patients with insulin resistance: a 6-month exploratory study," *Journal of Medicinal Food* 21, no. 3 (2018): 269–73, https://www.liebertpub.com/doi/abs/10.1089/jmf.2017.0068.

기억 및 인지 기능 문제

25   *Memory and cognitive function*: Rachel Ginieis et al., "The 'sweet' effect: comparative assessments of dietary sugars on cognitive performance," *Physiology & Behavior* 184 (2018): 242–47, https://pubmed.ncbi.nlm.nih.gov/29225094/.
26   *Worst first thing in the morning*: Ginieis, "The 'sweet' effect," 242–47.

여드름 및 기타 피부 질환

27   *Acne and other skin conditions*: Hyuck Hoon Kwon et al., "Clinical and histological effect of a low glycaemic load diet in treatment of acne vulgaris in Korean patients: a randomized, controlled trial," *Acta Dermato Venereologica* 92, no. 3 (2012): 241–46, https://pubmed.ncbi.nlm.nih.gov/22678562/.
28   *Acne clears up*: Robyn N. Smith et al., "A low-glycemic-load diet improves symptoms in acne vulgaris patients: a randomized controlled trial," *The American Journal of Clinical Nutrition* 86, no. 1 (2007): 107–15, https://pubmed.ncbi.nlm.nih.gov/17616769/.

노화와 관절염

29   *The more often we spike, the faster we age*: George Suji et al., "Glucose, glycation and aging," *Biogerontology* 5, no. 6 (2004): 365–73, https://link.springer.com/article/10.1007/s10522-004-3189-0.
30   *Glycation, free radicals, and the subsequent inflammation*: Roma

Pahwa et al., "Chronic Inflammation," (2018), https://www.ncbi.nlm.nih.gov/books/NBK493173/.

31 *Rheumatoid arthritis*: Pahwa, "Chronic Inflammation."

32 *Degradation of cartilage*: Robert A. Greenwald et al., "Inhibition of collagen gelation by action of the superoxide radical," *Arthritis & Rheumatism: Official Journal of the American College of Rheumatology* 22, no. 3 (1979): 251–59, https://pubmed.ncbi.nlm.nih.gov/217393/.

33 *Osteoarthritis*: Biplab Giri et al., "Chronic hyperglycemia mediated physiological alteration and metabolic distortion leads to organ dysfunction, infection, cancer progression and other pathophysiological consequences: an update on glucose toxicity," *Biomedicine & Pharmacotherapy*, no. 107 (2018): 306–328, https://www.sciencedirect.com/science/article/abs/pii/S0753332218322406.

34 *Our bones waste away*: John Tower, "Programmed cell death in aging," *Ageing Research Reviews* 23 (2015): 90–100, https://www.ncbi.nlm.nih.gov/pmc/articles/PMC4480161/.

알츠하이머병과 치매

35 *Brain is vulnerable to the consequences*: Charles Watt et al., "Glycemic variability and CNS inflammation: Reviewing the connection," *Nutrients* 12, no. 12 (2020): 3906, https://pubmed.ncbi.nlm.nih.gov/33371247/.

36 *Key factor in almost all chronic degenerative diseases*: Pahwa, "Chronic Inflammation."

37 *Alzheimer's is sometimes called "type 3 diabetes"*: Suzanne M. De La Monte et al., "Alzheimer's disease is type 3 diabetes—evidence reviewed," *Journal of Diabetes Science and Technology* 2, no. 6 (2008): 1101–13, https://journals.sagepub.com/doi/abs/10.1177/193229680800200619.

38 *Type 2 diabetes are four times more likely to develop Alzheimer's*: Robert H. Lustig, *Metabolical: The Lure and the Lies of Processed Food, Nutrition, and Modern Medicine* (New York: Harper Wave, 2021).

39 *The signs are visible early, too*: Jiyin Zhou et al., "Diabetic cognitive dysfunction: from bench to clinic," *Current Medicinal Chemistry* 27, no. 19 (2020): 3151–67, https://pubmed.ncbi.nlm.nih.gov/30727866/.

40 *The signs are visible early, too*: Auriel A. Willette et al., "Association of insulin resistance with cerebral glucose uptake in late middle-aged adults at risk for Alzheimer disease," *JAMA Neurology* 72, no. 9 (2015): 1013–20, https://pubmed.ncbi.nlm.nih.gov/26214150/.

41 *The signs are visible early, too*: Christine M. Burns et al., "Higher serum glucose levels are associated with cerebral hypometabolism in Alzheimer regions," *Neurology* 80, no. 17 (2013): 1557–64, https://www.ncbi.nlm.nih.gov/pmc/articles/PMC3662330/.

42 *Studies show short-term*: Mark A. Reger et al., "Effects of ß-hydroxybutyrate on cognition in memory-impaired adults," *Neurobiology of Aging* 25, no. 3 (2004): 311–14, https://www.sciencedirect.com/science/article/abs/pii/S0197458003000873.

43 *And long-term improvements*: Dale E. Bredesen et al., "Reversal of cognitive decline: a novel therapeutic program," *Aging* (Albany, NY) 6, no. 9 (2014): 707, https://www.ncbi.nlm.nih.gov/pmc/articles/PMC4221920/.

44 *A therapeutic program out of UCLA*: Bredesen, "Reversal of cognitive decline," 707.

발암 위험

45 *Cancer risk*: Amar S. Ahmad et al., "Trends in the lifetime risk of developing cancer in Great Britain: comparison of risk for those born from 1930 to 1960," *British Journal of Cancer* 112, no. 5 (2015): 943–47, https://www.nature.com/articles/bjc2014606.

46 *Poor diet, together with smoking, is the main driver*: Lustig, *Metabolical*.

47 *Cancer may begin with*: Florian R. Greten et al., "Inflammation and cancer: triggers, mechanisms, and consequences," *Immunity* 51, no. 1 (2019): 27–41, https://www.sciencedirect.com/science/article/pii/S1074761319302295X.

48 *When there is more insulin present, cancer spreads even faster*: Rachel J. Perry et al., "Mechanistic links between obesity, insulin, and cancer," *Trends in Cancer* 6, no. 2 (2020): 75–78, https://www.sciencedirect.com/science/article/abs/pii/S2405803319302614.

49 *Glucose is the key to many of these processes*: Tetsuro Tsujimoto et al., "Association between hyperinsulinemia and increased risk of cancer death in nonobese and obese people: A population-based observational study," *International Journal of Cancer* 141, no. 1 (2017): 102–111, https://onlinelibrary.wiley.com/doi/full/10.1002/ijc.30729.

우울 에피소드

50 *Depressive episodes*: Breymeyer, "Subjective mood and energy levels," 253–59.

51 *Worsening moods, more depressive symptoms*: Rachel A. Cheatham

et al., "Long-term effects of provided low and high glycemic load low energy diets on mood and cognition," *Physiology & Behavior* 98, no. 3 (2009): 374–79, https://pubmed.ncbi.nlm.nih.gov/19576915/.

52 *Worsening moods, more depressive symptoms*: Sue Penckofer et al., "Does glycemic variability impact mood and quality of life?" *Diabetes, Technology & Therapeutics* 14, no. 4 (2012): 303–10, https://www.ncbi.nlm.nih.gov/pmc/articles/PMC3317401/.

53 *Symptoms get worse as the spikes get more extreme*: James E. Gangwisch et al., "High glycemic index diet as a risk factor for depression: analyses from the Women's Health Initiative," *The American Journal of Clinical Nutrition* 102, no. 2 (2015): 454–63, https://www.ncbi.nlm.nih.gov/pmc/articles/PMC4515860/.

장 문제

54 *High glucose levels could increase leaky gut syndrome*: Fernando F. Anhê et al., "Glucose alters the symbiotic relationships between gut microbiota and host physiology," *American Journal of Physiology-Endocrinology and Metabolism* 318, no. 2 (2020): E111–E116, https://pubmed.ncbi.nlm.nih.gov/31794261/.

55 *Food allergies and other autoimmune diseases*: Lustig, *Metabolical*.

56 *Can get rid of their heartburn or acid reflux*: William S. Yancy et al., "Improvements of gastroesophageal reflux disease after initiation of a low-carbohydrate diet: Five brief case reports," *Alternative Therapies in Health and Medicine* 7, no. 6 (2001): 120, https://search.proquest.com/openview/1c418d7f0548f58a5c647b1204d3f6a7/1?pq-origsite=gscholar&cbl=32528.

57 *Gut health is linked to mental health*: Jessica M. Yano et al., "Indigenous bacteria from the gut microbiota regulate host serotonin biosynthesis," *Cell* 161, no. 2 (2015): 264–76, https://www.ncbi.nlm.nih.gov/pmc/articles/PMC4393509/.

58 *Gut health is linked to mental health*: Roberto Mazzoli et al., "The neuro-endocrinological role of microbial glutamate and GABA signaling," *Frontiers in Microbiology* 7 (2016): 1934, https://www.ncbi.nlm.nih.gov/pmc/articles/PMC5127831/.

59 *The gut and the brain are connected*: Emeran A. Mayer, "Gut feelings: the emerging biology of gut-brain communication," *Nature Reviews Neuroscience* 12, no. 8 (2011): 453–66, https://www.ncbi.nlm.nih.gov/pmc/articles/PMC3845678/.

60 *Information is sent back and forth between them*: Sigrid Breit et al.,

"Vagus nerve as modulator of the brain–gut axis in psychiatric and inflammatory disorders," *Frontiers in Psychiatry* 9 (2018): 44, https://www.ncbi.nlm.nih.gov/pubmed/29593576.

61 *Information is sent back and forth between them*: Bruno Bonaz et al., "The vagus nerve at the interface of the microbiota-gut-brain axis," *Frontiers in Neuroscience* 12 (2018): 49, https://www.ncbi.nlm.nih.gov/pubmed/29467611.

심장 질환

62 *Half the people who have a heart attack have* normal *levels of cholesterol*: Michael D. Miedema et al., "Statin eligibility and outpatient care prior to ST-segment elevation myocardial infarction," *Journal of the American Heart Association* 6, no. 4 (2017): e005333, https://www.ahajournals.org/doi/10.1161/JAHA.116.005333.

63 *Our liver starts producing LDL pattern B*: Bikman, *Why We Get Sick*.

64 *If and when that cholesterol is oxidized*: Bikman, *Why We Get Sick*.

65 *Each additional glucose* spike *increases our risk of dying of a heart attack*: Koichi Node et al., "Postprandial hyperglycemia as an etiological factor in vascular failure," *Cardiovascular Diabetology* 8, no. 1 (2009): 1–10, https://pubmed.ncbi.nlm.nih.gov/19402896/.

66 *Each additional glucose* spike *increases our risk of dying of a heart attack*: Antonio Ceriello et al., "Oscillating glucose is more deleterious to endothelial function and oxidative stress than mean glucose in normal and type 2 diabetic patients," *Diabetes* 57, no. 5 (2008): 1349–54, https://pubmed.ncbi.nlm.nih.gov/18299315/.

67 *Each additional glucose* spike *increases our risk of dying of a heart attack*: Michelle Flynn et al., "Transient intermittent hyperglycemia accelerates atherosclerosis by promoting myelopoiesis," *Circulation Research* 127, no. 7 (2020): 877–92, https://www.ahajournals.org/doi/full/10.1161/CIRCRESAHA.120.316653.

68 *Each additional glucose* spike *increases our risk of dying of a heart attack*: E. Succurro et al., "Elevated one-hour post-load plasma glucose levels identifies subjects with normal glucose tolerance but early carotid atherosclerosis," *Atherosclerosis* 207, no. 1 (2009): 245–49, https://www.sciencedirect.com/science/article/abs/pii/S0021915009002718.

69 *Statins lower LDL pattern A*: Bikman, *Why We Get Sick*.

70 *Statins don't decrease the risk of a first heart attack*: Lustig, *Metabolical*.

71 *A ratio that is surprisingly accurate in predicting LDL size*: Bikman, *Why We Get Sick*.

72 *Measuring C-reactive protein*: Paul M. Ridker et al., "Comparison of C-reactive protein and low-density lipoprotein cholesterol levels in the prediction of first cardiovascular events," *New England Journal of Medicine* 347, no. 20 (2002): 1557–65, https://www.nejm.org/doi/full/10.1056/NEJMoa021993.

불임과 다낭성 난소 증후군

73 *Women and men with high insulin levels are more likely to be infertile*: Tetsurou Sakumoto et al., "Insulin resistance/hyperinsulinemia and reproductive disorders in infertile women," *Reproductive Medicine and Biology* 9, no. 4 (2010): 185–90, https://www.ncbi.nlm.nih.gov/pmc/articles/PMC5904600/.

74 *Women and men with high insulin levels are more likely to be infertile*: LaTasha B. Craig et al., "Increased prevalence of insulin resistance in women with a history of recurrent pregnancy loss," *Fertility and Sterility* 78, no. 3 (2002): 487–490, https://www.sciencedirect.com/science/article/abs/pii/S0015028202032478.

75 *Women and men with high insulin levels are more likely to be infertile*: Nelly Pitteloud et al., "Increasing insulin resistance is associated with a decrease in Leydig cell testosterone secretion in men," *Journal of Clinical Endocrinology & Metabolism* 90, no. 5 (2005): 2636–41, https://academic.oup.com/jcem/article/90/5/2636/2836773.

76 *The more glucose spikes in our diet*: Jorge E. Chavarro et al., "A prospective study of dietary carbohydrate quantity and quality in relation to risk of ovulatory infertility," *European Journal of Clinical Nutrition* 63, no. 1 (2009): 78–86, https://www.ncbi.nlm.nih.gov/pmc/articles/PMC3066074/.

77 *Polycystic ovarian syndrome (PCOS)*: Centers for Disease Control and Prevention, "PCOS (Polycystic Ovary Syndrome) and Diabetes," CDC, accessed August 30, 2021, https://www.cdc.gov/diabetes/basics/pcos.html.

78 *Insulin tells the ovaries to produce more testosterone*: John E. Nestler et al., "Insulin stimulates testosterone biosynthesis by human thecal cells from women with polycystic ovary syndrome by activating its own receptor and using inositolglycan mediators as the signal transduction system," *Journal of Clinical Endocrinology & Metabolism* 83, no. 6 (1998): 2001–2005, https://academic.oup.com/jcem/article/83/6/2001/2865383?login=true.

79 *On top of that, with too much insulin*: Bikman, *Why We Get Sick*.

80 *Women suffering from PCOS display masculine traits*: CDC, "PCOS."
81 *In a study performed at Duke University*: John C. Mavropoulos et al., "The effects of a low-carbohydrate, ketogenic diet on the polycystic ovary syndrome: a pilot study," *Nutrition & Metabolism* 2, no. 1 (2005): 1–5, https://www.ncbi.nlm.nih.gov/pmc/articles/PMC1334192/.
82 *For men, dysregulated glucose is also linked to infertility*: Zeeshan Anwar et al., "Erectile dysfunction: An underestimated presentation in patients with diabetes mellitus," *Indian Journal of Psychological Medicine* 39, no. 5 (2017): 600–604, https://www.ncbi.nlm.nih.gov/pmc/articles/PMC5688886/.
83 *Erectile dysfunction in men under 40 years*: Fengjuan Yao et al., "Erectile dysfunction may be the first clinical sign of insulin resistance and endothelial dysfunction in young men," *Clinical Research in Cardiology* 102, no. 9 (2013): 645–51, https://link.springer.com/article/10.1007/s00392-013-0577-y.

인슐린 저항성과 2형 당뇨병

84 *Type 2 diabetes is a global epidemic*: Sudesna Chatterjee et al., "Type 2 diabetes," *The Lancet* 389, no. 10085 (2017): 2239–2251, https://www.sciencedirect.com/science/article/abs/pii/S0140673617300582.
85 *More inflammation, a process set off by glucose spikes, makes it worse*: Marc Y. Donath et al., "Type 2 diabetes as an inflammatory disease," *Nature Reviews Immunology* 11, no. 2 (2011): 98–107, https://pubmed.ncbi.nlm.nih.gov/21233852/.
86 *Most effective way to reverse type 2 diabetes is to flatten our glucose curves*: Joshua Z. Goldenberg et al., "Efficacy and safety of low and very low carbohydrate diets for type 2 diabetes remission: systematic review and meta-analysis of published and unpublished randomized trial data," *BMJ* 372 (2021), https://www.bmj.com/content/372/bmj.m4743.
87 *In one study, type 2 diabetics*: William S. Yancy et al., "A low-carbohydrate, ketogenic diet to treat type 2 diabetes," *Nutrition & Metabolism* 2, no. 1 (2005): 1–7, https://link.springer.com/article/10.1186/1743-7075-2-34.
88 *American Diabetes Association (the ADA) started endorsing glucose-flattening diets*: Alison B. Evert et al., "Nutrition therapy for adults with diabetes or prediabetes: a consensus report," *Diabetes Care* 42, no. 5 (2019): 731–54, https://care.diabetesjournals.org/content/diacare/early/2019/04/10/dci19-0014.full.pdf.

비알코올성 지방간 질환

89 *Excess fructose could cause liver disease*: Robert H. Lustig, "Fructose: it's 'alcohol without the buzz,'" *Advances in Nutrition* 4, no. 2 (2013): 226–35, https://www.ncbi.nlm.nih.gov/pmc/articles/PMC3649103/.

90 *One out of every four adults has NAFLD*: Zobair M. Younossi et al., "Global epidemiology of nonalcoholic fatty liver disease—meta-analytic assessment of prevalence, incidence, and outcomes," *Hepatology* 64, no. 1 (2016): 73–84, https://aasldpubs.onlinelibrary.wiley.com/doi/full/10.1002/hep.28431.

91 *In people who are overweight, it's even more common*: Ruth C. R. Meex et al., "Hepatokines: linking nonalcoholic fatty liver disease and insulin resistance," *Nature Reviews Endocrinology* 13, no. 9 (2017): 509–20, https://www.nature.com/articles/nrendo.2017.56.

주름과 백내장

92 *Broken collagen leads to sagging skin and wrinkles*: F. William Danby, "Nutrition and aging skin: sugar and glycation," *Clinics in Dermatology* 28, no. 4 (2010): 409–411, https://www.sciencedirect.com/science/article/abs/pii/S0738081X10000428.

93 *The more glycation, the more*: Paraskevi Gkogkolou et al., "Advanced glycation end products: key players in skin aging?" *Dermato-endocrinology* 4, no. 3 (2012): 259–70, https://www.ncbi.nlm.nih.gov/pmc/articles/PMC3583887/.

94 *We develop cataracts*: Ashok V. Katta et al., "Glycation of lens crystalline protein in the pathogenesis of various forms of cataract," *Biomedical Research* 20, no. 2 (2009): 119–21, https://www.researchgate.net/profile/Ashok-Katta-3/publication/233419577_Glycation_of_lens_crystalline_protein_in_the_pathogenesis_of_various_forms_of_cataract/links/02e7e531342066c955000000/Glycation-of-lens-crystalline-protein-in-the-pathogenesis-of-various-forms-of-cataract.pdf.

95 *Odds are, you are among the 88 percent of adults who have dysregulated glucose levels*: Joana Araújo et al., "Prevalence of optimal metabolic health in American adults: National Health and Nutrition Examination Survey 2009–2016," *Metabolic Syndrome and Related Disorders* 17, no. 1 (2019): 46–52, https://www.liebertpub.com/doi/10.1089/met.2018.0105.

꿀팁 1 음식을 올바른 순서대로 먹어라

1   *If you eat the items of a meal containing starch, fiber, sugar, protein, and fat in a specific order*: Alpana P. Shukla et al., "Food order has a significant impact on postprandial glucose and insulin levels," *Diabetes Care* 38, no. 7 (2015): e98–e99, https://care.diabetesjournals.org/content/38/7/e98.

2   *This is true for anyone, with or without diabetes*: Kimiko Nishino et al., "Consuming carbohydrates after meat or vegetables lowers postprandial excursions of glucose and insulin in nondiabetic subjects," *Journal of Nutritional Science and Vitaminology* 64, no. 5 (2018): 316–20, https://www.researchgate.net/publication/328640463_Consuming_Carbohydrates_after_Meat_or_Vegetables_Lowers_Postprandial_Excursions_of_Glucose_and_Insulin_in_Nondiabetic_Subjects.

3   *The effect of this sequencing is comparable to the effects of diabetes medications*: Shukla, "Food order has a significant impact," e98–e99.

4   *A startling study from 2016 proved the finding even more definitively*: Domenico Tricò et al., "Manipulating the sequence of food ingestion improves glycemic control in type 2 diabetic patients under free-living conditions," *Nutrition & Diabetes* 6, no. 8 (2016): e226, https://www.nature.com/articles/nutd201633/.

5   *About three calories' worth of food trickles through*: Diana Gentilcore et al., "Effects of fat on gastric emptying of and the glycemic, insulin, and incretin responses to a carbohydrate meal in type 2 diabetes," *Journal of Clinical Endocrinology & Metabolism* 91, no. 6 (2006): 2062–67, https://academic.oup.com/jcem/article/91/6/2062/2843371?login=true.

6   *Fiber has three superpowers*: J. R. Perry et al., "A review of physiological effects of soluble and insoluble dietary fibers," *Journal of Nutrition and Food Sciences* 6, no. 2 (2016): 476, https://www.longdom.org/open-access/a-review-of-physiological-effects-of-soluble-and-insoluble-dietary-fibers-2155-9600-1000476.pdf.

7   *Foods containing fat also slow down gastric emptying*: Gentilcore, "Effects of fat on gastric emptying," 2062–67.

8   *When we eat foods in the right order, our pancreas produces less insulin*: Shukla, "Food order has a significant impact," e98–e99.

9   *When we eat foods in the right order, our pancreas produces less insulin*: Nishino, "Consuming carbohydrates," 316–20.

10   *Ghrelin stays suppressed for much longer*: Alpana P. Shukla et al.,

"Effect of food order on ghrelin suppression," *Diabetes Care* 41, no. 5 (2018): e76–e77, https://care.diabetesjournals.org/content/41/5/e76.

11   *Research also shows that in postmenopausal women*: James E. Gangwisch et al., "High glycemic index and glycemic load diets as risk factors for insomnia: analyses from the Women's Health Initiative," *The American Journal of Clinical Nutrition* 111, no. 2 (2020): 429–39, https://pubmed.ncbi.nlm.nih.gov/31828298/.

12   *"Float on top of the contents of the stomach and eventually putrefy"*: David Gentilcore, *Food and Health in Early Modern Europe: Diet, Medicine and Society 1450–1800* (New York: Bloomsbury Publishing, 2015).

13   *Second, our stomach is an acidic environment*: R. H. Hunt et al., "The stomach in health and disease," *Gut* 64, no. 10 (2015): 1650–68, https://www.ncbi.nlm.nih.gov/pmc/articles/PMC4835810/.

14   *Nothing can rot in the stomach*: Hunt, "The stomach in health and disease," 1650–68.

15   *In Roman times, a meal generally started with*: Patrick Faas, *Around the Roman Table: Food and Feasting in Ancient Rome* (Chicago: University of Chicago Press, 2005).

꿀팁 2 모든 식사를 녹색으로 시작하라

16   *The amount of fiber we eat these days is much lower*: Diane Quagliani et al., "Closing America's fiber intake gap: communication strategies from a food and fiber summit," *American Journal of Lifestyle Medicine* 11, no. 1 (2017): 80–85, https://www.ncbi.nlm.nih.gov/pmc/articles/PMC6124841/.

17   *"Nutrient of public health concern"*: United States Dietary Guidelines Advisory Committee, "Dietary guidelines for Americans, 2010," no. 232.

18   *This plant-made substance is incredibly important to us*: Thomas M. Barber et al., "The health benefits of dietary fibre," *Nutrients* 12, no. 10 (2020): 3209, https://www.mdpi.com/2072-6643/12/10/3209/pdf.

19   *It creates a viscous mesh in our intestine*: Martin O. Weickert et al., "Metabolic effects of dietary fiber consumption and prevention of diabetes," *Journal of Nutrition* 138, no. 3 (2008): 439–42, https://academic.oup.com/jn/article/138/3/439/4670214.

20   *The additional fiber reduced the glucose spike of the bread*: Jannie Yi Fang Yang et al., "The effects of functional fiber on postprandial glycemia, energy intake, satiety, palatability and gastrointestinal wellbeing: a randomized crossover trial," *Nutrition Journal* 13, no. 1

(2014): 1–9, https://nutritionj.biomedcentral.com/articles/10.1186/1475-2891-13-76.

21 *With a flatter curve, we stay full longer*: Paula C. Chandler-Laney et al., "Return of hunger following a relatively high carbohydrate breakfast is associated with earlier recorded glucose peak and nadir," *Appetite* 80 (2014): 236–41, https://www.sciencedirect.com/science/article/abs/pii/S0195666314002049.

22 *Avoid the glucose dip that leads to cravings*: Patrick Wyatt et al., "Postprandial glycaemic dips predict appetite and energy intake in healthy individuals," *Nature Metabolism* 3, no. 4 (2021): 523–29, https://www.nature.com/articles/s42255-021-00383-x.

23 *A fiber supplement at the beginning of a meal can help*: Lorenzo Nesti et al., "Impact of nutrient type and sequence on glucose tolerance: Physiological insights and therapeutic implications," *Frontiers in Endocrinology* 10 (2019): 144, https://www.frontiersin.org/articles/10.3389/fendo.2019.00144/full#B58.

24 *Diabetes isn't just about genes*: Michael Multhaup et al., *The Science Behind 23andMe's Type 2 Diabetes Report*, 2019, accessed August 30, 2021, https://permalinks.23andme.com/pdf/23_19-Type2Diabetes_March2019.pdf.

25 *Our lifestyle is still the main reason we do—or don't*: Michael E. J. Lean et al., "Primary care-led weight management for remission of type 2 diabetes (DiRECT): an open-label, cluster-randomised trial," *The Lancet* 391, no. 10120 (2018): 541–51, https://pubmed.ncbi.nlm.nih.gov/29221645/.

꿀팁 3 칼로리 계산을 멈춰라

26 *In 2015, a research team out of UC San Francisco proved that*: Robert H. Lustig et al., "Isocaloric fructose restriction and metabolic improvement in children with obesity and metabolic syndrome," *Obesity* 24, no. 2 (2016): 453–60, https://onlinelibrary.wiley.com/doi/full/10.1002/oby.21371.

27 *People who focus on flattening their glucose curves can eat* more *calories*: Laura R. Saslow et al., "Twelve-month outcomes of a randomized trial of a moderate-carbohydrate versus very low-carbohydrate diet in overweight adults with type 2 diabetes mellitus or prediabetes," *Nutrition & Diabetes* 7, no. 12 (2017): 1–6, https://www.nature.com/articles/s41387-017-0006-9.

28 *A 2017 study from the University of Michigan*: Saslow, "Twelve-month outcomes," 1–6.
29 *Insulin reduction is primordial and always precedes weight loss*: Natasha Wiebe et al., "Temporal associations among body mass index, fasting insulin, and systemic inflammation: a systematic review and meta-analysis," *JAMA Network Open* 4, no. 3 (2021): e211263, https://jamanetwork.com/journals/jamanetworkopen/fullarticle/2777423.
30 *We can completely ignore calories and still lose weight*: Tian Hu et al., "Adherence to low-carbohydrate and low-fat diets in relation to weight loss and cardiovascular risk factors," *Obesity Science & Practice* 2, no. 1 (2016): 24–31, https://onlinelibrary.wiley.com/doi/full/10.1002/osp4.23.
31 *Reactive hypoglycemia is a common condition*: Hanne Mumm et al., "Prevalence and possible mechanisms of reactive hypoglycemia in polycystic ovary syndrome," *Human Reproduction* 31, no. 5 (2016): 1105–12, https://pubmed.ncbi.nlm.nih.gov/27008892/.
32 *Their glucose level can get so low that it causes a coma*: Gita Shafiee et al., "The importance of hypoglycemia in diabetic patients," *Journal of Diabetes & Metabolic Disorders* 11, no. 1 (2012): 1–7, https://link.springer.com/article/10.1186/2251-6581-11-17.
33 *The greater the dip, the more hungry we become*: Wyatt, "Postprandial glycaemic dips," 523–29.

꿀팁 4 아침 식후 혈당 곡선을 완만하게 만들어라

34 *Twenty participants were recruited, both men and women*: Heather Hall et al., "Glucotypes reveal new patterns of glucose dysregulation," *PLoS Biology* 16, no. 7 (2018): e2005143, https://pubmed.ncbi.nlm.nih.gov/30040822/.
35 *2.7 billion boxes of cereal are sold every year*: Statista report based on the U.S. Census data and Simmons National Consumer Survey (NHCS).
36 *Contains three times as much sugar as the cereal*: Nutritionix Grocery Database, "Honey Nut Cheerios, Cereal," Nutritionix, accessed August 30, 2021, https://www.nutritionix.com/i/general-mills/honey-nut-cheerios-cereal/51d2fb6dcc9bff111580dc91.
37 *When 60 million Americans eat a cereal such as*: Statista report based on the U.S. Census data and Simmons National Consumer Survey (NHCS).
38 *One with more carbohydrates leads to less available circulating energy*:

Kim J. Shimy et al., "Effects of dietary carbohydrate content on circulating metabolic fuel availability in the postprandial state," *Journal of the Endocrine Society* 4, no. 7 (2020): bvaa062, https://academic.oup.com/jes/article/4/7/bvaa062/5846215.

39 *A breakfast that creates a big glucose spike*: Chandler-Laney, "Return of hunger," 236–41.

40 *That breakfast will deregulate our glucose levels for the rest of the day*: Courtney R. Chang et al., "Restricting carbohydrates at breakfast is sufficient to reduce 24-hour exposure to postprandial hyperglycemia and improve glycemic variability," *The American Journal of Clinical Nutrition* 109, no. 5 (2019): 1302–09, https://academic.oup.com/ajcn/article/109/5/1302/5435774?login=true.

41 *A flat breakfast, on the other hand*: Chang, "Restricting carbohydrates at breakfast," 1302–1309.

42 *A century ago, the California Fruit Growers Exchange*: Adee Braun, "Misunderstanding Orange Juice as a Health Drink," *The Atlantic*, 2014, https://www.theatlantic.com/health/archive/2014/02/misunderstanding-orange-juice-as-a-health-drink/283579/.

43 *By blending a piece of fruit, we pulverise the fiber*: KeXue Zhu et al., "Effect of ultrafine grinding on hydration and antioxidant properties of wheat bran dietary fiber," *Food Research International* 43, no. 4 (2010): 943–48, https://www.sciencedirect.com/science/article/abs/pii/S0963996910000232.

44 *One bottle of orange juice*: U.S. Department of Agriculture, "Tropicana Pure Premium Antioxidant Advantage No Pulp Orange Juice 59 Fluid Ounce Plastic Bottle," FoodData Central, 2019, accessed August 30, 2019, https://fdc.nal.usda.gov/fdc-app.html#/food-details/762958/nutrients.

45 *That's the concentrated sugar of three whole oranges*: U.S. Department of Agriculture, "Oranges, raw, navels," FoodData Central, 2019, accessed August 30, 2019, https://fdc.nal.usda.gov/fdc-app.html#/food-details/746771/nutrients.

46 *It's the same amount of sugar as in a can of Coca-Cola*: U.S. Department of Agriculture, "Coca-Cola Life Can, 12 fl oz," FoodData Central, 2019, accessed August 30, 2019, https://fdc.nal.usda.gov/fdc-app.html#/food-details/771674/nutrients.

47 *With just one bottle of orange juice*: American Heart Association, "Added Sugars," Heart, accessed August 30, 2019, https://www.heart.org/en/healthy-living/healthy-eating/eat-smart/sugar/added-sugars.

48 *And the answer to whether sugar makes your brain work better is . . . no*: Rachel Galioto et al., "The effects of breakfast and breakfast composition on cognition in adults," *Advances in Nutrition* 7, no. 3 (2016): 576S–89S, https://academic.oup.com/advances/article/7/3/576S/4558060.

49 *Research shows that when people with type 2 diabetes replace their oatmeal*: Martha Nydia Ballesteros et al., "One egg per day improves inflammation when compared to an oatmeal-based breakfast without increasing other cardiometabolic risk factors in diabetic patients," *Nutrients* 7, no. 5 (2015): 3449–63, https://www.mdpi.com/2072-6643/7/5/3449.

꿀팁 5 원하는 종류의 설탕을 먹어라. 다 같은 설탕이다

50 *And misinformation is rampant*: Republic of the Philippines Department of Science and Technology, "Glycemic Index of Coco Sugar," Internet Archive, accessed August 30, 2019, https://web.archive.org/web/20131208042347/http://www.pca.da.gov.ph/pdf/glycemic.pdf.

51 *And that was later proven to be wrong*: University of Sydney Glycemic Index Research Service, "Glycemic Index of Coconut Sugar," Glycemic Index, accessed August 30, 2021, https://glycemicindex.com/foodSearch.php?num=2659&ak=detail.

52 *Fructose is worse for us than glucose*: Robert H. Lustig, "Fructose: it's 'alcohol without the buzz'," *Advances in Nutrition* 4, no. 2 (2013): 226–235, https://www.ncbi.nlm.nih.gov/pmc/articles/PMC3649103/.

53 *And fun fact, there aren't that many antioxidants in honey*: There are 5.15 mg/kg of flavonoids as antioxidants in multi-floral honey. One teaspoon is 4 grams. That gives 0.02 mg of flavonoids per teaspoon of honey. Goran Šarić et al., "The changes of flavonoids in honey during storage," *Processes* 8, no. 8 (2020): 943, https://www.mdpi.com/2227-9717/8/8/943/pdf: 100 grams of blueberries contains on average 4 mg of flavonoids. One blueberry is about 1 gram. That's 0.04 mg per blueberry. Sonia de Pascual-Teresa et al., "Flavanols and anthocyanins in cardiovascular health: a review of current evidence," *International Journal of Molecular Sciences* 11, no. 4 (2010): 1679–1703, https://www.researchgate.net/publication/44609005_Flavanols_and_Anthocyanins_in_Cardiovascular_Health_A_Review_of_Current_Evidence.

54 *When people switch from drinking diet sodas*: A. Madjd et al., "Effects of replacing diet beverages with water on weight loss and weight

maintenance: 18-month follow-up, randomized clinical trial," *International Journal of Obesity* 42, no. 4 (2018): 835–840, https://www.nature.com/articles/ijo2017306.

55 *What's more, preliminary studies suggest*: J. E. Blundell et al., "Paradoxical effects of an intense sweetener (aspartame) on appetite," *The Lancet (USA)* (1986), https://agris.fao.org/agris-search/search.do?recordID=US8731275.

56 *The theory posits further that*: Susan E. Swithers et al., "A role for sweet taste: calorie predictive relations in energy regulation by rats," *Behavioral Neuroscience* 122, no. 1 (2008): 161, https://psycnet.apa.org/doiLanding?doi=10.1037%2F0735-7044.122.1.161.

57 *Artificial sweeteners may also change the composition of our intestinal bacteria*: Francisco Javier Ruiz-Ojeda et al., "Effects of sweeteners on the gut microbiota: a review of experimental studies and clinical trials," *Advances in Nutrition* 10, no. suppl_1 (2019): S31–S48, https://www.ncbi.nlm.nih.gov/pmc/articles/PMC6363527/.

58 *There are some artificial sweeteners I'd recommend you avoid*: Stephen D. Anton et al., "Effects of stevia, aspartame, and sucrose on food intake, satiety, and postprandial glucose and insulin levels," *Appetite* 55, no. 1 (2010): 37–43, https://www.sciencedirect.com/science/article/abs/pii/S0195666310000826.

꿀팁 6 달달한 간식보다 디저트를 먹어라

59 *They keep working for* four hours *on average after our last bite*: Louis Monnier et al., "Target for glycemic control: concentrating on glucose," *Diabetes Care* 32, no. suppl 2 (2009): S199–S204, https://www.ncbi.nlm.nih.gov/pmc/articles/PMC2811454/.

60 *The postprandial state is the period of our day*: Maarten R. Soeters, "Food intake sequence modulates postprandial glycemia," *Clinical Nutrition* 39, no. 8 (2020): 2335–36, https://www.clinicalnutritionjournal.com/article/S0261-5614(20)30299-5/abstract.

61 *To digest, sort, and store the molecules*: Nagham Jafar et al., "The effect of short-term hyperglycemia on the innate immune system," *The American Journal of the Medical Sciences* 351, no. 2 (2016): 201–11, https://www.amjmedsci.org/article/S0002-9629(15)00027-0/fulltext.

62 *Insulin levels, oxidative stress, and inflammation increase*: Amber M. Milan et al., "Comparisons of the postprandial inflammatory and endotoxaemic responses to mixed meals in young and older individuals:

63 *We tend to spend about 20 hours*: Barry M. Popkin et al., "Does hunger and satiety drive eating anymore? Increasing eating occasions and decreasing time between eating occasions in the United States," *The American Journal of Clinical Nutrition* 91, no. 5 (2010): 1342–47, https://academic.oup.com/ajcn/article/91/5/1342/4597335?login=true.

64 *Up through the 1980s, people didn't snack*: Popkin, "Does hunger and satiety drive eating anymore?" 1342–47.

65 *Our organs are on cleanup duty*: M. Ribeiro et al., "Insulin decreases autophagy and leads to cartilage degradation," *Osteoarthritis and Cartilage* 24, no. 4 (2016): 731–739, https://www.sciencedirect.com/science/article/pii/S1063458415013709#.

66 *The gurgling we feel in our small intestine*: Giulia Enders, *Gut: The Inside Story of Our Body's Most Underrated Organ* (rev. ed.) (Vancouver: Greystone Books Ltd., 2018).

67 *Scientists in the Czech Republic, in 2014, tested this*: Hana Kahleova et al., "Eating two larger meals a day (breakfast and lunch) is more effective than six smaller meals in a reduced-energy regimen for patients with type 2 diabetes: a randomised crossover study," *Diabetologia* 57, no. 8 (2014): 1552–60, https://link.springer.com/article/10.1007/s00125-014-3253-5.

68 *The benefits are more pronounced for men*: Leonie K. Heilbronn et al., "Glucose tolerance and skeletal muscle gene expression in response to alternate day fasting," *Obesity Research* 13, no. 3 (2005): 574–81, https://pubmed.ncbi.nlm.nih.gov/15833943/.

69 *For women of reproductive age*: Rima Solianik et al., "Two-day fasting evokes stress, but does not affect mood, brain activity, cognitive, psychomotor, and motor performance in overweight women," *Behavioural Brain Research* 338 (2018): 166–72, https://pubmed.ncbi.nlm.nih.gov/29097329/.

꿀팁 7 식사를 하기 전에 식초를 먹어라

70 *By adding vinegar before meals for three months*: Tomoo Kondo et al., "Vinegar intake reduces body weight, body fat mass, and serum triglyceride levels in obese Japanese subjects," *Bioscience, Biotechnology, and Biochemistry* 73, no. 8 (2009): 1837–43, https://www.tandfonline.com/doi/pdf/10.1271/bbb.90231.

71 *By adding vinegar before meals for three months*: Heitor O. Santos et al., "Vinegar (acetic acid) intake on glucose metabolism: A narrative review," *Clinical Nutrition ESPEN* 32 (2019): 1–7, https://www.researchgate.net/publication/333526775_Vinegar_acetic_acid_intake_on_glucose_metabolism_A_narrative_review.

72 *In one study, both groups were put on a strict weight-loss diet*: Solaleh Sadat Khezri et al., "Beneficial effects of Apple Cider Vinegar on weight management, Visceral Adiposity Index and lipid profile in overweight or obese subjects receiving restricted calorie diet: A randomized clinical trial," *Journal of Functional Foods* 43 (2018): 95–102, https://www.sciencedirect.com/science/article/abs/pii/S1756464618300483.

73 *A Brazilian research team explained that*: Santos, "Vinegar (acetic acid) intake," 1–7.

74 *In nondiabetics, insulin-resistant people, people with type 1 or type 2 diabetes alike*: Farideh Shishehbor et al., "Vinegar consumption can attenuate postprandial glucose and insulin responses; a systematic review and meta-analysis of clinical trials," *Diabetes Research and Clinical Practice* 127 (2017): 1–9, https://www.researchgate.net/publication/314200733_Vinegar_consumption_can_attenuate_postprandial_glucose_and_insulin_responses_a_systematic_review_and_meta-analysis_of_clinical_trials.

75 *In nondiabetics, insulin-resistant people, people with type 1 or type 2 diabetes alike*: Santos, "Vinegar (acetic acid) intake," 1–7.

76 *The effects are also seen in women with PCOS*: Di Wu et al., "Intake of vinegar beverage is associated with restoration of ovulatory function in women with polycystic ovary syndrome," *The Tohoku Journal of Experimental Medicine* 230, no. 1 (2013): 17–23, https://www.jstage.jst.go.jp/article/tjem/230/1/230_17/_article/-char/ja/.

77 *The amount of insulin also decreases*: Panayota Mitrou et al., "Vinegar consumption increases insulin-stimulated glucose uptake by the forearm muscle in humans with type 2 diabetes," *Journal of Diabetes Research* (2015), https://www.hindawi.com/journals/jdr/2015/175204/.

78 *Scientists have found that the acetic acid*: Santos, "Vinegar (acetic acid) intake," 1–7.

79 *Second, once acetic acid gets into the bloodstream*: Santos, "Vinegar (acetic acid) intake," 1–7.

80 *It tells our DNA to reprogram*: Santos, "Vinegar (acetic acid) intake," 1–7.

81 *Reach for vinegar first*: Elin Östman et al., "Vinegar supplementation lowers glucose and insulin responses and increases satiety after a bread

meal in healthy subjects," *European Journal of Clinical Nutrition* 59, no. 9 (2005): 983–88, https://www.nature.com/articles/1602197/.

82 *In the first ever study looking at vinegar*: F. Brighenti et al., "Effect of neutralized and native vinegar on blood glucose and acetate responses to a mixed meal in healthy subjects," *European Journal of Clinical Nutrition* 49, no. 4 (1995): 242–47, https://pubmed.ncbi.nlm.nih.gov/7796781/.

83 *Vinegar to curb a glucose spike is most useful*: Stavros Liatis et al., "Vinegar reduces postprandial hyperglycaemia in patients with type II diabetes when added to a high, but not to a low, glycaemic index meal," *European Journal of Clinical Nutrition* 64, no. 7 (2010): 727–32, https://www.nature.com/articles/ejcn201089.

84 *No studies have been done to measure the effects*: Santos, "Vinegar (acetic acid) intake," 1–7.

85 *Vinegar does not appear to damage the stomach lining*: Santos, "Vinegar (acetic acid) intake," 1–7.

86 *A 29-year-old woman who consumed 16 tablespoons of vinegar*: Santos, "Vinegar (acetic acid) intake," 1–7.

87 *Drinking it after eating*: Kondo, "Vinegar intake," 1837–43.

88 *When it comes to vinegar pills*: Carol S. Johnston et al., "Examination of the antiglycemic properties of vinegar in healthy adults," *Annals of Nutrition and Metabolism* 56, no. 1 (2010): 74–79, https://www.karger.com/Article/Abstract/272133.

09 *When it comes to vinegar pills*: Carol S. Johnston et al., "Preliminary evidence that regular vinegar ingestion favorably influences hemoglobin A1c values in individuals with type 2 diabetes mellitus," *Diabetes Research and Clinical Practice* 84, no. 2 (2009): e15–e17, https://www.sciencedirect.com/science/article/abs/pii/S0168822709000813.

꿀팁 8 식사가 끝나면 움직여라

90 *The more and the harder a muscle*: Erik A. Richter et al., "Exercise, GLUT4, and skeletal muscle glucose uptake," *Physiological Reviews* (2013), https://journals.physiology.org/doi/full/10.1152/physrev.00038.2012?view=long&pmid=23899560.

91 *It can increase 1,000-fold*: Julien S. Baker et al., "Interaction among skeletal muscle metabolic energy systems during intense exercise," *Journal of Nutrition and Metabolism* (2010), https://www.hindawi.com/journals/jnme/2010/905612/.

92 *Resistance exercise (weight lifting)*: Andrew Borror et al., "The effects of postprandial exercise on glucose control in individuals with type 2 diabetes: a systematic review," *Sports Medicine* 48, no. 6 (2018): 1479–91, https://link.springer.com/article/10.1007/s40279-018-0864-x.

93 *If our muscles are currently contracting*: Giovanni Messina et al., "Exercise causes muscle GLUT4 translocation in an insulin," *Biology and Medicine* 1 (2015): 1–4, https://www.researchgate.net/profile/Fiorenzo_Moscatelli/publication/281774994_Exercise_Causes_Muscle_GLUT4_Translocation_in_an_Insulin-Independent_Manner/links/55f7e0ee08aec948c474b805/Exercise-Causes-Muscle-GLUT4-Translocation-in-an-Insulin-Independent-Manner.pdf.

94 *If our muscles are currently contracting*: Stephney Whillier, "Exercise and insulin resistance," *Advances in Experimental Medicine & Biology* 1228 (2020): 137–50, https://link.springer.com/chapter/10.1007/978-981-15-1792-1_9.

95 *And the longer we work out*: Jason M. R. Gill., "Moderate exercise and post-prandial metabolism: issues of dose-response," *Journal of Sports Sciences* 20, no. 12 (2002): 961–67, https://shapeamerica.tandfonline.com/doi/abs/10.1080/026404102321011715.

96 *Many different scenarios have been tested*: Sheri R. Colberg et al., "Postprandial walking is better for lowering the glycemic effect of dinner than pre-dinner exercise in type 2 diabetic individuals," *Journal of the American Medical Directors Association* 10, no. 6 (2009): 394–97, https://www.sciencedirect.com/science/article/abs/pii/S152586100900111X.

97 *In a study of resistance training*: Timothy D. Heden, "Postdinner resistance exercise improves postprandial risk factors more effectively than predinner resistance exercise in patients with type 2 diabetes," *Journal of Applied Physiology* 118, no. 5 (2015): 624–34, https://journals.physiology.org/doi/full/10.1152/japplphysiol.00917.2014.

98 *Among other things, it helps*: Heden, "Postdinner resistance exercise," 624–34.

99 *And reduces inflammation*: Sechang Oh et al., "Exercise reduces inflammation and oxidative stress in obesity-related liver diseases," *Medicine and Science in Sports and Exercise* 45, no. 12 (2013): 2214–22, https://pubmed.ncbi.nlm.nih.gov/23698242/.

100 *It'll be more impactful after meals*: Andrew N. Reynolds et al., "Advice to walk after meals is more effective for lowering postprandial

glycaemia in type 2 diabetes mellitus than advice that does not specify timing: a randomised crossover study," *Diabetologia* 59, no. 12 (2016): 2572–78, https://link.springer.com/article/10.1007/s00125-016-4085-2.

101   *The net effect of exercise is to reduce oxidative stress*: Sataro Goto et al., "Hormetic effects of regular exercise in aging: correlation with oxidative stress," *Applied Physiology, Nutrition, and Metabolism* 32, no. 5 (2007): 948–53, https://cdnsciencepub.com/doi/abs/10.1139/H07-092.

꿀팁 9 간식을 먹어야 하겠다면, 덜 달게 먹어라

102   *That in people with this mental health condition*: Daphne Simeon et al., "Feeling unreal: a PET study of depersonalization disorder," *American Journal of Psychiatry* 157, no. 11 (2000): 1782–88, https://ajp.psychiatryonline.org/doi/full/10.1176/appi.ajp.157.11.1782.

103   *Science tells us that when people eat*: Kara L. Breymeyer et al., "Subjective mood and energy levels of healthy weight and overweight/obese healthy adults on high- and low-glycemic load experimental diets," *Appetite* 107 (2016): 253–59, https://pubmed.ncbi.nlm.nih.gov/27507131/.

104   *Science tells us that when people eat*: Rachel A. Cheatham et al., "Long-term effects of provided low and high glycemic load low energy diets on mood and cognition," *Physiology & Behavior* 98, no. 3 (2009): 374–79, https://pubmed.ncbi.nlm.nih.gov/19576915/.

105   *Science tells us that when people eat*: Sue Penckofer et al., "Does glycemic variability impact mood and quality of life?" *Diabetes Technology & Therapeutics* 14, no. 4 (2012): 303–10, https://www.ncbi.nlm.nih.gov/pmc/articles/PMC3317401/.

106   *The glucose in a candy or granola bar tends to go to storage*: Shimy, "Effects of dietary carbohydrate content on circulating metabolic fuel availability."

꿀팁 10 당신의 탄수화물에 옷을 입혀라

107   *When you do enjoy carbs*: Nesti, "Impact of nutrient type," 144.

108   *Even savory snacks*: Lesley N. Lilly et al., "The effect of added peanut butter on the glycemic response to a high-glycemic index meal: A pilot study," *Journal of the American College of Nutrition* 38, no. 4 (2019): 351–57, https://pubmed.ncbi.nlm.nih.gov/30395790/.

109   *Even savory snacks*: David J. A. Jenkins et al., "Almonds decrease

postprandial glycemia, insulinemia, and oxidative damage in healthy individuals," *Journal of Nutrition* 136, no. 12 (2006): 2987–92, https://academic.oup.com/jn/article/136/12/2987/4663963.

110 *But the most recent science*: Nesti, "Impact of nutrient type," 144.

111 *Adding fat to a meal does not increase the insulin spike*: Gentilcore, "Effects of fat on gastric emptying," 2062–67.

112 *Eating carbohydrates alone isn't just*: Karen E. Foster-Schubert et al., "Acyl and total ghrelin are suppressed strongly by ingested proteins, weakly by lipids, and biphasically by carbohydrates," *Journal of Clinical Endocrinology & Metabolism* 93, no. 5 (2008): 1971–79, https://www.ncbi.nlm.nih.gov/pmc/articles/PMC2386677/.

113 *When we eat carbohydrates on their own*: Adapted from Foster-Schubert, "Acyl and total ghrelin," 1971–79.

114 *But thanks to a fascinating recent experiment*: Sabrina Strang et al., "Impact of nutrition on social decision making," *Proceedings of the National Academy of Sciences* 114, no. 25 (2017): 6510–14, https://www.pnas.org/content/114/25/6510/.

115 *Remember: when we combine glucose*: Nesti, "Impact of nutrient type," 144.

당신은 특별합니다

1 *Starting in 2015, research teams*: Sarah E. Berry et al., "Human postprandial responses to food and potential for precision nutrition," *Nature Medicine* 26, no. 6 (2020): 964–73, https://www.nature.com/articles/s41591-020-0934-0.

2 *Some studies even found that if you* think: Chanmo Park et al., "Glucose metabolism responds to perceived sugar intake more than actual sugar intake," *Scientific Reports* 10, no. 1 (2020): 1–8, https://www.nature.com/articles/s41598-020-72501-w.

옮긴이 **조수빈**

옮긴이 조수빈은 현재 고신대학교 의과대학에 재학 중이다. 생화학과 생리학에 흥미를 느껴, 우리 몸이 혈당을 어떻게 조절하는지에 대한 이 책 번역을 결심하게 되었다. 책을 번역하면서 직접 연속 혈당 측정기를 착용하고 꿀팁들을 실천해 보았다.

GLUCOSE REVOLUTION

글루코스 혁명

초판 1쇄	2022년 7월 12일
초판 10쇄	2024년 6월 26일
지은이	제시 인차우스페
옮긴이	조수빈
감 수	조영민
발행인	유성권
편집장	이재선
기 획	유지인
마케팅	김호철, 최성규, 김진형, 정명한, 김모란, 노예련, 한태수, 임예설, 이윤숙
온라인 마케팅	김지현, 김채환, 박수경
판 형	152 × 224mm
펴낸곳	범문에듀케이션
주 소	서울시 양천구 목동서로 211 범문빌딩 (우) 07995
전 화	02) 2654-5131 / 팩 스 02) 2652-1500
홈페이지	www.medicalplus.co.kr
출판등록	2011년 1월 3일 제2011-000001호
ISBN	979-11-5943-340-5 (13510)

※ 잘못되거나 파손된 책은 구입처에서 교환해드립니다.
※ 책값은 뒤표지에 있습니다.
※ 이 책은 저작권법에 의해 보호를 받는 저작물이므로 무단 전재와 복제를 금합니다.

아침에 먹는 사과 한 알이 우리 몸을 건강하게 합니다.
아침사과는 건강한 몸과 마음을 만들어주는 책을 만드는 (주)범문에듀케이션의 건강 실용서 브랜드입니다.